KB059780

내 몸은
'**언제**'
먹는가로 결정된다

What to Eat When: A Strategic Plan to Improve Your Health and Life Through Food

Text by Michael F. Roizen, M.D., and Michael Crupain, M.D., M.P.H., with Ted Spiker
Illustrations by Michael Shen, M.D.
First published by National Geographic Partners, LLC
1145 17th Street NW Washington, DC 20036
Copyright © 2019 Michael F. Roizen and Michael Crupain
Korean edition copyright © 2021 Sejong Books, Inc.

일러두기

- 옮긴이 주는 해당 쪽 하단에 각주로 표시했다.
- 본문에 숫자로 표기된 주석의 내용은 '참고문헌'에 수록했다.
- Dr.가 의사(M.D.)인 경우 이름에 따로 호칭을 붙이지 않았고 Ph.D.로 확인된 경우만 '박사'
  로 호칭을 붙였다.
- 이 책은 연구결과들을 기반으로 저자들의 의견과 생각이 포함된 유용한 정보를 소개하고
  있으며, 저자들과 출판사가 독자 개인에게 의학, 건강 또는 그 외의 전문적 조언을 제공하
  는 것이 아니라는 이해를 전제로 판매된다. 독자는 전문자격을 갖춘 보건의료 전문가의
  조언을 대체할 목적으로 이 책의 정보를 이용해서는 안 된다.
- 이 책에서 제공하는 정보는 원서의 출간 시점(2019)을 기준으로 한 내용을 담고 있다.

내 몸은
'언제'
먹는가로 결정된다

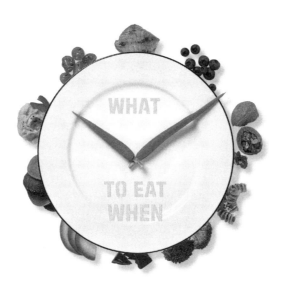

마이클 로이젠, 마이클 크러페인, 테드 스파이커 지음
공지민 옮김

세종

차례

PART 1

일주기 생체리듬의 과학

음식은 건강의 열쇠를 쥐고 있다

PART 2

31일 만에 식습관이 완전히 바뀐다

웬웨이 When Way

섹션 7: 질병

PART 4

마지막 메시지

웬웨이에서 승리하는 법

음식에는 과거의 기억을 환기시키고 전달하는 강력한 힘이 있다. 나의 경우는 햄버거를 생각하면 패스트푸드점에서 처음으로 햄버거를 5센트에 판매하기 시작했던 때가 떠오르고, 코닝웨어의 접시와 서빙그릇은 절대 깨지지 않는다는 초창기 광고가 재미있는 추억으로 남아있다. 당시 아버지는 광고를 보자마자 우리에게 코닝 그릇이 얼마나 튼튼한지 보여주겠다고 그릇 하나를 바닥에 던졌다. 그릇은 산산조각이 났고 그때 나는 모든 과학에는 예외가 있다는 것을 알게 되었다.

　나는 의사로 일하기 시작하면서 음식이 가진 강력한 치료 기능, 그리고 조리법 이면에 숨은 비밀을 알게 되었다. 그래서 뉴욕주립대학교 업스테이트 의과대학의 학장이 된 후에는 요리의학Culinary Medicine이라는 선택 과목을 개설하여 학생들이 건강한 음식을 요리하는 법을 배울 수 있도록 했다. 이 과목의 수업정원은 20명이었으나 첫 해 수강신청 인원은 63명이었다. 비슷한 시기에 나는 '리얼에이지RealAge◆'의 일부로 요리에 대한 전문 지식을 발전시켜 나가고 있었다. 나는 요리 파트너인 도나 시만스키와 의 사이자 나의 영양학 파트너인 존 라 푸마와 함께 50주 동안 매주 5일, 하 루에 10가지 음식을 만들었다.

물론 나는 언제나 음식을 먹어왔다. 그러나 이때가 진정한 의미에서 음 식을 발견한 순간이었다. 리얼에이지를 통해 제대로 먹으려면 좋은 재료 뿐만 아니라 재료손질과 조리기법도 중요하다는 것을 배웠다. 우리는 맛 있으면서도 여러모로 건강에 좋은 음식을 만드는 법을 배움으로써 건강 한 몸을 만들 수 있다.

클리블랜드클리닉의 최고 웰니스 책임자로서 일을 할 때든, 메멧 오즈 ◆◆와 함께 활동할 때든 나는 음식과 요리를 토대로 사람들에게 인생을 바 꿀 수 있는 힘을 줄 수 있었다. 클리블랜드클리닉의 수석셰프 겸 요리의학 전문가인 짐 퍼코는 받은 사랑을 우리 몸에 되돌려주지 않는 음식은 절대 먹지 말라고 말한다. 이 책에서 우리는 그의 철학에서 한 발 더 나아가 시 간이라는 변수를 추가했다.

마이클 크러페인과 함께 이 방법론을 연구할 수 있게 되어 영광으로 생 각한다. 나는 〈닥터 오즈쇼〉의 수석의학컨설턴트로서 프로그램의 의학 부 문 책임자인 그와 함께 일해왔다. 그와 일을 하는 과정에서 나는 우리 둘

◆　　　생활습관과 여러 위험요인을 고려하여 달력상의 나이가 아닌 건강나이를 계산할 수 있는 개념.
◆◆　　의사이자 유명 건강 토크쇼인 〈닥터 오즈쇼〉의 진행자.

의 접근법이 과학에 기반을 두고 있으며 사람들이 음식을 더 잘 이해할 수 있도록 돕겠다는 같은 목표를 추구하고 있음을 금방 알 수 있었다. 우리는 '부엌의 천생연분'이다!

우리는 '무엇'과 '언제'를 결합한 실천플랜을 함께 만들었다. 이를 통해 당신의 몸이 세계적인 오케스트라와 같은 하모니를 이루기를, 삶에서 바라는 모든 화음을 울릴 수 있기를 바란다.

_ 닥터R(마이클 로이젠), 의사 M.D.
클리블랜드클리닉 최고 웰니스 책임자

당신이 3살이었을 때를 기억하고 있다면 그 기억은 아마도 좋아하던 장난감에 대한 것이거나 부모님과 노래를 부르던 장면일 것이다. 나의 3살 때 기억은 음식과 관련이 있다. 어머니와 함께 쿠키를 만들었던 추억과 정말 맛있게 먹었던 랍스터가 생각난다. 나는 매우 어렸을 때 요리의 세계로 발을 들였기 때문에 언제나 또래 친구들보다 요리를 더 사랑했다. 초등학생 시절 파이와 빵을 구웠고 고등학생 시절에는 피자도 만들었다.

몇 년이 흘러 성인이 되어서도 여러 가지 요리를 시도하곤 했다. 의대에 지원하기 위해 뉴욕 집으로 돌아간 그해에도 나는 요리를 즐겨 했다. 우리 가족은 세계무역센터 건너편에 살고 있었는데 2001년 세계무역센터가 붕괴된 후 아파트를 비워야 했기 때문에 그 시기에 외식을 자주 했다. 당시 나는 좋은 음식에 관심이 많았다. 한번은 서비스가 형편없는 식당에서 빵 한 조각도 받지 못한 채 하염없이 직원을 기다린 적이 있다. 그러던 중 요리사 유니폼을 입은 한 남자가 빵을 들고 지나가길래 우리는 우스갯소리로 빵을 좀 달라고 그에게 부탁을 했다. 중간에 일어난 일들을 생략하고 결론부터 말하자면 나는 그해 그 식당에서 주말마다 일을 하게 되었고 이후에는 다른 식당들에서도 주방 일을 했다.

의대에 들어간 나는 페이스트리 모임을 만들었고 다른 학생들에게 요리를 가르쳤다. 신경외과 레지던트 수련 중 한 달을 쉬게 되었을 때는 이탈리아에서 요리학교를 다녔다. 매일 아침 시장에 갔고 풀리아 지방의 전통적인 지중해식 식단을 요리했다. 당시 요리학교의 미국인 선생님은 이후 나와 친한 친구가 되었는데, 그는 요리학교와 학생들 덕분에 꿈꾸던 삶을 살게 되었다고 말했다. 그 말이 오랫동안 내 머릿속을 맴돌았다.

그로부터 2년 후 신경외과 레지던트 과정을 마칠 수 있었다. 나의 가장 큰 열정인 음식과 요리에 시간을 썼기 때문에 더 오랜 시간이 걸렸다. 레지던트로 있는 동안 나는 예방의학이라는 분야를 알게 되었다. 나를 포함한 대부분의 사람들은 예방의학이 무엇인지조차 들어보지 못했을 때였다. 예방의학은 환자들이 병에 걸린 후에야 치료하는 것이 아니라, 인구집단의 건강을 살펴보고 사람들의 건강 유지에 집중하는 전문 분야였다. 나는 음식, 농업, 건강의 교차 지점에 집중함으로써 내 관심사를 연결할 수 있는 예방의학에 이끌렸다.

나는 언제나 음식이 의학의 중요한 부분이라는 것을 알고 있었다. 가까운 친척이 심장마비에 걸렸다가 식생활과 생활습관을 바꾼 후 건강을 되찾는 과정을 가까이서 지켜보기도 했다. 이제 의학 학문 내에서 더 집중적으로 이 분야를 전문화할 수 있는 길을 찾게 된 것뿐이었다.

그 길을 찾을 수 있었던 것은 레지던트 과정을 밟았던 존스홉킨스 블룸버그 공중보건대학의 힘이 컸다. 학교의 모토는 "건강을 지키고 한번에 수백만 명의 생명을 구한다"였다. 언론사에서 일하는 것만큼 이 모토를 실천하기에 더 좋은 방법은 없었다. 레지던트 과정을 마친 나는 〈컨슈머리포트〉에서 식품안전검사 프로그램을 운영했다. 그곳에서 나는 음식의 과학과 농업에 깊이 빠져들었다. 〈컨슈머리포트〉가 미국에서 가장 신뢰받는 브랜드였기 때문에 그 영향력을 이용하여 소비자들을 교육하고, 진정한 의미의 식품안전과 지속가능성을 위한 변화를 옹호할 수 있었다.

현재 〈닥터 오즈쇼〉에서 나는 매일 수백만 명의 미국인이 시청하는 프로그램의 콘텐츠를 기획하고 있다. 매주 우리는 무엇을 먹는가에 더 많은 관심을 두는 건강한 문화를 만들기 위한 변화를 일구어가고 있다(닥터 오즈 전에 누가 케일이나 아마씨를 들어보았겠는가?). 나는 로이젠과 함께 이 책을 쓰며 우리의 식생활을 개선할 수 있는 그다음 단계인 '언제'에 집중할 수 있게 되어 매우 기쁘다.

_ 닥터C(마이클 크러페인), 의사 M.D., 공중보건학 석사 M.P.H
〈닥터 오즈쇼〉 의학 부문 책임자

언제와 무엇을 찾아가는 여행

지금이 몇 시일까? 당신이 이 답을 하는 데는 0.047초 정도밖에 걸리지 않을 것이다. 우리 주변에는 늘 시계가 있기 때문이다. 차내와 휴대폰의 시계. 컴퓨터와 벽면의 시계. 손목과 텔레비전 화면 구석에도 시계가 있다. 침실 조명등에도, 도시 곳곳에도.

똑딱똑딱. 세상은 멈추지 않는다.

우리는 대부분 일과 여가 모두를 포함해 일정, 약속, 달력, 날짜, 시, 분의 리듬 속에서 반복적인 생활을 한다. 시간은 우리 삶의 보편적인 메트로놈 역할을 한다.

여기서 흥미로운 점은 우리의 몸도 같은 방식으로 움직인다는 것이다. 몸은 무엇을 하고 언제 그것을 하는가를 동기화시키려는 강력한 욕구에 따라 작동한다.

그렇다고 대장에는 괘종시계, 간에는 주머니 시계, 반월판에는 스마트폰이 달려 있는 방식으로 작동하는 것이 아니다. 우리의 몸은 생존을 위해 몸이 최적의 기능을 하도록 도와주는 내부의 시계와 함께 작동한다.

그동안 모든 음식산업은 '무엇'을 먹는가에만 긴 시간을 투자해왔다. 그들은 과일이 튀김보다 더 좋고 견과류가 감자칩보다 더 좋다는 점을 강조하며, 곰들에게 연어가 중요한 이유는 그것이 세상에서 가장 완전한 식품이기 때문이라고 말한다. 반면 식생활을 이야기할 때 시간, 즉 '언제'에는 거의 관심을 갖지 않았다.

그런데 최근 발표된 과학계의 혁신적인 연구결과들을 보면 영양에 타이밍이 절대적인 영향을 미친다는 가설이 입증되기 시작했다. 이러한 최신 연구들은 우리의 먹는 방식(그리고 음식의 모든 것을 알고 있다는 착각)을 문자 그대로 완전히 변화시키고 있다. 지금까지 밝혀진 바에 따르면 적정 체중을 유지하고, 일부 질병을 예방하고 치료하며, 오랫동안 활기차고 행복하게 살기 위해서는 언제 먹는가가 무엇을 먹는가만큼이나 중요하다.

이 책은 '무엇'과 '언제'의 상호작용을 탐구하는 책이다. 독자들이 최적의 건강을 찾고, 스트레스를 최소화하며, 일상생활에서 접하는 다양한 상황에 대처하기 위해 언제 먹어야 하는지를 배울 수 있도록 최신 연구 결과 전부를 이 책에 종합했다. 이 정보는 당신의 생활을 바꾸고 가장 나은 자신의 모습을 만드는 데 도움을 줄 것이다.

우리는 매일 오전 10시 23분에 블루베리를, 오후 4시 7분에 시금치 한 접시를 먹으라는 엄격한 처방을 내리지 않을 것이다. 대신 우리 몸의 일주기 생체리듬circadian rhythm 프로그램이 어떻게 이루어져서 몸이 최상의 상태를 유지하도록 음식을 대사하고 사용하는지와, 식습관을 통해 이 리듬을 어떻게 활용할지를 과학적으로 설명할 것이다. 당신의 건강 목표가 5~10킬로그램 감량이거나 혈압 낮추기, 무릎 통증 완화, 하루에 필요한 에너지 공급하기 등 그 무엇이어도 상관없다. 이 책을 다 읽은 후에는 '웬웨이When Way' 플랜으로 원하는 바를 이룰 수 있을 것이다.

우리 3명의 저자는 의학 분야에 종사해오며 각자의 방법으로 음식과 의학을 통합하기 위해 많은 노력을 기울였고 적어도 음식이 매우 중요하다는 기본 원칙을 공유하고 있다. 음식은 그냥 중요한 정도가 아니라 매우 중요하며, 생물학적으로나 사회적으로나 모두 중요하다. 음식은 우리 삶의 모든 영역에서 중요하다는 말이다.

음식이 건강에 영향을 미친다는 점에는 이견이 없다. 과학은 이 점을 끊임없이 반복하며 증명해왔다. 그렇기에 우리는 매일 매 식사를 어떻게, 그리고 언제 먹는가를 아는 것이야말로 건강을 개선할 수 있는 '마법의 약'이라고 믿는다.

이 책의 본론으로 들어가기 전에 몇 가지 기본 원칙들을 소개하겠다. 이 기본 원칙들을 바탕으로 음식에 대한 우리의 접근법을 이야기하고, 음식이 건강 개선에 미치는 영향을 논의할 것이다. 앞으로도 여러 지점에서 이에 관해 언급하겠지만 처음에 기본 원칙들을 이해하고 넘어가는 편이 조금이라도 더 쉽게 내용을 소화하는 데 도움이 될 것이다.

1. 음식은 약이다: 히포크라테스 시대부터 의사들은 음식의 힘을 이용해 병을 치료해왔다.[1] 안타깝게도 우리의 의료시스템은 건강을 지키는 것보다는 질병을 완화하는 방향으로 진화해왔다. 병을 예방하기 위한 도구를 개발하는 것이 아니라 병이 찾아온 다음에 치료를 하는 것이다. 미국은 그 어떤 국가보다도 보건의료에 많은 돈을 지출하지만 지난 2년간 기대수명이 꾸준히 하락하고 있으며, 수십 개 국가에 뒤처지고 있다.[2,3]

건강은 단지 질병이 없음을 의미하지 않는다. 건강은 장수, 활력, 장시간 동안 강도 높은 활동을 할 수 있는 능력, 예민한 면역체계, 만성질환의 예방, 질병과 노화의 영향에 맞서 싸울 수 있도록 신체를 강화하는 방법 모두와 관련이 있다.

그리고 이러한 힘은 음식에서 나온다. 건강에 영향을 미치는 많은 변수 (활동량, 독소 노출, 유전자)들이 있지만 매일 우리가 내리는 가장 중요한 결정은 입 속에 무엇을 넣을 것인가를 선택하는 일이다. 무엇을 먹는가에 따라 유전자의 표현 여부에 영향을 미치기 때문이다. 즉 유전적 요인의 작동에 얼마나 유리한 상황을 만드는가에 따라 실제로 식생활은 유전자가 기능하는 방식을 형성하는 데 도움을 줄 수 있다는 의미다.[4]

그동안 과학계에서는 음식이 약이라는 답을 계속 반복해왔다. 최근의 한 연구에서는 주요 사망 원인인 심혈관질환과 당뇨병으로 사망한 70만 명 이상의 사례를 살펴본 결과, 절반 이상이 식생활 요인과 관련이 있었다고 발표했다. 가공식품과 붉은 고기, 건강에 해로운 지방, 단순탄수화물, 당분의 지나친 섭취가 사망 요인으로 작용했다는 것이다.[5]

그렇다면 암은 어떠한가? 5명 중 약 1명은 비정상적인 세포의 생장으로 사망하며 우리 중 3분의 1은 살면서 암 진단을 받게 될 것이다.[6] 그러나 피할 수 없는 암은 5퍼센트뿐이라는 연구들이 있다. 나머지 95퍼센트는 생활방식과 환경적 선택의 결과라는 것이다. 전문가들은 암의 약 3분의 1은 무엇을 먹는가와 연관이 있다고 추정한다.[7] 뇌 기능 이상부터 뇌졸중과 관절염까지 우리가 선택하는 음식은 노화 속도뿐만 아니라 삶의 질에 영향을 미치는 주요 결정요인이다.

음식이 모든 건강 문제를 해결해줄 수는 없다. 그렇게 쉽게 건강할 수 있다면 정말 좋을 것이다. 하지만 현실은 어떨까? 하루에 사과 한 알을 먹는다고 해서 동맥 폐색이 완화되지는 않는다. 의료적 개입은 당연히 필요하며, 때때로 가장 우선적인 답이 되기도 한다. 그러나 음식은 가장 우선적인 질병 예방 방법이고 에너지 공급원이며, 우리 몸이 힘을 내고 생명을 유지하게 한다. 그런 관점에서 음식을 대하고 바라봐야 한다.

2. 타이밍이 중요하다: 우리는 무엇을 먹는가를 바꿈으로써 놀라운 변화를 경험할 수 있다. 건강한 영양소를 더 많이 섭취하고 건강하지 않은 음식을 줄이면 된다. 그런데 언제 부분은 어떠한가? '타이밍'은 식생활이라는 서사에서 어둠에 가려진 영웅과 같다. 우리가 식생활을 잠재의식이 바라는 몸의 상태에 맞춘다면 쉽게 말해 몸을 '기름이 잘 먹은 기계'로 만들 수 있다.

챕터 1에서 다룰 타이밍의 원리는 결국 두 가지의 간단한 변화로 요약할 수 있다. 두 가지 변화와 함께 몸에 좋은 다량영양소(탄수화물, 단백질, 지방), 비타민, 미네랄 및 화합물이 듬뿍 담긴 음식을 먹는다면 오랫동안 건강하게 유지할 몸을 만들 준비가 된 것이다. 우리는 그 자세한 방법을 소개할 것이다. 뿐만 아니라 음식에 대한 고정 관념을 깰 수 있는 효과적인 방법을 알려줄 것이다(69쪽 참고).

3. 미각에 기회를 주자: 건강식은 사료 비슷한 맛이 날 것이라는 생각은 건강과 관련해 가장 안타까운 편견이다. 전혀 그렇지 않다! 건강한 식습관은 종이상자 맛이 나는 음식을 의미하지 않는다. 매일 삶은 닭고기를 먹어야 함을 의미하지도 않는다. 밋밋한 음식에 질린 나머지 M&M 초콜릿 봉지에 혀를 넣고 싶은 충동에 빠지게 되지도 않는다.

건강한 식습관은 향신료와 같은 새로운 재료를 실험해보며 미각을 발달시키고 단맛, 풍부한 맛, 감칠맛을 새롭게 정의하는 방법이다.

건강한 식습관은 의무감 때문이 아니라 더 건강해지기 위해 자발적으로 요리하는 법을 배우는 것이다.

건강한 식습관은 한 끼를 단순화해서 요리 시간을 줄이고 맛을 음미하는 데 더 오랜 시간을 사용할 수 있도록 한다.

건강한 식습관은 맛의 즐거움을 알아가는 것이다. 식사에 투자하면 투자 배당금이 오늘, 내일, 수십 년 동안 지급된다는 것을 알게 되는 즐거움을 누려보자.

이를 설명하기 위해 '언제'를 두 가지로 나누어보겠다.

- **하루 중 언제:** 먹는 시간에 따라 건강한 음식이 몸과 어떻게 상호작용하는지를 알아봄으로써 매일매일 제대로 먹는 방법에 대한 명료한 청사진을 파악할 수 있도록 할 것이다.

- **특정 상황에서:** 다양한 일상 속 시나리오들을 살펴볼 것이다. 각 상황마다 맞는 음식을 선택함으로써 병을 예방하고 치료하며 최적의 생활을 하고 성공을 거둘 수 있다. 심장질환이나 암 위험이 있을 때 무엇을 먹으면 좋을까? 배고파서 짜증이 나거나 스트레스를 받을 때는? 강도 높은 운동을 마친 후나, 취업 면접을 준비할 때는 무엇을 먹어야 할까? 알다시피 우리 몸의 내부 환경은 항상 변화하고 있으며 이러한 변화를 겪을 때 무엇을 먹는가가 중요하다. 우리의 목표는 어떤 상황에 있든 섭취하는 음식으로 몸이 최선의 기능을 할 수 있도록 하는 것이다. 언제는 하루 중 특정 시각만 말하는 것이 아니다. 언제는 신체라는 생태계에서 계속 진화하는 개념이기도 하다.

이 책을 읽어나가면서 간단한 31일 실천플랜으로 새로운 식습관에 더 쉽게 친숙해질 수 있다면 앞으로 천편일률적인 방식으로 음식을 바라보는 일은 없을 것이다. 시간도 마찬가지다. 똑딱똑딱. 우리는 당신의 몸이 멈추기를 바라지 않는다!

이 책에는 우리가 선택하는 음식과 몸의 리듬을 맞추기 위해 알아야 할 모든 것이 담겨있다. 당신은 생각보다 쉽게 생활습관과 식습관을 그러한 방향으로 변화시킬 수 있다는 것을 알게 될 것이다. 이를 위해 앞으로 다음과 같은 내용을 다룰 것이다.

- **31일 실천플랜:** 31일간의 실천플랜은 식사 선택과 식사 시간을 당신의 생활방식 및 취향에 맞춤으로써 새로운 방식의 식생활에 서서히 적응하도록 도와줄 것이다. 그러한 목표지점에 도달할 수 있도록 유용한 비법, 퀴즈, 간단한 맞춤형 전략들을 제공할 것이다.
- **타이밍의 과학:** 오랜 세월 동안 우리는 음식이 언제 몸으로 들어가고 나오며, 언제 내장에 머무는지 등 음식의 이동시간을 확인하는 대신, 어떤 음식을 먹을지에 대해서만 지나치게 관심을 가졌다. 이제 타이밍의 과학은 '언제'가 어떤 측면에서, 왜 중요한지를 알려줄 것이다.
- **30개 이상의 시나리오:** 몸이 지금 무엇을 경험하고 있는가에 따라 먹는 방식이 달라져야 한다. 이 책의 후반부에서 우리는 일상적으로 접할 수 있는 다양한 상황을 알아보고 하루 또는 인생에서 특정 상황에 맞닥뜨렸을 때 무엇을 먹는 것이 가장 좋을지를 조언할 것이다. 예를 들어 스트레스를 받았을 때 먹는 음식은 임신을 계획할 때, 독감이 떨어지길 바랄 때, 또는 성욕을 상실했을 때 먹는 음식과 다르다.
- **바꾸기 코너:** 책 곳곳에 등장하는 바꾸기 코너는 더 나은 식생활을 위해 몸에 나쁜 음식을 대체할 수 있는 좋은 음식과 다양한 아이디어를 제안할 것이다. 건강한 대안 음식을 이용하면 건강하지 않은 습관을 건강하게 바꾸는 과정이 더욱 쉬워질 것이다.

언제와 무엇을 찾아가는 여행을 떠날 준비가 되었다면 그것을 어떻게 시작할 수 있는지 알아보는 것부터 시작해보자.

PART 1

일주기 생체리듬의 과학

음식은 건강의 열쇠를 쥐고 있다

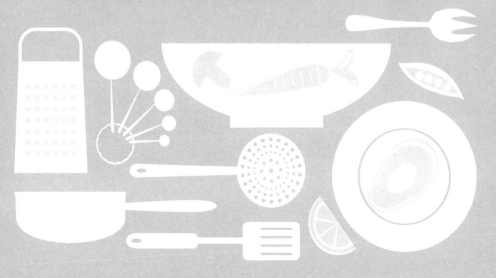

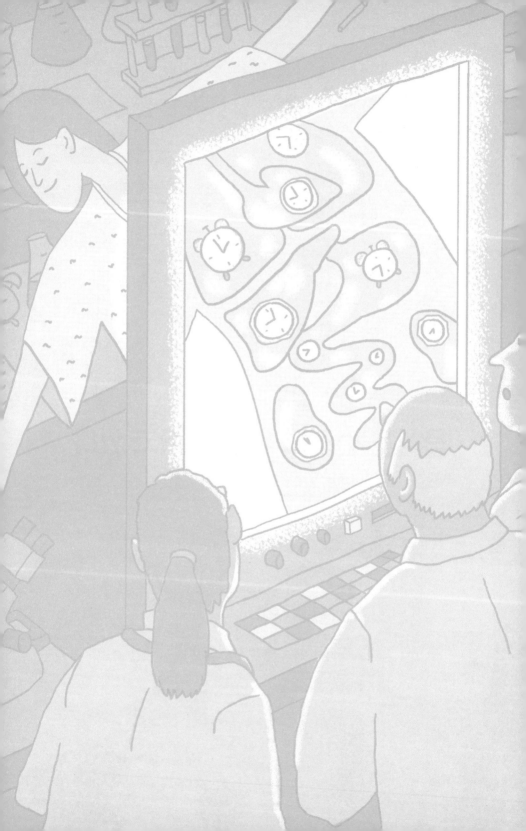

CHAPTER 01

언제 먹는가는
무엇을 먹는가만큼 중요하다

우리 모두는 삶의 여러 국면에서 언제가 무엇만큼 중요하다는 것을 알고 있다. 청혼은 멋진 일이다. 하지만 싱크대에 말라붙은 치약을 두고 싸우다가 청혼을 하지는 않는다. 직장생활을 하다 보면 연봉 인상을 요청해야 할 때가 있겠지만 그것이 고객에게 커피를 쏟은 직후는 아닐 것이다. 좋아하는 스포츠 팀을 응원하는 게 삶의 중요한 즐거움일지라도 아이의 학교 공연 중에 휴대폰으로 경기 상황을 확인하다가 환호성을 지르는 일은 없어야 할 것이다.

언제의 원칙은 사람의 전반적 건강, 수명, 체중과 음식이 관계있는 만큼, 음식을 생각하는 방식에도 동일하게 적용된다.

이 책은 바로 그러한 원칙에서 출발한다. 챕터 2에서도 다루겠지만 우리는 무엇을 먹는지 생각해봐야 한다. 하지만 음식이 기능하는 방식을 결정하는 데는 무엇 외에도 다양한 요인이 작용한다. 그러니 무엇을 먹는가와 언제 먹는가를 결합하는 것은 음식에 대한 이상적인 접근법이라고 할 수 있다.

우리의 몸은 매일매일, 그리고 하루 중에도 변화하는 장기, 조직, 유전자, 화학물질들로 구성된 역동적인 생태계다. 그러니 어떤 상황에서든 가스와 석유를 소모하며 부드럽게 달릴 수 있는 자동차처럼 몸을 생각하면 안 된다. 신체라는 생물학적 생태계에 연료를 제대로 주입하려면 '크림파스타 소스의 위험'만 걱정할 것이 아니라 타이밍이 만드는 미묘한 차이도 생각할 필요가 있다. 여기서 어려운 점은 두 가지 차원의 타이밍 모두를 중요하게 고려해야 한다는 것이다.

첫 번째 차원의 언제는 몸의 특정한 상황을 말한다. 몸은 다양한 감정, 호르몬 수치, 건강 상태에 따라 반복적으로 변화를 겪는다. 여러 환경적 스트레스는 신체의 내부가 작동하는 방식에 영향을 준다. 음식은 이러한 시나리오에서 또 다른 변수로 작용하기 때문에 이럴 때 무엇을 먹는가는 몸의 반응에 중요한 역할을 한다. 몸의 생태계는 연료원의 변화에 따라 함께 변한다. PART 3에서는 감정과 관련한 시나리오(배고파서 짜증이 난다면 무엇을 먹을 것인가), 의학적 시나리오(심장병을 예방하려면 무엇을 먹을 것인가), 상황적 시나리오(잠들 수 없을 때 무엇을 먹을 것인가) 등 여러 가지 사례를 살펴볼 것이다. 이 모든 시나리오들에서 나오는 답은 서로 다르다. 우리의 몸은 다양한 스트레스, 복잡다단한 생활 등에 따라 각각 다른 영양학적 해결방안을 요구하기 때문이다.

두 번째 차원의 언제는 24시간 주기로 흘러가는 하루 중 특정 시간대를 말한다. 몸이 음식에 어떻게 반응하고 하루의 주기 속에서 음식이 몸에 어떠한 영향을 미치는가와 관련이 있다. 이 책은 이 관점에 뿌리를 두고 있으며 여러분이 식생활을 변화시켜 건강을 개선할 수 있도록 도울 것이다.

이러한 생체시계가 무엇인지, 그리고 하루 내내 먹고 마시고 씹는 음식은 인체에 어떤 영향을 미치는지 자세히 살펴보자.

일주기 생체리듬이란?

다이어트와 건강 식단 대부분은 어떤 음식을 먹으면 가장 좋을지에 집중하고 있다. 이것이 스마트한 식습관의 핵심이라고 생각하기 때문이다. 하루 중 여러 차례 소식을 권하는 타이밍 측면을 다루는 식단들도 있지만, 대개 언제 먹는가는 전혀 중요하게 다루지 않은 채 열량과 양만 신경 쓰는 이야기가 많은 게 사실이다.

이렇다 보니 제대로 먹는다는 건 225칸짜리 스도쿠 퍼즐보다 더 혼란스러운 일이다. 어떤 건강 관련 주장들은 논란의 여지가 별로 없는 반면 (가공식품인 스펀지케이크가 완두콩처럼 건강식이 아니라는 점에 이의를 제기할 사람은 없을 것이다), '언제 먹을 것인가'는 아직 뜨거운 논쟁의 대상이며 제대로 규명되지 않은 영역이다.

그러한 논란을 여기서 종식시키기 위해 식습관과 관련해서 사람들이 거의 생각하지 않는 생물학적 측면을 살펴보고자 한다. 바로 일주기 생체리듬이라고도 알려진 생체시계 이야기를 하려는 것이다. 물론 수면이나 임신과 관련해 일주기 생체리듬을 언급할 때는 종종 있지만, 할라페뇨 오믈렛을 먹을 때 생체시계에 대해 논의하는 건 거의 들어본 적이 없다.

일주기 생체리듬은 몸이 최적으로 기능하도록 만드는 열쇠다. 식생활을 자연적인 리듬에 맞춘다면 우리가 섭취하는 음식이 해가 되지 않고 몸에 이로운 역할을 하도록 할 수 있다.

이제 그 원리를 알아보자. 모든 에너지원은 태양에서 유래한다. 그러나 해는 항상 떠있는 것이 아니다. 그래서 동식물은 빛이 부족할 때 에너지를 저장하고 에너지 소비를 줄이기 위한 메커니즘을 개발해야 했다. 때문에 지구상의 생명체는 에너지를 보전할 자동적인, 또는 본능적인 과정을 발달시키면서 생존 가능성을 높여왔다. 태양이 없다면 에너지가 없고, 에너지가 없다면 생명이 존재할 수 없다.

본능이라고 하면 아이를 돌보는 일, 혹은 호랑이를 보자마자 도망치는 것처럼 의식적 사고를 거치지 않고 나오는 행동을 떠올리기 쉽다. 하지만 그 외에도 우리 몸 깊숙한 곳에 자리 잡은 다른 본능들이 있다. 장기 또는 세포 차원의 반사작용은 우리가 항상 자각하지는 못하더라도 중요한 본능이다. 그중 하나가 신체의 자동화 시스템인 생체시계다. 생체시계는 에너지를 보전하기 위해 하루를 주기로 우리의 행동에 영향을 미친다.

생체시계는 호르몬을 이용해 몸 전체에 메시지를 보냄으로써 자신의 목표를 달성한다. 박쥐 모양의 신호가 배트맨을 호출할 때 사용되듯, 몸의 신호는 우리에게 언제 잠을 자고 언제 먹어야 할지를 알려준다. 이 '신호 전달'은 매일 반복된다. 이러한 주기가 바로 일주기 생체리듬이다.

몸은 가능한 한 효율적으로 작동하길 원하고, 이러한 본능은 몸이 시간이나 가치 있는 자원이 낭비되지 않도록 도움을 준다. 생체시계는 신체가 저장한 에너지를 보전하여 사람이 매일 같은 리듬 속에서 살 수 있도록 한다(현대인들에게는 마치 오전 7시에 스타벅스를 들러야 하는 생체시계가 발달한 것 같다).

포유동물의 경우 일주기 생체리듬을 맞추는 '마스터 생체시계'가 뇌에 있다. 바로 시상하부 내에 단 20,000개의 뇌세포로 이루어진 시교차상핵이라고 불리는 작은 영역이다. 뇌에는 총 860억여 개의 신경세포(뉴런)가 있다.[1, 2] 생체시계는 거의 24시간 주기로 돌아가는데, 눈을 통해 들어와 이동하는 빛을 이용하여 리듬을 정확히 24시간으로 맞춘다.[3] 이 시계는 화학적 신호를 신체의 나머지 부분으로 전달하여 하루 중 어떤 시점에 있는지에 따라 특정한 활동을 하도록 준비시킨다.

수면을 통해 일주기 생체리듬을 생각해보면 이해가 쉽다. 하루 중 특정 시각에 몸이 나른해지면 이불 속으로 들어가 눈을 붙이라는 신호로 해석할 수 있다. 그 외에도 생체시계에 대한 반응으로 벌어지는 다른 일들을 때로 우리는 간과하기도 한다. 예를 들어 체온은 하루 동안 일주기 생체리듬에 따라 오르내린다. 밤에는 체온이 낮아지고 멜라토닌이 증가하여 수면을 유도한다. 아침이면 코르티코스테로이드 호르몬과 함께 체온이 상승하여 잠에서 깨어나고 하루 일과를 시작할 수 있다.[4] 물론 두뇌의 뛰어난 기능 덕분에 원한다면 몸의 신호를 무시하고 밤을 샐 수 있기도 하다. 하지만 우리 모두는 자연적인 생체시계를 거슬러 살았을 때 치러야 할 대가를 잘 알고 있다.

어떤 사람들은 몸의 자연스러운 본능에 반하는 생활을 한다. 그러한 사람들은 음식이 생활 리듬에서 어떤 역할을 하는지 알 수 있는 중요한 사례가 된다. 미국인 중 1,500만 명은 밤에 일하고 낮에 잠을 자는 야간 근무자로 일한다.[5] 이러한 집단의 건강을 점검한 연구들에 따르면 그들은 높은 비율로 수면 장애와 비만을 겪고 있었다.[6] 야간 근무자는 오전 9시에서 오후 5시까지 근무하는 사람들에 비해 체중이 더 많이 증가하는 경향이 있다.[7] 간호사를 대상으로 실시된 한 연구는 그들이 주간 근무에서 야간 근무로 전환하게 되면 동일한 업무임에도 주간 근무를 했을 때에 비해 열량 소모가 적었음을 확인했다.[8] 야간 근무자들의 심혈관질환, 심장마비, 뇌졸중, 이상 맥박이 발생할 위험이 주간 근무자보다 40퍼센트 더 높다는 연구들도 있다.[9]

그 이유를 완전히 이해할 수는 없지만 야간 근무자들에게 건강과 신진대사 문제가 발생하는 원인은 그들이 일주기 생체리듬, 그리고 몸에서 본능적으로 알고 있는 먹는 시간을 거스르고 있기 때문으로 의심된다.

일주기 생체리듬과 음식시계

사실 우리는 매일 시간의 영향을 받는다. 잘 인식하지는 못할 수도 있지만 매일 비슷한 시간에 상당히 꾸준하게 배고픔, 졸림, 그리고 활력을 느낀다. 오후 7시 30분이 되면 소파에 쓰러져 10분간 낮잠을 자야 하는 사람이 있고, 오후 3시나 4시가 되면 꼭 간식을 찾는 사람도 있다. 만약 반려견이 있다면 반려견에게서도 그러한 현상을 관찰한 적이 있을 것이다. 반려견에게 매일 같은 시간에 먹이를 주면 그 시간을 기다리는 습관이 생긴다. 이러한 현상을 관찰한 과학자들은 각 동물이 개체별로 '음식시계 food clock'를 갖고 있음을 발견했다.[10] 음식시계는 우리가 하루 동안 적당한 양의 음식을 섭취하여 생존에 사용할 충분한 에너지를 보유하도록 도와주는 본능이다.

인간에게도 음식시계가 있지만 일상 속에서 진정한 의미로 음식시계를 활용하고 있는 사람은 거의 없다. 하지만 음식시계는 이 책의 중심축이라고 할 수 있으며, 우리 몸의 시계를 음식시계와 동기화하라는 것이 이 책의 핵심이다.

그럼에도 이 일이 쉽지 않은 이유는 우리 몸에 본능적인 모순점이 있기 때문이다. 바로 밤이 되면 식욕이 증가하지만 이른 시간에 식사를 할수록 몸이 더욱 효과적으로 기능한다는 점이다. 왜 그러한 현상이 생기는 걸까? 보스턴에 위치한 브리검여성병원은 2013년 자원자들을 실험실에 두고 광량의 변화가 어떻게 우리의 일주기 생체리듬을 지배하는지 측정하는 멋진 연구를 수행했다. 연구진은 정상적이고 주기적인 빛 신호를 제거하고 광량이 일정한 인공조명을 대신 사용하여 신체시계의 자연적인 주기를 파악할 수 있었다. 연구진은 13일간 실험실에서 생활하기로 한 용감한 자원자들에게 연구 기간 동안 다양한 시각에 식사를 제공하며 그들에게 배고픔의 정도를 점수로 매겨달라고 했다.

연구진은 정상적인 빛과 시간에 대한 정보가 없어도 사람들이 오후 8시에 해당하는 시간이 되면 자연스럽게 배고픔을 가장 많이 느끼고, 오전 8시에 해당하는 시간에 배고픔을 가장 적게 느낀다는 것을 밝혀냈다.[11] 이러한 기본적 본능은 인류 역사의 초기에는 유용했겠지만 현대 사회에서는 우리에게 해로운 영향을 줄 수 있다.

또 다른 흥미로운 점은 우리의 신체기관들, 즉 간, 심장, 근육, 췌장, 지방, 폐, 신장 등에도 각각의 음식시계가 있는 것으로 보인다는 것이다.[12] 이는 각 신체기관이 자신의 기능에 따라 언제 먹어야 하는지 '선호도'를 발달시킬 수 있음을 의미한다.

그렇다면 누가 시계를 맞출까? 시교차상핵이 그러한 역할을 한다. 하지만 각 기관에는 고유한 리듬이 있어서 몸에 무엇이 최선인지에 따라 기능하려고 노력한다.

인슐린은 몸이 음식물을 다룰 때 가장 중요한 역할을 하는 호르몬 중 하나다. 아마 당뇨병 때문에 인슐린의 개념은 많이 들어보았을 것이다. 당뇨병은 체내 인슐린 농도가 비정상적이어서 생긴다. 사실 당뇨병은 근육과 지방 세포가 인슐린에 저항성을 나타낼 때 시작된다. 그렇게 되면 체내에 인슐린이 존재하더라도 혈당을 낮추는 제 역할을 하지 못한다. 동물에 관한 연구들은 체내의 인슐린 분비와 반응이 일주기 생체리듬을 따른다는 이론을 입증하고 있다.

과학자들은 포유류가 인슐린에 가장 민감하거나 저항성이 가장 큰 시간이 하루 중 언제인지를 연구해왔다. 연구들에 따르면 포유류가 깨어 있는 활성기에 민감도가 가장 높았다. 쥐는 깨어 움직이는 시간 동안 근육을 움직이며 최적으로 기능하기 위해 에너지를 필요로 한다. 인슐린은 포도당을 근육 세포로 밀어 넣는다.

한편 동물들은 일반적인 수면시간 동안 가장 높은 인슐린 저항성을 보인다(수면시간은 공복 혈당이 가장 높은 시간이기도 하다).[13] 이러한 휴식기에 쥐는 일반적으로 비활성 상태에 있으며 음식을 섭취하지 않는다. 그런데 수면시간 동안 근육이 많은 에너지를 필요로 하지 않는다고 해서 몸의 나머지 부분도 활동을 완전히 중단하는 것은 아니다. 사실 수면시간은 손상된 DNA 복구처럼 중요한 일을 한창 하는 시간이다. 밤에 인슐린 저항성이 높아지는 데는 한 가지 이론이 있다. 뇌는 수면시간 동안 기억을 저장하고 노폐물을 제거하는 등의 실질적인 일을 하기 때문에 에너지를 필요로 한다. 그러나 근육에는 에너지가 필요하지 않기 때문에 수면시간 동안 인슐린 저항성이 강해져서 더 많은 포도당이 뇌에 공급되도록 한다는 것이다(뇌는 인슐린 저항성을 보이지 않고 추가적인 혈중 포도당을 받을 수 있다).

• **이 사실이 무엇을 의미하는가:** 연구들은 앞서 살펴본 현상이 인간에게

도 일어난다는 것을 보여주고 있다. 우리 몸은 아침에 인슐린에 가장 민감하며, 밤이 되어 가면서 저항성이 높아진다.[14, 15] 탄수화물이 많은 식사가 혈당 상승을 유발하며, 탄수화물 섭취가 증가할수록 혈당이 더 급격히 높아진다는 말을 들어보았을 것이다. 적어도 영양학자들은 이에 동의하고 있다. 최근에 하루 중 몇 시에 식사를 하는지가 혈당에 큰 영향을 미친다는 연구들이 나오고 있다. 이에 따르면 동일한 음식을 먹더라도 아침보다 저녁에 혈당이 더 높아진다.[16, 17] 지방 세포의 인슐린 민감성도 오전에 높게 나타나며, 정오가 되면 최고치에 이른다. 정오의 인슐린 민감성 수치는 자정의 수치보다 50퍼센트 더 높다.[18]

이것은 우리의 몸이 특정 시간에 음식을 먹도록 맞춰져 있으며 '언제 무엇을 먹는가'의 원칙이 정말 중요하다는 것을 의미한다. 몸에 맞지 않는 시간에 음식을 먹을 경우 모든 것이 잘못될 수 있을 정도로 이 원칙은 너무나 중요하다. 앨라배마대학교 버밍햄캠퍼스의 과학자들은 '잘못된' 시간에 먹이를 먹은 쥐에게 어떤 일이 일어나는지를 연구해왔다. 그들은 한 집단에는 쥐가 보통 먹는 시간인 밤에만 먹이를 두고, 다른 집단에는 쥐가 잠을 자는 낮에만 먹이를 두었다. 나머지 시간에는 먹이를 먹이지 않았다.

정상적인 시간대인 밤에 먹이를 먹은 쥐들에 비해 비정상적인 시간인 낮에만 먹이를 먹은 쥐들은 하루에 10칼로리를 더 섭취했고 체중도 더 늘었다. 또 활성기에 먹이를 먹은 쥐들에 비해 비활성기에 먹이를 먹은 쥐들은 에너지를 위해 지방을 연소하는 대신 탄수화물을 이용하는 경향을 보였다.[19]

• 타이밍에 대한 다양한 접근: 과학자들은 다른 실험들을 이어나갔다. 그들은 쥐들에게 이른 시간 또는 늦은 시간에 고지방 먹이 또는 저지방 먹이를 주었다. 이 실험에서 늦게 고지방 먹이를 받은 쥐들이 일찍 먹이를 받은 집단에 비해 인슐린 저항성과 섭취 열량이 더 높았으며 체중 증가가 더 크게 나타났다.

수면시간에 가깝게 먹을수록 쥐는 추가로 섭취한 열량만큼의 에너지 소비를 할 수 없었다. 연구자들은 여기에 만족하지 않고 먹이 급여 시간을 유지하되 두 집단이 같은 열량을 섭취했을 때 어떤 결과가 나타나는지 알고 싶어 했다. 그래서 그들은 고지방 먹이를 한 집단에는 하루가 시작되는 시간에, 다른 집단에는 하루가 끝나는 시간에 줬다. 두 집단이 같은 열량을 섭취한 결과 하루가 끝나는 시간에 먹이를 먹은 집단의 체중, 체지방, 인슐린 저항성이 더욱 크게 증가했다.[20] 언제 먹는가가 무엇을 먹는가만큼 중요하다는 것을 보여주는 실험이었다. 쥐의 몸은 활성기에 먹이를 먹도록 최적화되어 있었고, 활성기 중 이른 시간에 먹을수록 더 좋은 결과가 나타났다.

인간을 대상으로 한 연구에서도 같은 결과들이 나오기 시작했다. 체중 감량을 주제로 한 연구에서 연구자들은 20주 동안 참가자들의 식사 시간을 비교했고 점심을 일찍 먹는 사람들이 늦게 먹는 사람들보다 더 많은 체중을 감량했음을 관찰했다.[21] 이와 관련한 다른 연구에서도 점심을 일찍 먹은 사람이 늦게 먹은 사람들보다 에너지 소비가 많았다는 점이 보고되었다.[22]

이 모든 연구들에서 얻을 수 있는 교훈은 이것이다. 일찍 먹을수록 몸에 더 좋다. 우리는 일상에서 식습관의 중심을 '늦게'가 아니라 '일찍'에 둬야 한다.

마이크로바이옴의 일주기 생체리듬

내장은 단순히 배가 고플 때 소리를 내는 곳일 뿐만 아니라 식습관과 밀접한 관련이 있는 기관이다. 내장은 신체의 수많은 기관과 시스템에 영향을 주는 박테리아 생태계의 지배를 받는다.

내장에 존재하는 박테리아들을 마이크로바이옴microbiome이라고 부른다. 마이크로바이옴에 살고 있는 박테리아 종의 구성은 변할 수 있다. 이것은 좋은 일이다. 박테리아가 다양한 내장일수록 그렇지 않은 내장보다 더 건강할 가능성이 높기 때문이다. 우리는 입 안에 어떤 음식을 넣는지뿐만 아니라 언제 먹는지를 선택함으로써 박테리아의 다양성에 영향을 줄 수 있다.

쥐 실험들은 다양한 종류의 장내 박테리아들이 하루 동안 증가와 감소를 반복한다는 것을 보여준다. 이는 생체리듬 주기에 따라 특정 박테리아의 양이 바뀐다는 것을 의미한다. 이스라엘의 연구자들은 실제로 어떤 변화가 일어나고 있는지를 관찰하기 위해 쥐의 대변을 채취해 대변 내의 박테리아 유전자를 분석했다.

그들은 무엇을 찾았을까? 연구자들은 쥐가 활성기에 있을 때 신진대사,

세포 성장과 손상 복구를 증진시키는 세포 활동의 징후를 발견했다. 반면 쥐가 휴식기에 있을 때는 독소배출 등의 활동과 관련된 유전자가 더 많이 확인되었다.[23] 생체시계가 흐트러지면 마이크로바이옴의 정상적인 주기가 사라지고 밸런스가 무너져 비만이나 대사증후군 등 여러 질병이 발생할 가능성이 높아진다. 정상적인 시간에 먹지 못한 쥐들의 경우가 그랬다. 그러나 쥐들의 먹는 시간을 조정해 정상적인 패턴을 회복한다면 하루 중 장내 마이크로바이옴의 변동 양상도 정상으로 돌릴 수 있었다. 이것은 다시 한번 언제 먹는가가 중요하다는 것을 입증하는 사례다.[24]

앞에서 소개한 이스라엘의 연구자들은 이후 잘못된 시간에 식사를 할 때 건강에 미치는 영향을 연구했다. 그들은 실험실에서 쥐들이 경험하는 빛·어둠 주기를 8시간 단위로 바꿈으로써 마치 장거리 비행을 할 때처럼 시차피로를 유도했다. 예상했겠지만 시차피로가 발생한 쥐들의 마이크로바이옴은 정상 쥐들의 마이크로바이옴과 차이를 보였다. 시차 집단과 정상 집단에 모두 고지방 먹이를 주었을 때는 시차 집단만이 체중 증가와 당 불내성이 나타났다.

이런 상황이 마이크로바이옴의 구성 때문이었는지를 확인하기 위해 연구자들은 항생제로 일부 쥐들의 장내 박테리아를 죽였고, 이번에는 시차 집단의 쥐들로만 실험을 했다. 항생제를 투여한 시차 집단의 쥐들은 체중이 늘거나 당 불내성이 생기지 않았다. 이는 생체시계에 따라 그 양상이 달라지는 마이크로바이옴이 건강에 중요한 역할을 하고 있었음을 나타낸다. 다음으로는 시차 집단 쥐들의 대변을 장내 박테리아가 제거된 쥐들에

게 이식했다. 그러자 이식받은 쥐들의 체지방이 증가했다.[25]

여기서 무엇을 알 수 있을까? 일찍 먹을수록 마이크로바이옴에도 건강 전반에도 좋다는 것이다. 통곡물 탄수화물, 단백질, 식이지방을 먹기에 가장 좋은 시간도 이른 시간이다.

아침에 더 많이 먹자

식생활에서 언제를 따르기 어려운 이유는 다음과 같다. 관련 연구들은 늦게 하는 식사가 건강 전반에 부정적인 영향을 끼치지만, 몸은 음식을 늦은 시간에 원하도록 되어있다는 것을 보여준다.

우리 몸이 하루가 끝나갈 때쯤 더 많은 열량을 원하고 아침에는 그렇지 않도록 설계되어 있다는 점은 심각한 모순이다. 하지만 일주기 생체리듬의 관점에서 최적의 식사 방법은 이른 시간에 더 많은 에너지를, 늦은 시간에 더 적은 에너지를 흡수하는 것이다.

인간의 식욕은 왜 몸의 일주기 생체리듬과 어긋나 있을까? 다음 식사가 언제가 될지 알지 못했던 시대에 몸이 식량 저장 메커니즘을 갖추도록 진화한 것일 수 있다. 당시 사람들은 야식의 해로움을 경험할 만한 수명까지 살지 않았다. 게다가 그런 야식 충동이 있어도 크게 상관없었던 이유는 몸이 앞으로의 10년이 아니라 바로 다음 날의 생존에만 집중했기 때문이다. 반면 오늘날 우리에게는 그렇게 강력한 저장 능력이 필요 없다. 세상은 빠르게 바뀌었지만 인간의 몸은 아직 식량이 풍부해진 환경을 따라잡지 못했다. 우리는 본능을 극복하고 뇌의 집행기능을 이용하여 언제 무엇을 먹을지 똑똑한 선택을 해야 한다.

여기서 한 가지 배워야 할 점이 있다면 그것은 바로 우리 몸이 생체시계와 조화를 이룰 때 최상의 기능을 할 수 있다는 것이다. 그러니 이 주문을 외우자. "아침에 더 많이, 그 이후로는 적게."

이제는 음식에 관한 기초 지식을 배울 단계다. 다음 챕터에서 우리는 무엇에 해당하는 다양한 음식을 살펴보고 이것이 어떻게 작용하는지를 살펴보면서 이를 언제와 결합할 수 있도록 준비할 것이다.

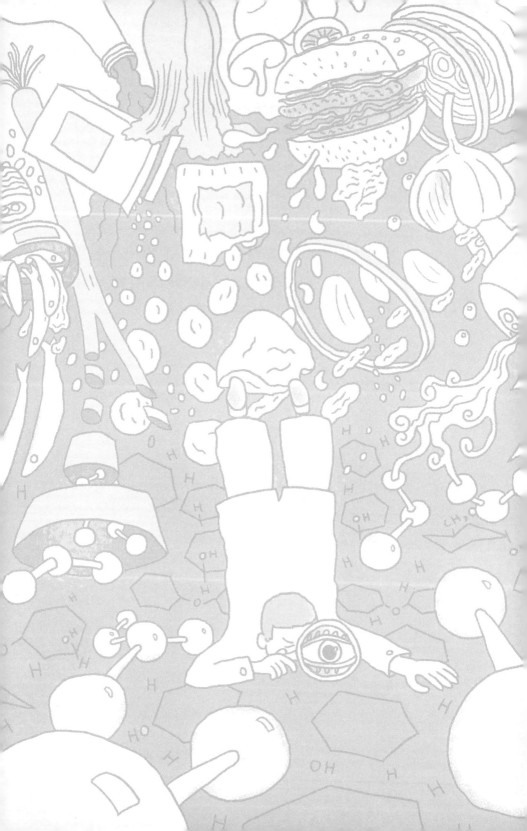

CHAPTER 02

음식을 알면
약이 된다

음식의 힘을 이해하려면 입에 넣고 씹고 삼킨 후에 음식이 우리 몸에서 어떤 역할을 하는지 알아야 한다.

사실 자신의 몸 상태에 이상이 없는 한 몸속에 들어간 음식이 어떻게 되는지 신경 쓸 일은 별로 없다. 차가 출발지에서 목적지까지 제대로 가기만 한다면 차내의 호스, 튜브, 와이어가 어떻게 움직이는지는 알 바 없지 않은가? 아름다운 일몰 사진을 올리려고 인스타그램 알고리즘까지 알아야 할까? 특별하거나 전문적 관심사가 없다면 우리 대부분은 기계 내부를 들여다보지 않은 채, 많은 것들을 당연시하면서 산다.

그러나 음식은 다른 문제다. 음식마다 효능, 기능, 영양성분이 같지 않기 때문에 우리는 음식이 어떻게 구성되어 있고 어떻게 기능하는지 알아야 한다. 음식이 입으로 들어가 소화기관으로 향할 때도 음식의 종류마다 그 양상이 다르게 나타난다. 음식을 당연하게 받아들이는 것은 더 큰 사이즈의 청바지, 더욱 잦은 병원 방문, 그리고 조기 사망으로 가는 지름길이다.

몸이 음식에 어떻게 반응하는지에 대한 기초 지식을 이해하면 훨씬 더 쉽게 '웬웨이 When Way' 방식으로 식단을 관리할 수 있다. 이제 3가지 주요 다량영양소를 살펴보고 이 영양소들이 몸에서 어떻게 분해되고 사용되는지 살펴보자. 그다음으로는 왜 다량영양소가 우리 몸에 그렇게 중요한지 설명하겠다.

다량영양소의 위력과 효과

—

음식은 페이스북에 올리기 좋은 사진 이상의 역할을 한다. 음식은 우리가 몸을 유지하고 에너지와 원료를 공급하여 장기, 조직, 세포가 365일 24시간 일하고 재생할 수 있는 힘을 준다. 연료가 없다면 우리도 존재하지 않는다.

연료를 주입하는 일은 주로 3대 다량영양소로 이루어진 혼합체를 통해 이루어진다. 이 3가지는 바로 탄수화물과 지방(에너지에 사용), 그리고 단백질(몸의 기본 구성 성분)로 다량으로 필요하다는 의미에서 다량영양소라고 부른다.

음식에는 비타민, 미네랄, 피토케미컬, 항산화제와 같이 미량영양소라고 불리는 다른 필수 요소들도 있다. 다량영양소와 미량영양소는 체중, 허리 둘레를 포함하여 전반적인 건강을 결정하는 역할을 한다.

특정 식품을 탄수화물, 지방, 단백질로 간단히 분류할 수 있을 것 같지만 사실 대부분의 식품은 몇 가지 다량영양소의 조합으로 이루어져 있다. 생선에는 단백질과 지방, 콩에는 단백질과 탄수화물이 있는 것처럼 말이다.

이것은 무엇을 의미할까? 먹을 때마다 비율을 따지거나 복잡한 계산을 하라는 것은 아니다. 그렇지만 어떤 음식이 왜 좋은 다량영양소 공급원인지를 이해하여 그 장점을 건강해지는 데에 활용하는 방법을 배울 필요가 있다.

• **탄수화물:** 탄수화물은 우리가 좋아하든 아니든 보통 즉각적인 반응을 불러일으킨다. 어떤 사람들은 '탄수화물'이라는 단어에서 빵, 파스타, 케이크를 연상한다. 어떤 사람들은 탄수화물을 바라보는 것만으로도 2킬로그램이 찔 것 같다고 말한다. 운동선수들은 큰 경기나 시합 전에 탄수화물을 '비축'하면서 탄수화물을 능숙하게 활용한다. 오늘날 다이어트 산업에도 탄수화물 반대파와 지지파의 두 진영이 있다. 이렇게 뜨거운 관심을 받고 있는 다량영양소인 탄수화물이 정확히 어떤 역할을 하는지 알아보자.

간단히 말해 탄수화물은 당이다. 그렇다고 해서 모든 탄수화물이 푸딩처럼 생긴 것은 아니다. 당은 특정한 분자 종류를 가리키는 화학적 용어다. 당 분자는 다양한 형태로 존재하기 때문에 탄수화물의 형태도 다양하다. 주된 형태는 무엇일까? 단당, 녹말, 섬유질이다. 그중 가장 기본적인 유형은 당분자로, 몸은 이를 분해해 몸에서 주된 에너지 통화로 사용하는 포도당으로 만든다.

포도당은 몸속의 '레드불'◆이다. 혈류에 존재하면서 즉각적인 연료로 사용되기 때문이다. 췌장에서 분비되는 인슐린은 포도당을 세포들로 전달해 포도당이 에너지로 사용될 수 있도록 한다. 포도당은 저장되지 않기 때문에 즉각 사용되지 않으면 글리코겐이라는 물질로 전환된다(글리코겐은 몸속의 레드불이 소진되면 에너지를 공급할 준비가 되어 있는 탁자 위의 레드불 6캔 같은 것이다). 글리코겐은 간과 근육에 저장되어 있는 중기medium-term 에너지다. 몸은 필요할 때 글리코겐을 호출할 수 있고 약 2일 치 분량을 저장할 수 있다. 글리코겐 역시 레드불처럼 언제나 액체 형태로 저장되는데, 무게가 물의 약 3배다. 저탄수화물 다이어트를 할 때 빠르게 체중 감량을 할 수 있는데 그중 대부분은 저장된 글리코겐이 고갈될 때 줄어드는 수분의 무게다. 다시 탄수화물 섭취를 하게 되면 저장고와 함께 수분도 늘어나면서 체중도 돌아오게 된다.

우리의 몸은 에너지를 위해 탄수화물에 의존하지만 복합탄수화물을 섭취하는 것이 더욱 좋다. 예를 들어 설탕, 흰 밀가루, 옥수수전분에서 찾을 수 있는 단순당은 바로 작용하여 몸에 즉시 에너지를 공급하지만 신체의 많은 내부 체계에 생물학적 폐해를 일으킨다(대표적으로 단순당은 혈관 내벽을 손상시켜 고혈압, 염증 증가를 유발하고 심장, 뇌, 신장질환 위험을 높인다).

◆　　에너지음료의 종류.

반면 통곡물과 섬유질 등에 있는 복합당은 체내에서 느리게 분해되어 당이 서서히 혈류로 유입되도록 한다. 이러한 방식으로 에너지를 공급함으로써 체내 체계들은 더욱 차분하고 효율적으로 기능할 수 있다.

나중에 자세히 살펴보겠지만 단순당은 체중 증가와 당뇨뿐만 아니라 주름과 발기부전과도 밀접한 관계가 있다. 그렇기 때문에 전반적으로 가공식품, 빵과 여러 가지 '흰 탄수화물'을 피하면서 더 많은 과일, 채소, 콩, 통곡물을 섭취하도록 노력해야 한다.

단순탄수화물은 몹시 들떠서 전등을 깨고 모든 것을 난장판으로 만들어버리는 광란의 파티 마니아들과 같다. 분명 잠시 재미있긴 하겠지만 장기적인 피해를 생각하면 그만한 가치가 없다. 반면 복합탄수화물은 금욕과 철저함으로 자신의 몸을 다스리며 몸이 효과적이고 깨끗하게 기능하도록 조용한 리더십을 발휘한다.

• **지방:** 오랜 시간 동안 사람들은 지방을 기피 대상으로 간주해왔다. 전문가들은 음식의 지방이 바로 체지방이 된다고 생각하면서 고지방 식단이 복부 비만과 관계가 있다고 믿었다. 다행히도 그러한 생각은 점점 바뀌고 있으며, 지방이 반드시 비만을 의미하는 것은 아니라는 점을 깨닫는 사람들도 많아지고 있다. 사실 지방은 (다량영양소로서) 다양한 화학적 상호작용을 하는 음식의 구성요소로 간주돼야 한다.

에너지를 장기적으로 저장하는 데 사용되는 지방은 탄수화물보다 2~2.5배 더 많은 에너지를 함유하고 있다. 지방에는 포화지방과 불포화지방 두 가지 형태가 있다.

포화지방은 실온에서 고체 형태이고, 보통 동물성 식품에 있다. 예외적으로 코코넛오일과 팜오일은 식물성 포화지방이다. 염증 증가와 혈중 LDL(저밀도) 콜레스테롤 상승과 관련이 있는 포화지방은 가장 건강에 좋지 않은 지방이다.[1] 또 포화지방이 장내 박테리아를 변화시키는 단백질과 함께 몸 전체에서 염증을 유발한다.[2] 최근 연구들은 포화지방이 인슐린 저항성 위험을 높일 수도 있음을 보여준다.[3]

불포화지방은 식물에 함유되어 있다. 포화지방을 불포화지방으로 대체할 경우 염증, 암 위험, 뇌기능 저하, '나쁜 콜레스테롤'인 LDL 콜레스테롤, 심장병 위험이 감소한다는 일관성 있는 증거들이 연구들을 통해 제시되고 있다.[4, 5, 6, 7, 8] 불포화지방은 다시 다가불포화지방산(옥수수유, 해바라기씨유, 잇꽃유, 생선의 오메가-3 지방산)과 단일불포화지방산(올리브유, 땅콩유, 카놀라유, 아보카도유, 견과류 대부분)으로 나뉜다. 연구들에 따르면 단일불포화지방산은 풍부한 식사가 내장 주변에 쌓이면서 가장 해로운 영향을 미치는 체지방인 내장지방을 감소시키는 효과가 있다.[9]

다가불포화지방산은 세포를 둘러싸는 막을 구성하지만 체내에서 만들 수 없기 때문에 외부의 공급원(그중 최고는 자연산 연어다)에서 얻어야 한다. 여러 연구들은 혈류에 오메가-3 지방이 더 많은 사람이 심장병 위험이 낮고 인지 기능이 더욱 우수하다고 보고한다.[10, 11] 참고로 연어는 우리에게 중요한 어유인 DHA를 체내에서 합성하는 것이 아니라 식물성인 조류algae에서 얻어온다.

경화유에 함유된 트랜스지방은 최악의 지방이다. 트랜스지방은 심장병, 뇌졸중과 연관이 있으며 암이나 뇌 기능 이상과의 관계도 의심받고 있다. 트랜스지방은 원래 가공식품의 맛과 질감을 개선하기 위해 사용되었지만 건강에 대한 위험 때문에 영양의 세계에서 천덕꾸러기 신세가 되었다. 미국 식품의약국FDA은 식품 제조에서 트랜스지방을 금지했다. 그러나 트랜스지방은 소고기, 돼지고기, 버터, 우유와 같은 식품에도 자연적으로 함유되어 있으며 염증을 일으킨다. 우리가 이러한 식품을 권하지 않는 것도 그러한 이유에서다. 이에 대해서는 챕터 4를 확인하자.

• **단백질:** 단백질은 포도당으로 전환되어 에너지로 사용될 수 있다. 하지만 그것이 단백질의 주된 목적이 아니다. 엄밀히 말해 단백질은 생명의 기초 재료다. 단백질은 아미노산으로 이루어져 있으며, 금속과 마찬가지로 몸의 세포가 작동시키려고 하는 다양한 기계들로 조합될 수 있다. 사람들 대부분은 고기를 단백질이라 생각하지만 모든 세포에는 단백질이 다량 존재한다. 셀러리의 세포도 마찬가지다. 식물세포의 단백질과 동물세포의 단백질은 아미노산에서 큰 차이가 있다. 동물성 단백질은 식물성 단백질보다 폭넓은 종류의 아미노산을 함유한다. 몸은 내부에서 많은 아미노산을 만들지 못하기 때문에, 만약 채식주의자들이라면 여러 가지 음식

으로 충분히 다양한 아미노산을 섭취해야 한다.

　요즘 우리는 유행하는 고양이 동영상만큼 단백질 섭취에 집착하고 있다. 사실상 많은 사람들은 실제로 필요한 양보다 두 배에 가까운 단백질을 먹는다.[12] 단백질은 탄수화물처럼 1그램당 4칼로리이기 때문에 지나친

소화 과정

음식을 삼킨 후

| 식도 | 하부 근육이 이완되면서 음식물과 액체가 식도를 거쳐 위로 이동한다. |

소화의 시작

| 위 | 위는 음식물과 소화액을 섞어 분해를 시작하고 음식물은 서서히 위를 빠져나가 소장으로 이동한다. |

음식물과 소화액의 혼합

| 소장 | 혼합이 계속되며 더욱 다양하고 구체적인 역할을 하는 소화효소와 결합된다. 소장벽은 분해된 영양소를 흡수하고 혈류로 보낸다. 다음으로 혼합물은 대장으로 이동하고 찌꺼기는 몸 밖으로 배출된다. |

단백질 섭취는 체중 증가를 가져올 수 있다. 고단백 식단이 선풍적인 인기를 끌고 있지만 이미 평균적으로 섭취하고 있는 하루 약 82그램 이상 섭취는 권장하지 않는다. 단백질을 지나치게 많이 섭취하는 식생활을 유지하면 신장에 무리를 줄 수 있기 때문이다.

왜 음식이 중요할까?

다량영양소와 그 기능을 아는 것은 중요하다. 하지만 더 중요한 것은 몸에서 다량영양소들이 어떻게 상호작용하는지를 이해하는 것이다. 몸이 다량영양소를 분해할 때 어떤 일이 발생하는지 알아보자.

어떤 종류의 다량영양소를 소화시키는지가 매우 중요한 이유는 그것이 언제든 우리 몸에 미칠 수 있는 영향 때문이다. 탄수화물의 경우를 살펴보자. 몸은 혈류 내 포도당의 양을 철저히 조절해야 한다. 조절 능력이 없어진 상태를 당뇨병이라고 부른다. 혈당의 상승은 혈관 손상을 포함한 수많은 건강 문제와 관련이 있다.

당뇨병을 왜 조심해야 할까? 혈관은 영양소를 중요한 장기들에 전달하고 노폐물을 제거하는 데 핵심적 역할을 한다. 그래서 혈관질환이 생기면 몸 전체의 손상으로 이어진다. 그래서 당뇨병 환자는 신장 이상, 안질환, 심장병, 뇌졸중, 뇌기능 이상, 상처 치유 능력 약화와 같은 부작용을 겪을 수 있다.

혈당 장애

| 지나치게 과식을 하거나 단순당을 다량 섭취한다. | + | 인슐린을 이용해 연료가 될 포도당을 전달할 수 있는 몸의 능력이 약화된다. | + | 포도당이 지방으로 저장되고 혈류 내 포도당은 동맥 손상을 가져올 수 있는 문제들을 일으킨다. |

당뇨병, 체중 증가, 심장질환(대사증후군)

꼭 알아야 할 간단한 작용-반작용 등식을 설명해보겠다. 탄수화물을 먹으면 혈당이 상승한다. 탄수화물의 구조가 단순할수록, 그러한 단순탄수화물을 더 먹을수록 혈당은 더 크게 상승한다.

혈당이 높아지면 췌장은 체내에 인슐린을 분비해서 에너지로 사용될 포도당이 이동할 수 있도록 하고, 신체의 손상을 일으키지 않을 수준으로 혈당을 낮춘다. 인슐린은 근육과 지방세포를 자극해 혈액 내의 포도당을 흡수하도록 한다. 이것은 세포 밖에서 세포 내로 택배를 보내는 과정과 같다. 또한 인슐린은 지방세포에 저장된 지방의 분해를 중단시키고(주변에 포도당이 많으면 지방을 분해할 필요가 없다) 간과 근육이 포도당을 글리코겐(에너지로 사용되는 탄수화물의 저장 형태)으로 저장하도록 촉진한다.

그런데 문제는 간의 글리코겐 저장 능력이 한정적이라는 것이다. 간으로 전달된 과다한 포도당은 중성지방이라고 부르는 지방산으로 전환된다. 중성지방은 체지방의 주된 성분이다. 중성지방은 간에 저장되거나 나쁜 콜레스테롤인 LDL의 형태로 포장되어 혈류로 배송된다. 보통 중성지방은 손상된 혈관을 회복시키는 역할을 하는데, 과도하게 축적되면 지방으로 축적되어 혈관 벽에 동맥경화반을 형성한다.

따라서 과도한 포도당 섭취는 지방간 질환 발병 위험을 높인다(그렇다. 지방간은 술과 관계가 없다. 참고로 미국 성인 인구의 지방간 발생 비율은 30퍼센트다).[13] 지방간과 관련이 있는 인슐린 저항성은 인슐린이 포도당을 혈액에서 세포로 효과적으로 전달하지 못하는 문제를 말한다. 혈액 내 당이 더 많을수록 신체가 더 크게 손상을 입고 더 많은 지방이 저장된다.

인슐린 저항성은 마치 세포의 귀가 어두워진 것과 같다. 그래서 인슐린을 만드는 췌장은 세포들의 관심을 끌기 위해 고함을 질러야 한다. 즉 세포의 답을 듣기 위해 더 많은 인슐린을 생성하는 것이다. 인슐린 저항성이 생기면 3가지 문제가 발생한다. 첫째, 정상적인 양의 포도당을 섭취해도 세포가 인슐린이 누르는 벨소리를 듣지 못하기 때문에 인슐린이 포도당을 세포로 배달하지 못하고 그 결과 정상보다 혈당이 높아진다. 둘째, 혈당이 높게 유지되면서 췌장은 실제로 필요한 양보다 더 많은 인슐린을 분비한다. 셋째, 과잉 포도당이 단백질과 결합하여 단백질의 기능을 떨어뜨린다.

미국인 3명 중 1명은 자신이 당뇨 전단계임을 알고 있다고 한다(그리고 셀 수도 없이 더 많은 사람들이 자신의 상태를 인지하지 못하고 있다).[14] 그들은 본격적인 제2형 당뇨병의 발병 위험이 더욱 높은 사람들이기 때문에 심각한 상황이라 할 수 있다.

앞에서 다뤘던 내용을 기억해주길 바란다. 언제 먹는가가 혈당 수치에 중요한 역할을 한다는 것을 보았다. 하루 중 늦은 시간일수록 인슐린에 대한 저항성이 커진다(우리 모두가 밤에는 당뇨 전단계가 되는 것과 거의 비슷하다). 그래서 늦게 먹을수록 혈당이 더 높아질 가능성이 커진다.

과체중도 인슐린 저항성의 원인이 될 수 있지만, 인슐린 저항성이 우리를 더 많은 지방이 축적되는 악순환의 소용돌이에 빠뜨리는지(그리고 이에 따라 인슐린 저항성이 또다시 커지는지)에 대해서는 과학자들 사이에도 여전히 의견이 분분하다. 왜냐하면 혈당을 높이는 식사 한 끼 때문에 실질적으로 혈당 수치가 롤러코스터를 탈 수 있기 때문이다. 즉 고당지수 식품(352쪽 용어해설 참고)의 섭취는 혈당의 빠른 상승과 관련이 있으며, 이는 다시 인슐린의 빠른 상승을 동반한다. 인슐린은 세포들의 포도당 흡수를 촉진하고 혈당을 정상적인 공복 수준 이하로 떨어뜨린다. 이러한 일이 일어날 때 우리는 탄수화물이 당기면서 이 주기를 다시 시작하게 된다. 그래서 당지수가 높은 탄수화물을 먹으면 인슐린이 빠르게 올라갔다 내려가므로 과식을 하게 되는 악순환이 발생할 수 있다.

여기서 질문이 생긴다. 살은 어떻게 찌는가? 지방, 탄수화물, 심지어 단백질을 포함하여 다량영양소의 과다 섭취는 살이 찌는 원인이 된다. 3가지 다량영양소 중 지방의 에너지 밀도가 가장 높으므로 지방을 많이 먹으면 소비하는 열량에 비해 축적되는 열량이 빠르게 늘어난다. 몸이 에너지로 사용할 수 없거나 제한적인 글리코겐 저장고에 넣을 수 없는 다량영양소는 에너지 부족에 대비해 지방으로 저장된다.

우리 몸은 피부 아래에 지방을 어느 정도 저장해둔다. 우리는 이를 피하지방이라 한다. 그러나 더 위험한 지방은 우리의 장기를 둘러싼 내장지방이다. 내장지방은 인슐린 저항성과 제2형 당뇨병과 같은 대사증후군뿐만 아니라 심혈관질환 발생 위험과도 관련이 있다.[15] 그리고 여성의 경우 특정 유형의 유방암, 남성의 경우 전립선암과도 관련이 있을 수 있다.[16, 17]

내장지방이 얼마나 되는지 확인하려면 체성분 분석을 하면 된다. 하지

체중 줄이는 법

소모하는
칼로리보다
더 적게 먹는다.
운동하면
도움이 된다.

단순탄수화물을
가급적 피해서 몸이
포도당 대신 지방을
사용하게 하자.

원웨이 방식으로
영양소가 풍부한
다양한 음식을 먹자.

체중 감량

만 쉽게 위험도를 파악하는 방법은 허리둘레/키 비율을 측정하는 것이다. 최근 연구는 이것이 체지방을 추정할 수 있는 가장 좋은 방법이며 체질량지수[BMI]보다도 낫다는 것을 보여준다.[18] 이상적인 비율은 허리둘레가 키의 절반 또는 그 이하가 되는 것이다. 허리둘레는 배꼽을 기준으로 잰 수치이며 우리가 신경 써야 할 지방은 바깥쪽보다는 안쪽에 있는 지방이기 때문에 숨을 들이마시고 배를 홀쭉하게 만든 뒤 측정해도 괜찮다.

그런데 역시 가장 절실히 알고 싶은 문제는 지방을 어떻게 없애는지다. 몸은 연료로 포도당을 가장 먼저 사용하고 싶어 한다. 지방이 장기간 저장하는 데 더 좋기 때문이다. 우리는 항상 포도당과 지방을 함께 사용하지만 포도당보다 더 많은 지방을 연소하려면 당 저장고를 통해 연소함으로써 지방을 직접 겨냥해야 한다.

웬웨이 방식의 식습관은 이 과정을 도와줄 수 있다. 이제부터 식습관에 대한 가이드라인과 매일 참고할 수 있는 최적의 실천플랜을 소개할 것이다. 이때 '무엇'과 '언제'를 가장 우선적으로 염두에 두길 바란다. 일주기 생체리듬에 맞게 이른 시간에 식사량을 집중시키고 가장 좋은 영양소들을 몸에 공급할 것이다. 이러한 방법들을 잘 조합해 실천하면 값진 대가가 찾아올 것이다. 우리는 더 건강해지고, 건강하게 체중을 감량하며 더 활력 있게 살아갈 수 있을 것이다.

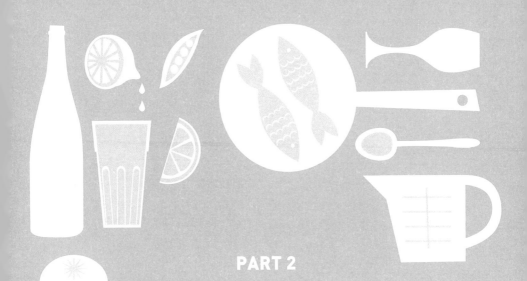

PART 2

31일 만에 식습관이 완전히 바뀐다
웬웨이 When Way

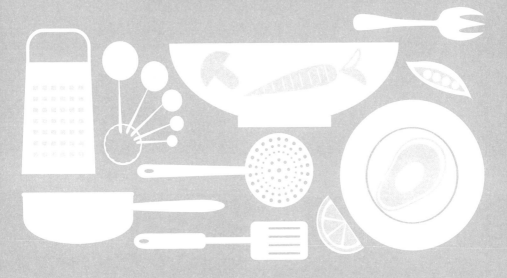

CHAPTER 03

음식시계를 맞추기 위한
4가지 가이드라인

이번 장을 읽기 전에 한 가지 부탁을 하겠다. 음식에 대해 갖고 있던 기존의 생각을 모아 음식물 분쇄기에 넣고 사과 심, 양파껍질과 함께 갈아버려라. 왜? 바로 그것이 당신의 식습관과 건강, 그리고 인생을 바꾸는 것을 방해하기 때문이다.

당신이 식사 시간에 어떤 고정 관념을 가지고 있는지 떠올려보자. 낮에 거의 먹지 않았다면 저녁은 푸짐하게 먹어도 된다는 생각. 무엇을 먹는지와 상관없이 건강에 중요한 것은 열량이라는 생각. 아침식사로 닭 가슴살을 먹는 것은 12월의 축구경기에서 웃통 벗고 배를 다 드러낸 채 응원하는 팬처럼 우습다는 생각.

이런 고정 관념을 갖게 된 이유는 사람들의 이야기, 전통, 과학적 견해 등 다양할 것이다. 그러나 기존의 관념이 항상 정확하거나 건강에 도움이 되거나 장기적으로 가장 좋은 방법인 것은 아니다. 하루의 식단을 어떻게 구성하는 것이 가장 좋을지 가이드라인을 소개하는 이번 장을 읽으며 식사 시간에 대한 선입견을 접으려고 노력해보자.

챕터 1에서 우리는 일주기 생체시계와 음식의 중요성(음식을 먹는 시간이 신체의 내부 시계와 일치해야 하며, 먹는 시간이 중요하다는 시간영양 chrononutrition 관점)을 살펴봤다. 이제는 이러한 개괄적인 과학개념을 실제에 적용하여 어떻게 이것을 우리의 일상에서 활용할 수 있을지 알아볼 단계다. 물론 모두(그리고 모든 몸)는 다르기 때문에 이것이 쉽지는 않다. 매일 상황도 달라진다. 스트레스 요인도 제각각이다. 몸과 음식의 상호작용도 매번 다를 수 있다.

똑똑하게 먹는 핵심은 특정 상황에 맞게 조정하는 법을 파악하는 것이다. 결국 다양한 상황에서 어떻게 먹을 것인가(PART 3 참고)를 배우는 것이 이 책의 핵심이다. 그러나 먼저 음식에 관해 과학에 기반을 둔 기본 사실을 배우며 당신이 살아가는 대부분의 시간 동안 웬웨이 방식의 식습관을 실천할 수 있게 되는 것이 중요하다.

일부 원칙들은 현재 당신이 먹는 방식과 충돌할 수도 있다. 쉽지는 않겠지만 이 접근법을 2, 3주 동안 한번 시도해보기 바란다. 새로운 습관을 형성하는 데 장기적으로 큰 도움이 될 것이다. 이 방법을 시도하면서 건강해짐을 느끼게 될 것이고, 바로 그 경험이 다음의 4가지 가이드라인을 새로운 식생활로 받아들이는 데 도움이 되리라 믿는다.

가이드라인 1 해가 떠있는 동안에만 먹자

사람들이 겪는 여러 건강 문제에는 운동 부족, 많은 감자튀김 섭취, 어마어마한 분량의 한 끼 식사를 하는 것 등 다양한 원인이 있다. 건강 문제는 이런 원인과 생물학적 반응이 복합적으로 얽혀서 나타난다. 앞으로 다룰 내용을 통해 그러한 복잡성을 파악하는 데 도움을 주고자 한다.

생물학적 시스템을 건강한 방향으로 조금씩 움직이는 전략적 변화를 다양한 측면에서 시도하겠지만, 식습관을 변화시키기에 가장 좋은 시작점은 먹는 시간대window of time를 제한하는 것이다. 이것은 야식이나 24시간 내내 먹는 방식과 정반대의 개념이다. 일어나서 잠이 드는 시간까지 모든 시간이 먹기 좋은 시간은 아니라는 것이다.

- 시간영양을 극대화하기 위해 매일 낮에만, 또는 약 12시간 구간 내에서 음식을 먹는다.
- 최대한 당신이 먹는 시간과 몸이 음식을 받아들일 준비가 된 시간을 일치시키도록 노력한다. 즉 일주기 생체리듬과 조화를 이루며 먹어야 한다는 의미다. 생체리듬은 빛에 의해 결정되고 우리에게 가장 귀한 자원인 에너지를 가장 효과적으로 사용하도록 설계되어 있다는 점을 기억하자.

인간에게 왜 일주기 생체리듬이 존재할까? 원시인류 조상들이 살았던 조건에 맞춰 인간이 진화했기 때문이다. 그때는 전기가 없었기 때문에 밤에 잘 볼 수 없었다. 즉 그들의 활성기는 햇빛이 존재하는 시간으로 한정되었고, 해가 지면 휴식을 취했다.

잠을 자며 먹는 것이 거의 불가능하다는 점을 고려할 때 우리 몸이 먹을 준비가 된 시간은 낮이다. 전기 덕분에 우리는 활동 시간을 연장할 수 있지만(그리고 촛불 아래 식사는 더욱 낭만적이겠지만) 해가 진 후에 하는 식사는 사실 몸에 이상적이지 않다. 변화하는 일주기에 훈련이 된 일주기 생체시계는 호르몬 주기를 정하는 데 도움을 준다. 저녁이 오면 코르티솔 수치가 하락하기 시작하고 멜라토닌 수치가 올라가기 시작하며 몸이 잠들 준비를 한다. 이와 함께 주간에 인슐린 저항성이 꾸준히 상승하다가 야간 공복 시 최대에 이른다. 이 모든 것이 우리 몸은 해가 빛날 때 먹기를 원하고 해가 지면 공복이기를 바란다는 신호다.

우리가 일주기 생체리듬에 대해 알고 있는 바를 생각할 때 이것은 일리가 있다. 뿐만 아니라 동물과 심지어 소수의 사람들에게 실험을 해보아도 시간제한식, 즉 한정된 시간대에만 먹는 것에는 유의미한 효과가 있다는 것을 보여준다(혹시 있을 남극지방의 독자를 위해 덧붙이자면 온종일 해가 떠 있거나 해가 져있는 극지기후에는 시간제한식을 적용할 수 없다).

잘 익은 과일과 채소 주변을 맴도는 성가신 초파리로부터도 통찰력을 얻을 수 있다. 초파리(과학자들이 사용하는 학명은 드로소필라 Drosophila)는 유전적 심장기능이상을 이해하기 위해 종종 연구되는 대상이다. 그렇게 보이지 않겠지만 심장의 발달 측면에서 초파리와 인간 사이에는 상당한 공통점이 있기 때문이다.

실험실에 나이 든 초파리들을 두고 초파리가 선호하는 먹이를 언제든 먹을 수 있도록 했을 때, 초파리들은 잠을 적게 자고 날지 않았으며 체중 변화를 보였다. 심장의 기능도 정상적이지 않았다. 반면 하루에 12시간 동안만 먹이에 접근할 수 있도록 했을 때는 극적인 변화가 일어났다. 나이 든 초파리들은 어린 초파리처럼 잠을 더 많이 잤고 체중이 일정했으며 더 오래 날아다니고 심장기능이 안정적으로 유지되었다.[1]

쥐를 통해서 유사한 현상을 확인할 수 있다. 쥐에게 24시간 내내 고지방 식을 주면 쥐는 체중이 증가하고 고혈압, 혈당 상승, 좋은 HDL 콜레스테롤 감소 등 대사증후군 마커가 증가했다. 반면 고지방 먹이에 접근할 수 있는 시간을 활성기 중 8시간으로 제한했을 때는 극적인 차이가 관찰되었다. 쥐가 동일한 열량을 섭취했지만 살이 찌지도 않았고 인슐린 저항성, 지방간 또는 심각한 염증도 보이지 않았던 것이다.[2]

사람에 대해서는 확정적 판단을 할 충분한 연구 자료는 없지만 한 가지 흥미로운 연구를 눈여겨볼 만하다. 캘리포니아주 라호야의 솔크 생물학연구소는 하루에 먹는 시간대를 14시간에서 11시간으로 줄인 사람들이 단 16주 만에 체중을 감량하고 더 많은 활력이 생겼으며 수면의 질이 좋아졌음을 보고했다.[3]

실천하기

3일간 하루 음식물 섭취 시간을 해가 떠있는 12시간 동안으로 제한한다. 야식을 먹지 않는다는 의미다. 만약 긴급히 영양보충이 필요하다면 아삭한 생채소를 먹자. 3일간의 시도가 성공했다면 이를 일주일로 연장하자. 이상적으로는 3주 연속으로 시간제한 식사법을 해보길 권한다. 중간에 조절이 필요하다면 무리하지 않고 일주일에 5일 정도만 유연하게 적용해도 좋다.

가이드라인 2 오전에 많이 먹고 오후에는 양을 줄이자

———

당신의 하루는 아마도 해야 할 일이 아침부터 잔뜩 기다리고 있을 것이다. 샤워, 양치질, 머리손질, 얼굴 또는 다리 면도, 집 안을 정리하고 437번쯤 휴대폰을 확인한 후에야 차를 타고 출발한다. 운이 좋다면 당신은 곡물바와 같은 무언가를 입속으로 밀어 넣고 일을 시작한다. 또는 음식을 아예 생략하고 커피만 들이키다가 점심을 먹게 된다.

약 25퍼센트의 사람들이 아침식사를 아예 또는 거의 먹지 않는다.[4] 고백하자면 이 책의 저자인 우리 3명 중 2명도 아침을 전혀 먹지 않는다. 사실 수년 전에 우리는 이미 "아침식사는 가장 중요한 식사"라는 원칙에 설득되었다. 하지만 우리는 그냥 아침을 먹지 않았다. 오전에는 그렇게 배가 고프지 않았고(밤에 많이 먹었으니 말이다) 다른 사람들처럼 하루하루가 요구하는 일들 때문에 아침식사를 신경 쓰기 힘들었다.

모든 연구를 검토한 후 우리는 마음뿐만 아니라 습관도 바꿨다.

웬웨이는 우리에게 하루의 앞 칸을 음식으로 채우라는 것을 말해준다. 하지만 아침에 모든 것을 먹으라는 말은 아니다. 아침과 점심 중 하나가 더 나은 것이 아니라 아침과 점심 모두가 매우 중요한 식사라는 것이 핵심이다.

아침식사는 오늘날 응당 누려야 할 영양학적 위상을 가지고 있지는 못하다. 사실 요리역사가들에 따르면 중세 시대 초기에 먹는 일은 죄를 저지르는 것에 상당히 가까웠다.[5] 우리는 아침식사에 '후루트'와 '링'이란 단어가 관련되어 있다면 이것이 여전히 죄라고 생각한다.◆ 그러나 수 세기가 흐르고 커피와 초콜릿과 같은 맛있는 선택지들이 발견되면서 음식은 더욱 보편적으로 수용되었다. 19세기 말 오늘날의 시리얼을 개발한 제칠일안식일예수재림교 목사 제임스 캘럽 잭슨과 의사 존 하비 켈로그는 건강을 위한 필수요소라는 아침식사의 역할을 문화적 의식으로 강화했다.[6]

오늘날 다양한 연구들이 아침식사가 건강에 중요하다는 주장에 힘을 실어주고 있다. 그뿐만 아니라 아침을 거르는 사람은 아침을 먹는 사람들보다 영양상태가 좋지 않고[7], 제2형 당뇨병 발생 위험[8], 고혈압[9], 관상심장질환[10], 비만[11] 유병률, 대사증후군 위험[12]이 더 높다는 사실이 관찰되었다.

따라서 우리는 최적의 건강을 위해서는 아침을 먹어야 한다는 지침을 세우게 되었다. 그런데 이것으로 충분할까? 아직은 아니다.

◆   '후루트링'은 색소와 과일향이 가미된 켈로그의 시리얼 제품명이다.

언급된 연구들은 관찰연구였다. 철저한 기준을 따라 실시된 무작위대조군 임상시험에서처럼 인과관계를 증명할 수 없다는 의미다. 앞에서 언급한 질환 모두에서 아침식사와 위험 감소 사이의 연관성이 발견되긴 했지만, 위험 감소의 이유가 전적으로 아침식사에 있다고 해석할 수는 없다. 아직은 누구도 관찰된 결과의 원인이 아침식사 먹기 또는 거르기라는 것을 증명하지 못했다. 아침식사가 건강에 얼마나 좋은지를 연구하는 사람들에게 상당한 편향이 있다는 점은 문제를 더욱 어렵게 만든다. 연구자들은 그들의 연구결과가 실질적으로 뒷받침하는 주장보다 더 강한 결론을 내릴 가능성이 더욱 높다.

그렇다면 이미 아침식사를 하고 있는 사람들은 어떤 점에 더 집중을 하면 좋을까? 일주기 생체리듬 연구는 하루 중 저녁 8시 즈음 가장 배가 고프지만 우리 몸이 가장 건강하게 음식과 상호작용할 수 있는 시간은 오전이라고 지적한다. 이러한 모순이 건강하게 먹기가 매우 힘든 핵심적인 이유다. 우리의 위가 원하는 것과 생물학적인 기능이 원하는 것이 일치하지 않는다.

아침에 몸은 인슐린에 가장 낮은 저항성을 보이고 마이크로바이옴은 밥 먹을 준비가 되어있다. 시간이 흐르며 세포들의 인슐린 저항성이 강해지는데, 인슐린 저항성은 건강에 좋지 않다. 그렇다. 일찍 먹을수록 더 좋다. 이것은 한 끼만을 말하는 것이 아니다. 하루 전체의 식사에 대한 이야기다.

• 아침을 먹어야 하는 이유: 아침식사 먹기와 거르기가 체중에 미치는

영향을 비교하는 무작위대조군 임상시험이 철저한 기준에 따라 실시된 적이 몇 번 있다. 그중 최고는 1992년 밴더빌트대학교의 연구로 일상적으로 아침을 먹는 사람들과 일상적으로 아침을 먹지 않는 사람들을 모집했고, 무작위로 그동안의 습관을 유지하는 집단과 습관을 바꾸는 집단을 배정했다. 연구에서는 아침식사가 체중 감량에는 영향이 없지만 아침식사를 하는 사람은 하루 중에 간식을 먹을 가능성이 낮았고 지방 섭취량이 낮았음이 나타났다.[13] 다른 연구들에서도 역시 체중 변화는 없었지만 아침식사에는 다른 건강상의 장점이 있는 것으로 확인되었다. 아침식사를 하지 않은 사람들의 LDL 콜레스테롤 수치가 더 높았다는 연구와[14] 아침을 먹지 않는 제2형 당뇨병 환자들은 점심식사와 저녁식사 후 혈당이 아침을 먹을 때보다 더 높았다는 연구도 있다.[15] 그리고 많은 연구들에서 아침식사를 거르는 사람들의 혈당이 하루 중 점차 상승하거나 일정하지 않음(이것 또한 건강에 나쁘다)이 확인되었다.[16, 17, 18]

- **늦은 식사가 좋지 않은 이유**: 아침을 거른다는 것은 늦은 시간에 더 먹을 가능성이 있다는 것, 그리고 이에 따른 문제가 생긴다는 의미이기도 하다. 한 연구는 오후 8시 이후의 식사가 비만 위험 증가와 관련이 있다는 것을 규명했다.[19] 또 다른 연구는 6년간 1,200명 이상의 사람들을 추적 관찰한 결과 하루 섭취 열량 중 밤에 섭취하는 비중이 높은 사람은 그렇지 않은 사람에 비해 비만, 대사증후군, 지방간 발생

위험이 훨씬 더 높았음을 보고했다.[20]

- **일찍 먹기와 늦게 먹기의 비교:** 식사 시간이 비만 여성의 저열량 다이어트 식단에 미치는 영향을 조사한 중요한 연구가 있었다. 피험자들은 하루 섭취 칼로리의 거의 대부분을 이른 시간에 먹는 집단(아침식사)과 늦은 시간에 먹는 집단(저녁식사)으로 나뉘었다. 아침식사에서 더 많은 열량을 섭취한 여성들은 12주간의 실험이 종료될 때 체중과 허리둘레가 줄어들었다. 이 집단은 늦게 먹은 집단에 비해 공복 혈당, 인슐린, 그리고 배고픔을 알리는 호르몬인 그렐린이 더 크게 감소했다. 중성지방 수치는 일찍 먹은 집단에서 감소했지만 늦게 먹은 집단에서는 증가했다. 일찍 먹는 것이 모든 점에서 더 좋다는 결론이다.[21] 하루 끼니 중 점심식사를 가장 많이 먹는 스페인에서 실시된 한 연구도 열량 대부분을 일찍 섭취해야 한다는 주장을 뒷받침한다. 연구자들은 20주 다이어트에 참가한 사람들을 오후 2시 이전에 점심을 먹는 집단과 오후 2시 이후에 점심을 먹는 집단으로 나눠 비교했다. 두 집단은 거의 같은 열량을 섭취했음에도 늦은 점심을 먹은 집단이 이른 점심을 먹은 집단보다 아침을 적게 먹거나 먹지 않을 가능성이 더 높았다. 오후 2시 이후 집단은 오후 2시 이전 집단에 비해 체중 감량 폭도 적었고 감량 속도도 더 느렸다.[22]

실천하기

아침식사가 가장 양이 많거나 두 번째로 양이 많은 끼니가 되어야 한다는 증거는 분명히 존재한다. 문제는 아침에 시간이 충분하지 않은 것이다. 그럴 경우 점심을 가장 많이 먹는 끼니로 정한다. 아침식사와 점심식사를 합쳐서 오후 2시 전에 하루 섭취 열량의 4분의 3을 섭취하는 것을 목표로 삼아라. 간식과 저녁식사는 하루 열량의 약 4분의 1이 되어야 한다. 다량영양소를 기준으로 할 때 아침식사는 (설탕이 아닌) 복합탄수화물, 단백질, 불포화 지방으로 구성한다. 아침식사에 단백질을 더하면 나머지 시간의 식욕과 음식물 섭취량을 줄일 수 있다. 실제로 단백질이 포만감을 주는 효과가 아침식사에서만 일어나고 다른 끼니에서는 일어나지 않는다는 소규모 연구도 있었다.[23]

가이드라인 3 매일 일정하게 먹고 메뉴를 자동화하자

세상은 모순으로 가득하다. "우리는 왜 파크웨이에서 드라이브를 하고 드라이브웨이에 주차를 하는가?"라고 한 조지 칼린◆의 말뿐만이 아니다.◆◆ 우리 몸도 마찬가지다. 위장이 가장 배고픈 시간은 밤이지만 일찍 식사를 하면 신체 기능이 더욱 원활하다.

몸의 또 다른 모순은 우리의 뇌가 신기한 음식을 좋아한다는 점이다.[24]

◆　　미국의 유명한 코미디언.

◆◆　　"why do we drive on a parkway and park on a driveway?" '파크웨이'는 공원도로, '드라이브웨이'는 주차장으로도 사용하는 집 앞의 사유차도를 의미한다는 사실에 착안한 농담.

새롭고 이국적인 음식에 열광하는 사람들이 있는 걸 보면 정말 그렇다. 일반적으로 우리는 다른 것에 흥분하는 경향이 있다. 우리를 흥분시키는 음식은 뇌를 기분 좋은 호르몬으로 가득 채운다. 호르몬의 홍수 속에서 우리는 더 많은 호르몬을 원하고, 그렇게 새로운 것을 계속 찾게 된다.

그런데 문제는 몸이 오늘은 이것, 내일은 저것, '크루아상이라니 좋아!'라고 하는 잦은 변화를 원하지 않는다는 점이다. 우리 몸은 일관성을 원한다. 몸은 효율적으로 건강한 음식이 들어오기를 바란다.

우리의 원시적인 뇌와 신체는 치열한 세력 싸움을 하고 있다. 이때 당신이 앞의 두 가이드라인을 지킴으로써 음식을 몸의 리듬과 일정하게 맞출 수 있다면 건강할 수 있는 것이다.

일주기 생체리듬의 목적은 에너지 균형을 최적화하는 것임을 기억하자. 이를 위해서는 특정 활동이 일어나는 정확한 타이밍에 맞춰 몸을 준비시켜야 한다. 매일 일관성 있는 양을 먹는 것은 식생활을 일주기 생체리듬에 맞추는 데 도움이 된다. 한 흥미로운 연구는 매일 에너지 섭취량을 달리한 사람들이 대사증후군에 더 취약하며(혈압과 혈당 등 다양한 마커의 수치가 악화될 수 있는 조건이다) 허리둘레가 늘어날 가능성이 더 높다고 보고한다.[25] 14일간 규칙적으로 정상적인 양을 먹은 여성들과 불규칙하게 식사와 간식을 먹은 여성들의 혈당과 지질을 검사한 연구결과를 보면, 불규칙한 식사는 인슐린 저항과 나쁜 콜레스테롤인 LDL 콜레스테롤 수치 상승을 가져왔다.[26] 동일한 피험자를 대상으로 실시한 또 다른 연구에서 규칙적으로 식사를 한 사람들은 식사 후 더 많은 열량을 연소했고, 총콜레스

테롤, LDL 콜레스테롤, 인슐린 저항성이 낮았다.[27]

가이드라인 4 음식에 대한 고정 관념을 버리자

팬케이크와 오믈렛 외에도 우리가 뒤집을 수 있는 건 많다. 음식에 대해 갖고 있던 머릿속의 고정 관념을 뒤집어야 한다. 예를 들어, 저녁에 오트밀을 먹지 말거나 아침에 고기를 먹지 말라는 법이 있는가? 특정 음식을 하루 중 특정 시간에 먹는 문화가 있다고 해서 그것이 효과적이라는 의미는 아니다. 이때 여러 국가의 문화를 살펴보는 건 음식에 대한 고정 관념을 깨는 데 도움이 된다. 최근 닥터C(저자인 마이클 크루페인)의 친구가 자신이 상하이에서 먹는 아침식사 사진을 보내왔다. 국수, 쌀밥, 생선, 많은 채소, 그리고 푸짐한 양이 마치 전형적인 저녁식탁과 같은 모습이었다.

이 책을 읽으며 당신은 하루 중 여러 시점에 다양한 음식을 먹는 방법을 배우게 될 것이다. 검은콩 버거는 하루를 시작하는 획기적인 아침메뉴가 될 것이다. 약간의 호두를 올린 든든한 오트밀 한 그릇은 저녁식사의 새로운 기준이 될 수 있다. 음식에 대한 문화적 선입견을 극복한다면 새로운 '규칙들'과 미각의 새로운 기회가 당신의 세계로 들어올 것이다.

식습관을 생체시계와 맞춰 건강을 극대화하고 싶다면 어떤 음식을 어떤 시간대에 먹어야 한다는 고정 관념, 즉 사회적 기준을 잊어야 한다. 특히 당신이 우리의 가이드라인을 따라 하루의 이른 시간에 음식을 채우기 시작했다면 무엇이 '아침식사'와 '점심식사'에 해당하는지를 다시 생각하게 될 것이다. 저녁식사를 연상시키는 전통적인 단순탄수화물 폭탄을 아침으로 먹는 대신 아침과 점심을 마치 기존의 저녁식사처럼 먹길 바란다.

이상적인 아침 또는 점심은 단백질, 지방, 통곡물이 포함된 식사다. 저녁은 가벼워야 한다. 이상적인 저녁메뉴는 샐러드 또는 다른 녹색 잎채소다. 이때 항상 약간의 샐러드를 준비해 잘 씹어먹어야 한다. 샐러드에서 질산염을 더 섭취하여 혈관의 기능을 강화하고 섬유질의 다양한 효과를 누릴 수 있다.

밤이 되면 인슐린 저항성이 강해진다는 점을 기억하자. 이 점을 명심한다면 저녁에 단순탄수화물을 피하고 싶어질 것이다. 대신 섬유질이 풍부한 채소와 단백질을 섭취한다. 섬유질은 포만감을 오래 유지하도록 도움을 줘서 야식 충동이 약해질 것이다. 이 규칙을 따르고 하루 열량의 대부분을 오전에 섭취한다면 예전보다 저녁에 허기가 덜 느껴질 것이다.

아침 또는 점심에 기존의 저녁메뉴를 먹기 위한 가장 쉬운(그리고 가장 건강한) 방법은 여전히 저녁에 먹고 싶은 음식을 먹되, 그중 대부분을 다음 날 먹기로 미루는 것이다. 예를 들어 닥터R(저자인 마이클 로이젠)은 저녁에 연어버거, 퀴노아와 브로콜리를 먹는 것을 정말 좋아한다. 그는 저녁에 퀴노아와 브로콜리를 요리할 때 버거 4개(참고로 이 버거는 크기가 작다!)를 만들어둔 다음, 저녁식사로 버거 4개를 전부 먹는 것이 아니라 버거 1개와 샐러드를 먹는다. 그리고 나머지 음식은 모두 아침식사로 먹기로 하는 것이다.

닥터C는 아침식사를 든든하게 먹어야 한다는 것을 알면서도 그렇게 하지 못하고 있는 사람 중 한 명이다. 그래서 그는 목초를 먹은 젖소의 우유로 만든 유지방 함유 그리스식 요거트 또는 아이슬란드식 요거트(두 종류 모두 유청을 걸러서 일반 요거트보다 단백질 함량이 더 높으며 식감이 뛰어나다)와 베리류 과일의 가벼운 식사로 변화를 주기 시작했다. 현재 그의 아침식사는 데친 케일과 아보카도 토스트(물론 통곡물빵을 사용한다!)를 곁들인 통곡물 파스타 또는 연어구이다. 아침에 시간이 없다면 요거트를 먹고 점심에 채소와 통곡물(예전에는 저녁에 먹던 메뉴)을 먹는다.

실천하기

아침과 점심에 많은 양을 먹고, 저녁은 약간의 단백질을 더한 샐러드 등으로 가벼운 식사를 하도록 식단을 짠다. 다음 챕터에서는 4가지 가이드라인을 종합한 식단을 소개하여 무엇을 먹어야 하는지에 대한 당신의 고민을 덜어주고자 한다.

이제 원칙을 실천해볼 시간이다. 갑자기 시속 0킬로미터에서 100킬로미터로 속도를 올릴 필요는 없다. 충분한 시간을 갖고 식습관을 웬웨이 스타일로 변화시키면 된다.

간헐적 단식이 왜 화제인가

양배추수프, 팔레오, 키토······ 수없이 많은 다이어트 트렌드는 자주 바뀐다. 일부는 과학적 근거로 인해 인기를 얻고 일부는 마케팅에 의해 번져나간다. 요즘 가장 화제가 되고 있는 식사법 중 하나인 간헐적 단식은 매우 흥미로운 과학에 근거를 두고 있다. 다양한 제한적 식사법들을 아우르는 용어인 간헐적 단식은 체중 감량, 건강, 장수에 효과가 있는 것으로 알려져 있다.

간헐적 단식의 효과를 뒷받침하는 자료 대부분은 단순한 생물체와 동물을 대상으로 한 연구로서 이러한 연구들은 단식이 박테리아, 효모, 곤충, 쥐의 생명을 연장하는 데 효과가 있었다고 보고한다. 동물 대상 연구들은 단식이 일부 암의 성장과 뇌세포 퇴화 속도를 낮출 가능성을 시사하고 있다. 단식은 염증과 혈압을 완화하고 인슐린 민감성을 향상시킬 수 있다.[28]

물론 단식은 매우 어렵다. 그래서 과학자들은 덜 극단적인 다이어트로 단식의 잠재적 효과를 모방할 수 있는 방법을 연구해왔다. 그렇게 간헐적 단식의 개념이 등장한 것이다.

간헐적 단식은 하루 걸러 하루 단식, 일주일에 띄엄띄엄 2일 이상 에너지 섭취를 크게 줄이는 방법, 심지어 시간제한 식사법(먹는 시간대를 줄이는 방법) 등을 의미한다. 다른 다이어트와 비교해 간헐적 단식의 장점은 단식일 외에는 먹고 싶은 것을 자유롭게 먹을 수 있다는 점이다. 서던캘리포니아대학교 노인학·장수연구소의 발터 롱고 Valter Longo 와 연구진은 간헐적 단식이 건강 및 질병 마커에 미치는 영향을 연구했다. 그들이 사용한 식단은 한 달 중 5일간 에너지를 제한하는 것이었다(일반적인 열량의 약 3분의 1을 섭취하는 것으로 첫날 1,000칼로리, 다음 날부터 4일간 750칼로리를 섭취하며 식물성 음식만을 먹는다). 단식 집단은 한 달에 5일을 제외한 나머지 기간 동안 정상적인 식사를 했다. 3개월 후 단식 집단의 피험자들은 대조군(정상적인 식사를 한 집단)보다 더 많은 체중 감량을 했다. 체중 감량분의 대부분은 지방에서 나왔다. 단식 집단의 대부분은 염증 관련 마커들의 감소를 보였으며 줄기세포의 수명이 증가한 것으로 추정되었다.[29] 이러한 효과는 장애 위험의 감소와 수명 증가를 암시한다. 더 많은 연구가 사람을 대상으로 실시될 필요가 있지만 간헐적 단식을 시도해볼 가치는 충분히 있는 것으로 보인다.

웬웨이 가이드라인을 따르고 있다면 당신은 이미 해가 져서 다음 날 다시 뜰 때까지 매일 밤 12시간 단식을 하고 있는 것이다. 과학적 연구들은 단식 시간을 14시간으로 점차 연장하다가 18시간까지 시도해볼 것을 제안한다. 하루 중 상당 시간을 먹지 않으면 몸이 체내에서 순환하는 포도당과 저장된 글리코겐을 연소하고, 그 결과 인슐린 수치가 떨어지기 시작한다.[30] 젊은 남성들에 대한 한 연구는 단식 시간이 18시간에서 24시간 사이일 때 저장된 지방을 동원하는 속도가 급격히 늘어났음을 확인했다.[31] 과학자들은 연료원의 주기적인 교체가 실험실에서 간헐적 단식의 효과가 증명될 수 있었던 핵심 요인이라는 의견을 보이고 있다.[32]

CHAPTER 04

웬웨이 31일
실천플랜이란?

인내는 인간에게서 마치 공룡처럼 멸종해버렸다. 오늘날 우리는 모든 것을 즉시 원하고 얻는다. 커피, 뉴스, 이메일. 그렇다. 효율성은 세상을 변화시켰다. 이제는 빨간불이 파란불로 바뀌는 30초도 참지 못하는 환경이 되었다. 이렇게 구조적으로 자리 잡은 조급증은 우리 생활의 모든 영역으로 확대되었다.

우리가 현재 논의하고 있는 건강의 관점에서도 이 문제가 확실하게 나타난다. 아마도 당신은 1년, 10년, 아니면 평생을 건강에 신경 쓰지 않은 채 살았다. 몸, 식생활 또는 습관에 관해 충분히 생각하거나 관심을 둘 일이 없었다. 하지만 갑자기 어느 순간(체중계의 숫자 또는 콜레스테롤 수치를 확인하거나, 또는 온몸이 아픈 생활을 계속하다가) 변하겠다는 마음의 준비를 하게 된다. 바로 지금처럼 말이다.

스위치를 올리거나 알약 하나를 삼키는 것만으로 건강을 찾게 되면 얼마나 좋을까. 그러나 몸은 당신의 새로운 소망을 전자레인지처럼 즉시 처리해주지 않는다. 새로운 습관이 효과를 나타내려면 약간의 시간이 걸린다. 당신은 몸을 잘 달래서 올바른 방향으로 이끌어야 한다.

그러나 좋은 소식이 있다. 똑똑하게 건강한 음식을 먹는 웰웨이를 실천하기 시작하면 빙하시대만큼 긴 시간을 기다리지 않아도 효과를 기대할 수 있다는 사실이다. 사실 당신은 한 달 이내로 식습관과 먹는 관점을 변화시켜 건강 습관을 뉴노멀로 만들 수 있다. 그 후 당신은 더 건강한 체중, 건강한 신체기관, 스트레스 완화, 질병 위험의 감소, 활기찬 기운 등 우리가 설명해온 모든 효과를 누릴 것이다.

31일 실천플랜과 함께 천천히 식습관을 바꾸어나간다면 두 가지 성과를 얻을 수 있다. 첫 번째로 더 좋은 음식을 먹을 수 있고 두 번째로 몸이 원하는 작동 방식에 우리가 먹는 음식을 맞춤으로써 시간영양을 최대화할 수 있다.

목표 더 좋은 시간에 더 좋은 음식을 먹는다

최종적으로 당신은 무엇을 몇 시에 먹을 것인가로 짝을 맞추는 법을 배울 것이다. 이 두 가지 중 하나만 해서는 소용이 없다. 왜 그럴까? 당신이 삼키는 음식이 모두 체리맛 막대사탕과 토르티야 칩 같은 것들이라면 아무리 먹는 시간을 바꾸어도 소용이 없기 때문이다.

앞에서 언급했듯이 우리는 가공식품과 단순당(백설탕, 황설탕, 시럽, 흰밀가루)을 피하기 위해 애써야 한다. 가공식품은 맛을 살리기 위해 소금, 지방, 당을 넣어 제조된다. '가공'이라는 단어가 암시하듯 가공식품은 제대로 소화되지도 않고 중독적인 식품이다. 가공식품은 보통 섬유질 함량이 낮거나 아예 없고, 섬유와 결합된 당이 부족하다. 몸은 혈당을 높이고 식욕 호르몬을 교란시킬 수 있는 음식 속의 모든 열량을 빠르게 받아들인다. 가공식품이 즉시 문제를 일으키지는 않을 것이다. 친구인 닥터 오즈도 때때로 디저트를 즐긴다. 그러나 가공식품을 오래 습관적으로 섭취하는 것은 건강에 위험하다.

31일 동안 당신은 웬웨이 방식에 점차 익숙해질 것이다. 웬웨이 방식은 과일과 채소와 같은 정제되지 않은 식품, 통곡물, 건강한 지방, 식물성 단백질 및 해물단백질을 섭취하는 것이다. 특히 당신의 식단은 다음과 같은 요소에 집중할 수 있도록 변화할 것이다.

- **비 녹말 채소:** 브로콜리, 양파, 아스파라거스와 같은 비녹말 채소를 무한한 양으로 섭취한다. 뜨거운 감자와 같은 녹말 채소는 기본적으로 당 분자가 길게 배열된 구조이기 때문에 혈당을 급격히 올릴 수 있다. 그러나 차게 식힌 고구마(차게 식힌 감자도 혈당에 덜 해롭다)와 같은 저항성 녹말은 섬유질과 비슷한 방식으로 작용하여 포만감을

주고 장내 박테리아 건강 개선에 도움을 준다.[1](175쪽 참고)

- **통곡물:** 통곡물도 탄수화물로 이루어져 있지만 보통 당지수가 낮고 저항성 녹말이 함유되어 있기 때문에 체내에서 분해되는 데 시간이 걸린다. 퀴노아, 파로◆, 곡물 성분은 100퍼센트 통곡물만 들어간 파스타 또는 빵을 찾아보자.

- **건강한 지방:** 건강한 지방은 올리브(오메가-9가 가장 건강한 지방이다), 아보카도, 호두 등의 견과류와 같은 식물성 지방을 의미하며 챕터 2에서 논의한 불포화지방으로 구성되어 있다. 자연산 연어 같은 생선도 DHA 오메가-3과 오메가-7 지방을 섭취할 수 있는 훌륭한 식품이다(호두와 아보카도는 건강에 유익한 ALA 오메가-3 지방이 함유되어 있다. 이러한 오메가가 모두 3, 5, 7, 9 등 홀수이기 때문에 닥터R은 이를 '홀수 오메가'라고 부른다).

- **단백질:** 식물성 식품과 생선에서 섭취한다. 닭고기와 칠면조고기와 같이 지방 함량이 적은 동물성 단백질을 먹어도 된다.

◆   farro, 보리와 유사한 생김새의 곡물로 퀴노아와 마찬가지로 단백질과 섬유질이 풍부한 '슈퍼곡물'로 알려져 있다.

- **과일:** 특히 베리류에는 식물영양소_{phytonutrient}와 편의상 항산화제라 부르는 성분들(다른 챕터에서 다룰 내용이지만 엄밀하게 보면 이 성분들은 세포 내에서 항산화제 역할을 하지 않는다)이 풍부하다. 과일도 당을 함유하고 있지만 많은 경우 과일의 당은 다량의 섬유질과 결합되어 있다. 과일은 주스 상태 대신 생으로 섭취하여 당을 섭취해도 섬유질(우리가 보통 펄프라고 부르는 성분)의 효과를 누릴 수 있도록 하는 것이 좋다. 그렇게 했을 때 당이 혈액으로 이동하는 속도가 느려지고 당연한 결과로 혈당이 안정 상태에 머물 수 있다.

추천 음식 | 비녹말 채소

하루 중 먹기에 적절한 시간에는 다음과 같은 비녹말 채소를 무한히 먹을 수 있다.

- 가지
- 고추
- 근대
- 당근
- 래디쉬
- 루타바가(스웨덴 순무)
- 버섯
- 부추

- 브로콜리
- 방울양배추
- 비트
- 새싹
- 샐러드 잎채소(루꼴라, 치커리, 엔디브, 상추, 라디치오, 시금치, 물냉이)
- 셀러리

- 순무
- 슈거스냅피[*]
- 아스파라거스
- 아티초크
- 양배추
- 양파
- 오이
- 오크라[**]
- 줄기콩(녹색, 노란색, 가는 줄기콩)
- 진녹색 잎채소(콜라드, 케일, 청겨자, 순무청)
- 콜라비
- 콜리플라워
- 토마토
- 하트 오브 팜(야자심)
- 스쿼시 호박류(굽은목 호박, 국수호박, 주키니 호박)
- 히카마[***]

추천 음식 | 저항성 녹말 채소

- **익힌 후 차게 식힌 고구마 또는 감자:** 튀긴 것이 아니라 익힌 것임을 명심하자.
- **덜 익은 푸른 바나나**

---

[*]　　껍질째 먹는 완두콩.

[**]　　손가락 모양과 비슷해서 '레이디핑거'로 불리는 채소.

[***]　　'멕시코 감자'로 불리는 뿌리채소.

추천 음식 | 건강한 지방

- **엑스트라 버진 올리브오일(볶음용이 아닌 샐러드용):** 요리를 위해 발연점이 높은 식용유가 필요하다면 아보카도오일을 사용하거나, 아보카도오일과 혼합한 올리브오일을 사용한다. 그러나 올리브오일을 따로 마셔야 한다는 것은 아니다. 대략적인 하루 섭취 권장량은 약 4 테이블스푼이다.
- **생견과류 또는 볶은 견과류와 씨앗류:** 식용유나 소금 등 다른 성분이 첨가되지 않은 것으로 하루 30그램 정도 섭취하길 권장한다.
- **아보카도:** 너무 많이 먹을 필요는 없다. 하루 반 개 정도가 좋다.

추천 음식 | 통곡물

하루에 100퍼센트 통곡물을 4회 분량씩˚ 먹도록 계획을 세워라. 4회 분량을 무게로 하면 115그램이며, 양으로는 빵 4쪽이나 익힌 곡물 2컵 정도다.

- 메밀
- 메밀가루
- 벌거˚˚
- 기장
- 팝콘
- 퀴노아

˚ '1회 분량'은 식품의 영양정보에 사용되는 단위로 한번에 1인이 먹는 관습적인 분량을 가리킨다.

˚˚ bulgur, 통밀을 반쯤 삶아 건조한 후 빻은 곡물.

- 라이밀[◆]

- 야생쌀^{◆◆}

- 통파로^{◆◆◆}

- 통보리

- 100퍼센트 통곡물빵

- 통곡 옥수수, 옥수수가루

- 통곡물 파스타

- 통귀리, 오트밀

- 100퍼센트 통밀가루

추천 음식 | 식물성 단백질, 해물단백질, 가금류

다음과 같은 단백질을 하루 200그램까지 섭취하도록 식단을 짠다.

- **콩류**

- **두부**

- **템페**^{◆◆◆◆}

- **생선, 조개와 같은 해물:** 가장
  좋은 해물은 연어와 바다송
  어다.

- **견과류**

- **껍질을 벗긴 닭고기와 칠면조
  고기:** 흰 살이 가장 좋지만 어
  두운 색의 살을 먹어도 좋다.

◆   라이보리(호밀)와 밀을 교배해 만든 곡물이며 '트리티케일'이라고도 부른다.
◆◆   줄풀의 열매.
◆◆◆   farro, 주로 샐러드로 먹는 통곡물.
◆◆◆◆   인도네시아의 콩 발효 식품.

제한해야 할 음식

- **동물성 단백질:** 붉은 고기(일주일에 최대 115그램)와 돼지고기(일주일에 최대 170그램) 섭취를 제한한다. 이때 같은 주에 달걀노른자, 치즈, 다른 붉은 고기, 돼지고기 또는 가공육을 함께 먹지 않아야 한다.
- **달걀노른자:** 일주일에 최대 한 개로 제한하며, 이때 같은 주에 치즈 또는 붉은 고기를 함께 먹지 않는다. 달걀흰자는 괜찮다.
- **유제품:** 최대한 제한해야 하지만 유산균을 섭취할 수 있는 그리스식 요거트 또는 터키식 요거트 등, 유청을 걸러낸 무설탕 플레인 요거트는 괜찮다. 아몬드밀크나 호두밀크 등 견과류를 원료로 한 대안적 식물성우유(너트밀크)도 가능하지만 식품 성분표를 잘 살펴본 뒤 설탕이나 노화를 촉진하는 성분이 있다면 피하자.
- **치즈:** 일주일에 115그램 이하로 제한한다.
- **녹말 채소:** 파스닙◆, 플랜틴◆◆, 뜨겁거나 따뜻한 감자, 단호박, 도토리호박, 버터넛 스쿼시(땅콩호박), 완두콩
- **백미와 현미**
- **술:** 하루에 여성은 한 잔, 남성은 두 잔으로 제한한다. 여성과 남성은 위 점막의 알코올 탈수소효소 양이 다르기 때문에 알코올의 대사 작용이 다르게 이루어지는 경향이 있다.

◆ 　　당근처럼 생긴 뿌리채소로 단 맛과 은은한 향이 특징이다.
◆◆ 　　바나나와 비슷한 생김새의 작물로 주로 요리재료로 사용된다.

특별한 상황(207쪽 참고) 외에는 다음과 같은 음식을 절대 섭취하지 않는다.

- **설탕:** 특히 음료와 디저트의 설탕
- **감미료:** 메이플시럽, 꿀, 아가베시럽 등
- **흰 밀가루**
- **가공식품**
- **튀김**
- **코코넛오일과 팜오일**

준비 단계 | 식습관 점검

다음의 빈칸을 채워 당신이 일상적으로 먹는 시간과 그 시간에 얼마나 배가 고픈지를 파악해보자. 현재 식습관을 점검함으로써 당신의 특정한 식습관과 성격에 따라 접근법을 조정하여 31일 실천플랜을 시작할 수 있을 것이다.

- **해 뜨는 시간** 오전 ------------------
- **해 지는 시간** 오후 ------------------
- **일반적인 기상 시간** ------------------

- **아침식사 시작 시간** ------------------

	(배고프지 않음)				(매우 배고픔)
배고픈 정도	← 1	2	3	4	5 →

식사량 ☐ 적음 ☐ 보통 ☐ 많음

	(없음)				(넉넉함)
식사할 시간 여유	← 1	2	3	4	5 →

- **간식 시간** ------------------

	(배고프지 않음)				(매우 배고픔)
배고픈 정도	← 1	2	3	4	5 →

간식량 ☐ 적음 ☐ 보통 ☐ 많음

- **점심식사 시간**   ------------------------

| 배고픈 정도 | (배고프지 않음)   1 —— 2 —— 3 —— 4 —— 5   (매우 배고픔) |

배고픈 정도   (배고프지 않음) ← 1 — 2 — 3 — 4 — 5 → (매우 배고픔)

식사량   ☐ 적음   ☐ 보통   ☐ 많음

식사할 시간 여유   (없음) ← 1 — 2 — 3 — 4 — 5 → (넉넉함)

- **간식 시간**   ------------------------

배고픈 정도   (배고프지 않음) ← 1 — 2 — 3 — 4 — 5 → (매우 배고픔)

간식량   ☐ 적음   ☐ 보통   ☐ 많음

- **저녁식사 종료 시간**   ------------------------

배고픈 정도   (배고프지 않음) ← 1 — 2 — 3 — 4 — 5 → (매우 배고픔)

식사량   ☐ 적음   ☐ 보통   ☐ 많음

식사할 시간 여유   (없음) ← 1 — 2 — 3 — 4 — 5 → (넉넉함)

● **간식 시간** ·····································

	(배고프지 않음)			(매우 배고픔)	
배고픈 정도	← 1	2	3	4	5 →

간식량　　☐ 적음　　☐ 보통　　☐ 많음

● **취침 시간** ·····································

이 기록을 작성한 날을 생각해보자. 식사별로 섭취했다고 생각하는 열량의 퍼센트에 따라 왼쪽 표를 채우고 식사 시작 시간과 종료 시간을 기입해보자. 표의 각 칸은 하루에 섭취하는 칼로리의 10퍼센트를 나타낸다. 오른쪽의 예시의 경우 저녁식사가 하루 섭취 열량 중 50퍼센트를 차지했다.

10%		10%	**아침 (오전 7:00 시작)**
20%		20%	**점심**
30%		30%	**점심**
40%		40%	**점심**
50%		50%	**간식**
60%		60%	**간식**
70%		70%	**저녁**
80%		80%	**저녁**
90%		90%	**저녁**
100%		100%	**저녁 (오후 10:00 종료)**

31일 실천플랜

당신은 이제 자신의 기준선을 파악했고 몸에 좋은 음식이 무엇인지 알게 되었다. 31일 웬웨이 실천플랜을 시작할 준비가 된 것이다. 우리는 서서히 건강한 습관을 받아들이기 쉽도록 식단을 설계했기 때문에 당신은 식습관을 조금씩 조정함으로써 몸의 연료 흡수를 최대화하고 날씬하고 건강하며 활력 있는 몸을 유지할 수 있을 것이다.

1일~3일 차

무엇을 먹고 언제 먹는지를 기록하라. 먹는 모든 음식, 섭취량, 시간을 기록해야 하는데, 여기에는 식사, 간식, 심지어 쿠키 한 개까지 모두 포함된다. 다음으로는 87쪽의 표를 만들어 시간에 따라 어느 정도의 열량을 섭취했는지를 표시한다. 4일차에 우리는 이 정보를 바탕으로 당신에게 완벽한 식단을 제시할 것이다.

4일~8일 차

이제 목표는 하루 중 이른 시간에 섭취하는 열량을 늘리고, 늦은 시간에 섭취하는 열량을 줄이는 것이다. 무엇을 먹을지는 너무 걱정하지 않아도 된다. 첫 3일간 작성한 표를 확인해보자. 하루 중 가장 많이 먹는 시간의 관점에서 다음의 표 3개 중 당신의 식습관처럼 보이는 표가 있는가?

대부분의 사람들처럼 아마도 저녁이나 심지어 그 이후에 가장 많은 음식을 먹고 있을 것이다. 오늘부터 열량 섭취 시간을 앞당겨보자. 앞으로 3일간 먹는 시간을 조금씩 앞당기며 몸이 변화에 적응할 시간을 주는 방법을 권한다. 하지만 닥터R처럼 서서히 바꾸는 방식이 자신의 성격에 맞지 않다고 생각되면 한번에 변화를 주는 것도 괜찮다. 몸은 당신의 의지를 곧 받아들일 것이다.

10% 아침 (오전 7:00 시작)	10% 아침 (오전 8:00 시작)	10% 아침 (오전 7:30 시작)
20% 아침	20% 아침	20% 아침
30% 아침	30% 점심	30% 아침
40% 점심	40% 점심	40% 아침
50% 점심	50% 점심	50% 점심
60% 점심	60% 점심	60% 점심
70% 간식	70% 점심	70% 점심
80% 간식	80% 간식	80% 점심
90% 저녁	90% 저녁	90% 저녁
100% 저녁 (오후 7:00 종료)	100% 저녁 (오후 7:00 종료)	100% 저녁 (오후 6:30 종료)

저녁의 열량을 아침이나 점심으로 옮길지, 아니면 그 중간의 시간으로 옮길지도 결정해야 한다. 당신의 기록을 검토해보자. 아침에 전혀 배고프지 않고 식사할 여유도 없다면 저녁식사의 열량 일부를 늦은 오전 또는 이른 오후의 점심식사로 옮기는 것이 좋을 것이다. 반면 아침식사를 할 여유가 있는 사람은 일찍 더 많이 먹는 것이 언제나 더 나은 선택이다. 열량을 아침식사와 점심식사로 분산하는 것도 가능하다. 자신의 습관을 기록해보면 어떤 방식이 가장 적합한지 판단하는 데 도움이 된다. 어떤 시간을 택하든 4일 차부터 다음과 같은 몇 가지 기법을 시도하라.

- 당신의 저녁식사를 검토하자. 예를 들어 당신이 작성한 표에서 하루 섭취하는 열량 중 저녁이 50퍼센트를 차지한다고 생각해보자. 이 경우 당신의 목표는 그 수치를 20퍼센트에 가깝게 낮추는 것이다. 당신은 기본적으로 그동안 먹던 저녁을 절반으로 줄여야 한다. 닥터C처럼 하루에 필요한 열량 대부분을 저녁을 통해 섭취해왔다면 저녁식사의 75퍼센트를 줄여야 할 수도 있다.
- 머릿속에서 저녁식사 한 접시를 4조각으로 나눠보자. 오늘부터 당신은 이 중 한 조각을 빼두었다가 내일 아침 또는 점심에 먹어야 한다. 그 한 조각을 아침에 먹을지, 점심에 먹을지는 앞서 이미 결정해두었다. 당신의 목표가 저녁식사를 절반으로 줄이는 것이라면 둘째날 저녁에서도 한 조각을 그다음 날 아침 또는 점심에 양보하라. 셋째날 저녁에는 남은 2조각(반 접시) 중 한 조각을 덜어서 그다음 날 아침 또

는 점심에 먹는다. 그렇게 하면 당신은 웬웨이에서 권장하는 양의 저녁식사를 하고 있는 것이다. 넷째날에는 셋째날과 같은 양을 먹는다.

이 방법을 성공하기 위해서는 당신은 웬웨이를 중심으로 생각하고 음식에 대한 선입견을 버려야 한다. 아침, 점심, 저녁에 같은 음식을 먹어도 괜찮다.

저녁식사를 크게 줄이면 너무 배고플까 봐 걱정이 될 수도 있다. 그러나 당신은 아마도 배고픔을 느끼지 않을 것이다. 당신은 하루에 여전히 같은 양의 음식을 먹고 있으며 단지 주로 열량을 섭취하는 시간대를 옮겼을 뿐이다. 일찍 먹은 음식들은 저녁시간에 허기를 느끼지 않도록 도와줄 것이다. 닥터R과 닥터C는 모두 식사량의 대부분을 아침식사와 점심식사로 옮겼고 두 사람 모두 배고픔 패턴이 매우 빠르게 새로운 일정에 따라 변하는 것을 경험했다.

그럼에도 여전히 저녁시간에 허기가 질 경우를 대비해 다음과 같은 몇 가지 극복방안을 소개하겠다.

- 샐러드 한두 가지를 추가한다. 사실 먹고 싶은 만큼 샐러드를 먹어도 좋다. 샐러드는 섬유질과 미량영양소를 함유하고 있지만 (고기와 치즈를 올리고 당을 첨가한 진득한 드레싱을 잔뜩 뿌리지 않는 한) 열량이 높지 않다. 우리가 말하는 샐러드는 상추와 같은 섬유질이 풍부한 채소, 엑스트라 버진 올리브오일, 그리고 선택적으로는 발사믹 식초로 이루

어진 샐러드다.

- 원하는 만큼 다양한 채소로 양을 늘린다. 다시 말하자면 채소는 섬유
  질이 풍부하고 포만감을 주며 (치즈나 드레싱을 듬뿍 얹지 않는다면) 열
  량이 낮다.
- 디저트로 배를 먹는다. 배는 섬유질이 풍부하고 당도가 충분히 높다.
  저녁식사의 마지막 단계에 먹는 배 또는 베리류는 당 섭취 욕구를 충
  족시켜주고 포만감을 느끼게 해준다.
- 저녁식사 20분 전에 먹을 수 있는 간식을 준비해둔다. 간식을 먹고
  몸이 배부름을 느끼는 데는 20분 정도가 걸린다. 저녁 전의 간식은
  식욕을 진정시키고 적은 양의 식사로도 만족하는 데 도움이 된다.

이러한 방식이 실제로 어떻게 활용되는지 알고 싶은가? 닥터C가 식습
관을 바꾸면서 어떤 단계를 밟았는지 살펴보자. 그는 대체로 간헐적 단식
을 했다. 그는 아침에는 요거트 반 컵으로 매우 가벼운 식사를 했고, 저녁
(보통 오후 7시에서 8시)까지 종일 먹지 않다가 오후 9시쯤 식사를 마쳤다.
단식(또는 시간제한식)을 한 것은 괜찮지만 가장 열량이 높은 식사를 완전
히 잘못된 시간에 하고 있었다.

그는 자신의 하루를 다음과 같이 정리했다.

10%	아침 (오전 8:00 시작)
20%	저녁
30%	저녁
40%	저녁
50%	저녁
60%	저녁
70%	저녁
80%	저녁
90%	저녁
100%	저녁 (오후 9:00 종료)

닥터C는 큰 변화가 필요하다는 것을 깨달았다. 그는 저녁에 섭취하던 열량을 이른 시간으로 앞당겼다. 그는 매일 오전에 가장 많은 양을 먹기 힘들다고 생각했기 때문에 하루 열량의 상당 부분을 점심으로 섭취하기로 했다. 그는 다음과 같이 계획을 세웠다.

10%	아침 (오전 8:00 시작)
20%	아침
30%	점심
40%	점심
50%	점심
60%	점심
70%	점심
80%	점심
90%	저녁
100%	저녁 (오후 7:00 종료)

계획을 실천하기 위해 그는 앞에서 언급한 저녁식사 4등분 전략을 사용했다. 닥터C는 저녁에 요리를 한 후 그중 매우 일부만을 먹고 나머지는 그다음 날 점심식사용으로 남겨두었다. 이제 그는 보통 저녁을 먹지 않고 밤에 다음 날 먹을 음식을 준비한다.

9일~14일 차

이 시기에는 식사 시간을 조정한 후 변화를 느끼기 시작한 사람도 있을 것이다. 닥터C는 하루 열량 대부분을 이른 시간으로 옮긴 후 잠을 더 잘 자기 시작했고 저녁에는 배고픔을 느끼지 않았다. 한 가지 불편한 일이 생겼다면 예전과 같은 양의 음식을 먹고 있음에도 작은 사이즈의 새 바지를 사야했다는 것이다.

당신은 이 기간 동안 추가적인 변화를 시도할 수 있다. 바로 모든 식사를 해가 떠서 해가 지기 전까지만 하는 것이다. 해가 진 뒤에도 먹고 있다면(특히 겨울에는 그러지 않기가 어렵다) 이제 아침을 조금 늦게 또는 저녁을 조금 일찍 먹도록 노력할 때다. 이미 저녁을 예전보다 적게 먹고 있는 상태에서 필요하다면 식사 시간을 조금 앞당겨 보도록 한다(며칠에 걸쳐 목표 시간에 도달하라. 하루에 30분씩 식사 시간을 앞당겨 점진적으로 습관을 바꾼다).

이미 해가 떠있을 때만 먹고 있다면 이 단계를 건너뛰고 시간제한식과 같은 심화 단계로 들어갈 수 있다. 먹는 시간을 하루 12시간 이내로 제한

하는 것이 이상적이다. 먹는 시간 전체가 짧은 사람과 동물이 더 건강한 경향을 보인다는, 우리가 앞서 언급한 연구사례들을 기억하자. 따라서 먹는 시간을 줄이고 그 시간 내에 더 많이 먹기 위해 이 기간을 사용하라.

15일 차

오늘부터 당신이 어떻게 먹는가를 기록하자. 식단을 시작한 후 얼마나 변했는지 확인해본다. 열량 섭취 시간을 앞당기고 해가 떠있는 동안에만 먹는 식사법으로 완전히 전환하지 않았다고 해도 괜찮다. 어떤 음식을 먹는지에 초점을 두기 시작하면서 꾸준히 목표를 향해 나아가고 있으면 된다.

16일~19일 차

이제는 무엇을 먹는가에 집중을 시작할 시기다. 16일 차를 맞아 다음의 퀴즈를 풀어보며 웬웨이 음식을 어떻게 섭취하고 있는지 점검해보자.

피해야 할 음식

가공식품을 얼마나 자주 먹는가?

절대 먹지 않음	월 1회	주 1회	주 2~6회	1일 1회	하루에 여러 번

단순당(설탕, 흰 밀가루가 들어간 식품)을 얼마나 자주 먹는가?

절대 먹지 않음	월 1회	주 1회	주 2~6회	1일 1회	하루에 여러 번

튀긴 음식을 얼마나 자주 먹는가?

절대 먹지 않음	월 1회	주 1회	주 2~6회	1일 1회	하루에 여러 번

가공육, 붉은 고기 또는 돼지고기를 얼마나 자주 먹는가?

절대 먹지 않음	월 1회	주 1회	주 2~6회	1일 1회	하루에 여러 번

웰웨이 음식

하루에 몇 회 분량의 채소를 먹는가?

5회 분량 이상	4회 분량	3회 분량	2회 분량	1회 분량	먹지 않음

하루에 몇 회 분량의 통곡물을 먹는가?

4회 분량 이상	3회 분량	2회 분량	1회 분량	먹지 않음

견과류 또는 씨앗류를 얼마나 자주 먹는가?

1일 1회	주 2~6회	주 1회	월 1회	전혀 먹지 않음

식물성 단백질, 생선, 껍데기 없는 닭고기나 칠면조고기 등의 단백질을 얼마나 자주 먹는가?

하루에 여러 번	1일 1회	주 2~6회	주 1회	월 1회	전혀 먹지 않음

질문에 어떻게 답변했는지 살펴보자. 이상적인 답은 막대기의 가장 왼쪽인 밝은 색 칸에 가깝다. 당신의 답들이 어두운 칸에 몰려 있다면 앞으로 2주간의 목표를 식습관을 막대기의 밝은 색 방향으로 움직이는 것으로 세워라.

물론 갑자기 중단하는 것은 쉽지 않기 때문에 우리는 ('바꾸기 코너'라는 곳에서) 건강한 대안 음식들을 제안해두었다. 바꾸기 코너를 통해 더욱 간단하게 새로운 식단을 따를 수 있을 것이다.

17일~19일 차에는 가공식품에 집중하자. 17일 차에는 가공식품을 건강한 음식으로 바꾸자. 이때 먹지 않은 가공식품 간식을 모두 모아 비닐봉지에 넣어라. 당신이 그동안 무엇을 먹었는지를 보면서 그것을 전혀 만지지 않은 날 저녁 뿌듯함을 느낄 것이다! 물론 하루가 끝날 때 반드시 그 봉지를 버려야 한다. 유혹적인 것은 사실이기 때문이다!

쉽게 구할 수 있고 포만감을 주는 간식으로 추천하는 음식은 전지전능한 견과류다. 우리는 특히 호두를 좋아한다. 호두는 체중 감소와도 연관이 있기 때문이다.[2] 또한 견과류(특히 호두)는 심장마비와 뇌졸중 발생 위험[3]과 사망 위험[4]을 낮추는 것으로 알려져 있다. 특히 호두는 유익한 장내 박테리아 4가지(피칼리박테리움, 클로스트리디움, 디알리스터, 로즈버리아)를 증가시키는 역할을 하는 강력한 간식이다.[5] 그렇기 때문에 호두를 중심으로 한 견과류를 시리얼이나 아보카도 토스트에 곁들인 아침식사는 하루를 시작하는 **훌륭한 선택**이다.

바꾸기 코너

—

크래커, 칩, 프레첼: 바삭하고 짜며 기름진 과자에 빠져 있는 당신을 위해 몇 가지 훌륭한 대안을 준비했다. 이런 과자들은 별 생각 없이 많이 먹게 되는 경우가 많다. 조금만 먹겠다고 시작했다가 한 그릇, 한 봉지를 다 비우게 되는 것이다. 이러한 습관을 버리려면 무엇을 먹고 무엇을 준비해야 하는지 관심을 기울여야 한다.

- 가공식품 간식을 먹고 싶을 때마다 물을 한 잔 마셔라. 즉시 간식을

먹지 않도록 당신을 제어하여 조금 더 의식적으로 행동할 수 있도록 도움을 줄 것이다. 또한 물은 허기를 진정시키며, 수분 보충에도 효과가 있다.

- 작은 봉지에 호두와 한 알에 22칼로리인 다크초콜릿을 두세 알 넣어둔다. 이 간식은 기름진 음식에 느끼는 갈망을 해소해주는 동시에 건강한 지방과 식물영양소가 풍부하다. 다른 대안으로는 당근 스틱, 파프리카 스틱, 래디쉬 등이 있다. 이러한 채소는 아삭한 것을 먹고 싶은 욕구를 채워주고 하루 채소 섭취량을 늘리는 장점이 있다. 드레싱 없이 채소만 먹어라.

- 에스겔* 빵과 같이 100퍼센트 통곡물 또는 발아통밀빵 한 쪽을 먹어라. 이러한 빵에는 좋은 탄수화물이 가득하기 때문에 탄수화물이 먹고 싶을 때 만족감을 줄 수 있다. 아보카도 반 개와 레몬즙, 또는 당이 첨가되지 않은 견과류버터와 함께 먹어도 좋다.

- 무첨가 팝콘을 만들어라. 풍미를 더하고 싶다면 칠리, 라임, 올리브오일과 에브리띵 베이글 토핑**을 뿌린다.

쿠키, 사탕, 페이스트리: 맛있고 일시적인 만족감을 주는 이러한 음식은 혈당을 급격히 높이는데, 낮았던 혈당이 급격히 뛰어오른 후에는 더 큰 배

◆　　성경 에스겔서의 내용에서 영감을 받아 제조한 유기농 발아곡물식빵 브랜드.
◆◆　　포피시드, 참깨, 양파 플레이크, 마늘 플레이크 등의 양념 또는 양념 제품.

고픔을 유발할 수 있다. 다행히도 더 오랜 포만감을 주는 대안 식품들이 있다. 여기서 중요한 것은 달콤한 과자 또는 디저트 욕구를 해소시킬 수 있도록 섬유질이 풍부한 음식을 준비하는 것이다.

- 제철 유기농 베리류를 먹자. 상큼한 맛이 일품인 베리류는 달콤할 뿐만 아니라 식물영양소와 섬유질이 풍부하다. 또한 베리류는 비싼 편이기 때문에 많이 먹게 되지는 않는다. 제철 베리류를 구하기 힘들다면 유기농 냉동 제품을 녹여서 먹는다.
- 푸른 바나나를 먹자. 바나나는 껍질로 이미 자체 포장이 되어 있어서 들고 다니기가 간편하다. 하지만 바나나는 빠르게 익으니 구입한 후 바로 먹도록 하자. 푸른 바나나는 많이 달지는 않지만 유익한 장내 박테리아의 먹이가 되는 저항성 녹말을 함유하고 있다.
- 다크초콜릿 한 조각으로도 배고픔을 해소할 수 있다. 다크초콜릿은 섬유질 제품이 아니지만 설탕이 적게 들어간 우수한 디저트이며 항산화물질을 함유하고 있다.
- 자신에게 상을 주기 위해 단 음식을 생각하고 있다면, 음식이 아니라 활동으로 상을 주는 것은 어떨까? 자신에게 주는 선물로 음식 대신 혼자만의 시간(좋아하는 음악 듣기, 좋아하는 음악에 춤추기, 팔 벌려 뛰기 20회, 감사한 일 3가지 적기, 목욕, 독서, 새로 시작한 텔레비전 프로그램 시청) 또는 친구와의 시간(친구에게 전화를 하거나 함께 영화 보러 가기. 이때 버터 팝콘은 생략하라)을 갖는 것이다.

채소. 이 단어를 아마 수천 번은 들었을 것이다. 채소라고 하면 할머니가 채소를 당신의 입에 밀어 넣는 악몽을 떠올릴 수도 있다. 또는 채소가 언급되자마자 아무 맛도 나지 않는 식물을 생각하며 지루한 반응을 보일지도 모른다. 어떤 사람은 채소를 대장내시경과 같다고 말한다. 필요는 하지만 10년에 한 번이면 충분하다는 것이다.

우리 모두는 레스토랑에서 채소가 어떻게 조리되어 나오는지 잘 알고 있다. 그곳에서는 채소의 영양학적 이점을 앗아가는 버터, 치즈 등의 열량이 가득한 소스가 채소를 덮고 있다. 튀긴 주키니는 더 이상 주키니가 아니다. 녹인 체다 치즈로 감싼 브로콜리는 더 이상 브로콜리가 아니다. 스몰, 미디엄, 심지어 백팩 사이즈로 주문할 수 있는 감자튀김은 더 이상 감자가 아니다.

그리고 진정한 문제는 평균적으로 다양한 채소를 먹지 않는다는 점이다. 게다가 우리가 먹고 있는 채소들이 이상적인 채소도 아니다. 미국인들이 먹는 채소 전체의 절반은 다음의 3가지 채소가 차지한다. (1) 튀김과 칩으로 많이 소비되는 감자 (2) 케첩과 소스 형태로 가공하여 자주 사용되는 토마토 (3) 주로 햄버거를 통해 섭취하는 양파.[6]

몇 가지 경우를 제외하고(83쪽 참고) 채소는 무한히 먹어도 되는 음식이며 채소의 진정한 위력은 어떻게 요리하는가에 따라 맛이 크게 달라진다는 점에 있다. 결국 우리의 최종적인 목표가 맛있게 먹는 것 아니겠는가? 몸에 좋은 음식이 맛도 좋다면 그 음식을 더 많이 먹게 될 것이다. 당신이 브로콜리를 싫어한다면 브로콜리의 맛, 질감, 색상을 최대한 살려서 조리하지 않고 과도하게 찌거나 데쳐서 먹었기 때문일 것이다.

웬웨이를 정복하려면 웬웨이 조리법을 배워야 한다. 자신이 직접 음식을 조리해야만 진정한 의미에서 정확히 무엇을 먹고 언제 먹을지를 주도할 수 있기 때문이다. 바로 앞 문장을 읽고 당신이 [다음 중 하나를 선택하시오: 요리할 수 없다/요리가 싫다/요리하고 싶지 않다/요리할 필요가 없다/요리할 시간이 없다] 때문에 이 장을 책에서 찢어 태워버리고 싶다면 잠시 참아주길 바란다. 웬웨이 조리법은 테이크아웃이나 외식보다 더 쉽고 저렴하며 더 맛있고 효율적이기 때문이다.

다음과 같이 간단한 채소 조리법을 살펴보자. 해보면 알겠지만 음식에 지방, 설탕, 소금, 치즈, 고기를 잔뜩 넣지 않아도 풍부한 맛으로 만족감을 줄 수 있다.

조리법	과정
데치기	채소를 같은 크기로 썰어 끓는 물에 넣고 30초~2분간 익힌다. 보통 다 익으면 색이 선명해진다. 체에 건져 물기를 빼고 5~10분간 냉동실에 넣어 빠르게 식힌다.
소테◆	채소를 작은 조각으로 손질하여 엑스트라 버진 올리브오일을 얇게 두른 팬에서 3~5분간 익힌다. 부드럽지만 약간의 씹히는 맛이 남도록 조리한다. 올리브오일에 칠리 플레이크, 로즈마리, 마늘 또는 레몬을 넣어서 풍미를 더해도 좋다.

◆　　sauté, 센 불에서 단시간 조리하는 방법.

오븐 구이	채소에 올리브오일, 소금 또는 다른 향신료를 바른 후 베이킹시트에 넓게 펼쳐놓는다. 180도에서 약 15~30분간 굽는다.
브레이징 ◆	채소를 작은 조각으로 손질하여 엑스트라 버진 올리브오일을 얇게 두른 팬에 넣는다. 이때 불은 아주 약하게 둔다. 물, 와인 또는 토마토소스와 같은 액체를 팬에 붓고 뚜껑을 덮은 후 채소가 부드러워질 때까지 은근하게 끓인다. 수분을 줄이고 싶다면 원하는 만큼 채소가 익었을 때 뚜껑을 열어 수분을 날려 보낸다. 브레이징에 적합한 채소로는 근대, 브로콜리, 그린빈스, 펜넬 등이 있다.
찌기	냄비에 찜기를 놓고 물이 끓을 때 찜기 위에 채소를 올린다. 채소와 물이 직접 닿지 않도록 해야 한다. 채소가 부드러워지고 색이 선명해질 때까지 찐다. 보통 3~5분이 걸린다.

매일 밤 채소를 조리하고 싶지 않다면 냉동을 추천한다. 냉동은 다량의 채소를 구매, 손질, 보관하여 신속하게 건강한 식사를 할 수 있도록 도와준다. 하지만 채소를 그대로 냉동실에 던져 넣을 수 있는 것은 아니다. 채소를 가장 맛있게 먹을 수 있는 몇 가지 방법을 소개한다.

◆　　braising, 액체를 넣고 서서히 익히는 방법.

- 요리 후 음식을 식히자마자 냉동실에 넣는다.
- 봉지 내의 공기를 제거한다. 음식을 담은 봉지를 찬물을 담은 그릇이나 냄비에 넣는다. 이때, 봉지 입구는 열어놓고 물이 들어가지 않도록 주의한다. 수압으로 봉지 속의 공기가 빠져나갈 것이다. 봉지 입구를 닫은 후 물에서 봉지를 뺀다.
- 보관한 날짜를 용기에 표시한다. 맛, 질감, 영양소가 보존될 수 있도록 적절한 시간 이내에 먹는다.
- 데친 야채는 냉동실에서 꺼내 바로 요리한다. 먼저 해동할 필요가 없다.

20일~23일 차

지금까지 식단에서 가공식품을 제거하기 위한 여정을 잘 따르고 있길 바란다. 시간이 더 필요하다면 걱정하지 말고 목표를 향해 꾸준히 노력하라. 21일 차부터 3일간은 웬웨이 원칙에 집중하라. 핵심은 음식에 대한 편견을 버리는 것이다.

아마도 가장 많은 편견에 시달리는 끼니는 아침식사일 것이다. 보통 아침식사라고 하면 베이컨과 달걀, 햄에그치즈 샌드위치, 설탕이 들어간 시리얼과 우유, 팬케이크, 와플, 머핀, 샌드위치 등을 떠올린다. 하지만 이 중에서 그 어떤 메뉴도 웬웨이 원칙에 부합하지 않는다. 당신이 이런 음식들로 아침식사를 즐기는 사람이라면 앞으로 큰 변화가 필요할 것이다. 그러나 '전통적인 아침식사'를 아침에 먹을 필요가 없으며 점심과 저녁에 먹을 만한 음식을 오전에 먹어도 된다는 것을 깨닫는다면 당신은 웬웨이의 본궤도에 오른 것이다.

바꾸기 코너

아침식사를 하지 않던 사람은 체에 거른 무가당 그리스식 또는 아이슬란드식 요거트에 과일 또는 호두로 시작해보자. 시간이 정말 없는 사람도 간단하고 단백질이 풍부한 식사를 맛있게 할 수 있는 방법이다.

시리얼: 대부분의 시리얼은 설탕과 단순당을 함유하고 있다. 시리얼을 먹으려면 설탕 함량이 매우 낮고 100퍼센트 통곡물과 6그램 이상의 섬유질(많을수록 좋다)이 사용된 제품을 고른다. 우유 대신 체에 거른 요거트와 시리얼을 먹길 권한다. 이렇게 먹는다면 단백질과 프로바이오틱스가 강화된 아침식사가 된다. 유제품을 먹지 않으려면 호두밀크, 아몬드밀크와 같이 유제품을 대체할 수 있는 식물성 우유를 사용할 수 있다. 더 좋은 것은 전통적인 아침식사라고도 할 수 있는 건조 시리얼인 오트밀로 바꾸는 것이다. 스틸컷 귀리가 가장 좋지만 인스턴트 오트밀도 간편하고 훌륭한 선택이다. 단, 설탕이 첨가된 인스턴트 오트밀은 금물이다. 무첨가 오트밀에 끓는 물을 넣고 계피가루와 단맛을 더해줄 과일을 넣어라. 오트밀의 베타

글루칸은 건강한 장내 박테리아의 먹이가 된다. 오트밀이 저항성 녹말이 될 수 있는 차가운 온도로 먹는다면 보너스 효과를 노릴 수 있다.

베이컨과 달걀: 달걀 두 알과 베이컨 두 줄 없이 아침을 맞이할 수 없다면, 대신 달걀흰자 프리타타를 시도하길 바란다(일주일에 한 번은 노른자를 넣을 수 있고, 두부 스크램블을 넣어도 좋다). 프리타타는 접는 대신 뒤집는 오믈렛이다. 프리타타에 케일과 같은 녹색 채소를 잔뜩 넣어 먹어보자. 다양한 채소를 바꿔 넣으며 즐길 수 있다. 고구마를 넣어도 좋으며 이때는 바쁜 것이 아니라면 식혀서 먹도록 한다. 그동안 아침식사에 이렇게 할 수 있으리라 생각하지 않았겠지만 프리타타는 어렵지 않게 더 많은 채소를 넣을 수 있는 멋진 방법이다. 베이컨의 스모크향을 원하는가? 그렇다면 달걀과 함께 익지 않도록 프리타타를 다 만든 후에 훈제연어를 조금 올려 먹으면 된다.

웬웨이 방식과 음식에 대한 편견 깨기에 본격적으로 뛰어들 준비가 되었다면 아침식사로 데친 시금치나 브로콜리를 곁들인 연어버거를 시도하라. 이것은 닥터R이 종종 즐기는 메뉴이기도 하다. 완전히 비전통적인 아침식사 메뉴에서 건강한 지방과 단백질을 얻을 수 있다.

웬웨이에서는 이 둘을 피하는 것이 가장 좋다. 그렇다. 붉은 고기에는 우리 몸을 구성하는 기본 요소인 단백질이 있다. 하지만 붉은 고기 대부분은 심장건강에 해로운 다량의 포화지방을 함유하고 있다. 포화지방은 붉은 고기가 항상 건강한 선택이 될 수 없는 이유 중 하나다. 붉은 고기, 치즈, 달걀노른자에는 포화지방과 함께 카르니틴, 레시틴, 콜린과 같은 아미노산 부산물이 포함되어 있다. 그런데 이러한 성분들은 장내 마이크로바이옴을 거치면서 혈소판 응고를 촉진하고 심장병, 뇌졸중, 신장기능 이상과 연관성이 있으며 심지어 (발기부전은 말할 것도 없고) 암세포와 치매를 적절히 차단할 수 없는 것으로 의심되는 물질로 전환된다.[7, 8, 9, 10, 11] 미래에 우리는 박테리아가 이 물질의 생산을 줄일 수 있는 프로바이오틱스 또는 다른 물질을 찾을 수도 있다. 적당량의 붉은 고기와 달걀은 괜찮지만 일주일에 붉은 고기 최대 115그램, 돼지고기 최대 170그램, 달걀노른자 최대 하나를 넘기지 않도록 노력하라.◆ 그 이상이면 장내 박테리아를 바꾸기에 충분한 양이기 때문이다. 대신 다른 형태로 단백질을 섭취하는 것이 좋다. 닭고기와 생선이 가장 좋고, 콩과 견과류에서도 단백질을 얻을 수 있다.

◆　　　최대 섭취량은 이 중 한 가지만 먹었을 때의 분량을 말한다(83쪽 참고).

24일~26일 차

이 기간에는 식단에 더 많은 통곡물을 먹는 데 집중하자. 최근 몇 년간 탄수화물은 크게 공격을 받아왔지만 미국인들이 통곡물을 충분히 섭취하지 않는다는 연구가 얼마 전에 발표되었다.[12] 통곡물은 젊고 오래 살 수 있도록 도와주며 게다가 맛있기까지 하다! 하루에 약 4회 분량의 통곡물을 먹어야 한다는 것을 기억하자.

바꾸기 코너

빵과 버터 또는 베이글과 크림치즈: 흰 밀가루로 만든 빵과 베이글을 100퍼센트 통곡물 빵과 베이글로 바꿔라. 버터 또는 크림치즈 대신 빵 위에 아보카도 반 개와 작게 썬 토마토 또는 양파를 올린다. 닥터R은 주말에 탁구나 스쿼시 게임을 끝낸 후 이 메뉴를 먹는 것을 정말 좋아한다.

흰 밀가루 파스타: 통밀 파스타로 바꿔라. 닥터C가 좋아하는 파스타는 비정제 파로 파스타다. 파로 가루로 파스타를 만드는 것은 풀리아 주와 같은 이탈리아 남부의 전통이다. 고대의 밀 품종인 스펠트spelt와 아인콘einkon(외알밀)으로 만든 파스타도 좋다.

파스타는 항상 알덴테로 익힌다. 맛도 더 좋을 뿐만 아니라 저항성 녹말이 풍부해지기 때문이다. 저항성 녹말은 차게 먹으면 더욱 많아진다. 콩 파스타는 통곡물이라 할 수는 없지만 섬유질과 저항성 녹말이 풍부하고 복합탄수화물이므로 좋은 선택이다. 콩 파스타 중 렌틸콩과 병아리콩 파스타를 한번 시도해보자.

쌀: 쌀은 만성질환 발생 확률을 높일 수 있는 비소가 비교적 높은 함량으로 들어있다. 퀴노아, 메밀, 보리, 기장과 같은 다른 통곡물이 쌀의 좋은 대체 식품이다. 야생쌀은 이름과는 달리 전혀 쌀이 아니다. 야생쌀은 완전히 다른 종류의 열매이므로 백미 또는 현미 대신 야생쌀을 먹어도 좋다.

버터보다 맛있는 채소 크림 만들기

버터를 바른 빵이나 샐러드드레싱의 크림을 좋아하지 않을 사람이 있을까? 버터와 크림은 고급스러운 맛과 풍미를 더한다. 문제는 이 식재료들에 최악의 포화지방이 가득하다는 사실이다. 하지만 절대 두려워할 필요는 없다. 비용과 지방을 줄이면서 맛은 살릴 수 있는 묘수가 우리에게 있기 때문이다.

비밀은 우리가 '채소 크레마' 또는 '채소 크림'으로 부르는 채소 퓨레에 있다. 닥터C는 최근 동네 식료품점의 올리브오일 진열대를 살펴보다가 아이디어 하나를 떠올렸다. 황금색과 연두색의 액체 제품들 사이에서 '크레마

디 카르치오피(아티초크 크림)'란 라벨이 붙어있는 작지만 매우 비싼 유리병이 있었다. 닥터C가 매우 좋아하는 아티초크는 맛이 뛰어날 뿐만 아니라 유익한 장내 박테리아의 먹이인 이눌린이라는 프리바이오틱스 섬유질이 가득하다. 원재료 표시를 확인했을 때 이 흥미로운 제품은 아티초크, 레몬즙, 마늘, 약간의 올리브오일이 사용되었을 뿐 특별한 무언가가 있지는 않았다.

닥터C는 그래서 직접 아티초크 크림을 만들어보기로 했다. 그는 액체에 담긴 아티초크 하트◆ 몇 캔을 구매했다. 그리고 집에 도착해서 아티초크 하트를 마늘, 엑스트라 버진 올리브오일과 함께 고속 블렌더에 넣고 갈았다. 그는 혼합물이 크림 질감이 되어 완전히 부드러워질 때까지 조금씩 올리브오일을 추가했다. 아티초크 크림은 정말 놀라운 맛이었다. 단 몇 달러만으로 큰 저장병 하나 분량의 크림을 만들 수 있었다.

채소 크림을 만들 수 있는 재료는 아티초크뿐만이 아니다. 찐 당근, 구운양파 등을 이용해 같은 방법으로 다양한 버전을 만들 수 있다. 정말 빨리 만들 수 있는 크림을 알고 싶은가? 아보카도를 레몬이나 라임과 가는 것이다. 식용유도 필요 없다. 아보카도 크림을 100퍼센트 통밀빵에 바르거나 여기에 훈제연어를 함께 올려 먹는다. 크림치즈만큼 맛있을 것이다! 아보카도 크림을 생크림이나 사워크림 대신 뜨거운 수프에 사용하여 묵직한 느낌을 주거나 샐러드드레싱을 진득하게 만드는 데 사용해도 좋다.

◆　　아티초크의 부드러운 심 부분.

이번에는 당신이 여전히 달성하고자 노력하고 있는 몇 가지 단계에 집중해본다. 아직 과거의 점심식사를 웬웨이 방식으로 바꾸지 않았다면 이번이 실천할 수 있는 좋은 기회다.

대부분의 경우 하루 중 가장 열량이 높은 식사를 점심에 하는 것이 가장 쉬울 것이다. 하지만 점심에는 요리할 시간이 부족한 것이 문제다. 이를 해결할 수 있는 좋은 방법은 전날 남은 저녁식사를 점심에 먹는 것이다. 닥터C가 즐기는 메뉴 중 하나는 콩채소 볶음이다. 콩채소 볶음은 하루 중 더 많은 채소를 먹을 수 있는 효과적인 방법이고 차갑게 먹어도 맛있는 음식이다. 여기에 통곡물을 섞거나 사이드로 두고 먹을 수 있다.

겨울에는 뜨거운 홈메이드 수프를 먹어보자. 놀랍게도 구식 보온병에 넣어두면 12시간까지 수프가 따뜻하게 유지된다.

당신을 위한 수프

건강하고 풍부한 맛의 수프를 만드는 것은 쉬울 뿐만 아니라 웬웨이 방식으로 먹는 시간을 크게 단축해준다. 게다가 수프는 쉽게 담을 수 있기 때문에 포만감을 주는 훌륭한 아침식사 또는 점심식사다.

맛있는 수프의 비법은 맛있는 채수를 만드는 데 달려있다. 먼저 팬에 채소를 갈색이 될 때까지 볶는다. 향신료를 넣으려면 팬 바닥에 향신료를 깔고 채소와 함께 볶는다. 토마토 베이스의 수프라면 액체를 붓기 전에 토마토 페이스트를 먼저 넣어 약간 캐러멜라이징될 수 있도록 한다. 팬 바닥에 갈색이 되어 달라붙은 부분(전문 용어로 퐁드 fond)은 물에 용해되어 수프의 색과 맛을 더해줄 것이다. 다음으로 물 또는 소금을 적게 사용한 채수를 넣고 끓인 후 불을 약하게 줄이고 뚜껑을 덮어 20분에서 40분 정도 둔다. 먹을 준비가 되면 신선한 엑스트라 버진 올리브오일을 조금 두르고 레몬즙 또는 라임즙, 칠리 플레이크를 뿌리면 소금을 많이 쓰지 않아도 맛이 살아난다.

29일~30일 차

29일~30일 차에는 포만감이 드는 무언가로 하루 중 가장 적게 먹어야 할 저녁식사를 만드는 데 집중한다. 섬유질이 풍부한 채소, 수프, 샐러드로 작은 만찬을 즐겨보자.

작은 그릇에 채소수프와 채소퀴노아 또는 통파로와 같은 통곡물을 적당량 담는 것도 또 다른 훌륭한 저녁식사다. 앞에서도 언급했듯이 샐러드는 얼마든지 많이 먹어도 좋다.

31일 차

웬웨이 방식을 향한 도전에서 당신이 얼마나 많은 성취를 했는지를 돌아본다. 몇 가지 단계를 건너뛰었거나 아직 더 바꿔야 할 습관이 있고 완벽하게 실천하지는 못했을지라도 지금까지 큰 발전을 한 것이다. 30일 만에 모든 것을 바꿀 필요는 없다는 점을 기억하라. 당신은 아마도 같은 방식으로 평생을 먹어왔을 것이다. 그동안의 식단을 돌아보고 조정할 부분이 있다면 언제든 조정을 하면 된다.

이제는 무엇을 먹는가와 언제 먹는가를 조화시키기 위한 노력을 기울일 단계다. 주말에는 하루 휴식을 취하더라도 괜찮다. 당신은 여전히 제대로 하고 있고 건강을 위한 여정의 본궤도에 올라와 있는 것이다.

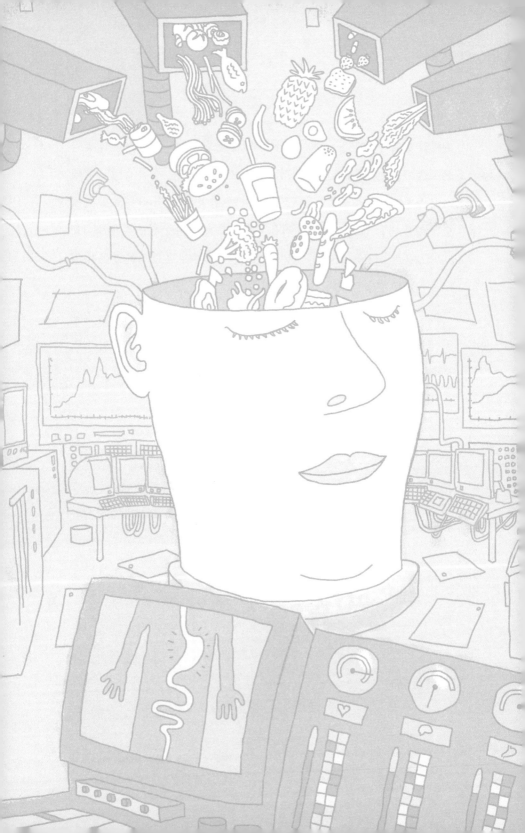

CHAPTER 05

마인드풀 이팅으로
의식을 집중해서 먹자

웬웨이를 받아들이기 위한 6가지 기본적인 질문은 '누가, 언제, 어디서, 무엇을, 왜, 어떻게'다. 그리고 이 책은 그중 대부분을 다루고 있다. 먼저 당연히 '누가'는 당신이다. '무엇을'과 '언제'는 알다시피 이 책의 핵심 내용이다. '왜'는 각자 다를 수 있지만 아마도 더 건강하고 더 보기 좋고 더 행복해지는 것과 관련이 있을 것이다. 그렇다면 이제 '어디서'와 '어떻게'의 두 가지 질문이 남는다.

　당신은 왜 굳이 이런 질문에 답을 해야 하는가라고 생각할 수 있다. 결국 '어디서'는 부엌 식탁, 운전석, 극장 등의 여러 특정한 장소들로 요약될 수 있다. 그렇다면 '어떻게'에 대한 답은 무엇인가? 매우 기초적인 과정들이 떠오르지 않는가? 재료에서 접시로, 접시에서 포크로, 포크에서 입으로, 입에서 내장으로.

이제부터 문제가 무엇인지 말해보겠다.

우리는 '어디서'에 대해 생각하지 않는다.

우리는 '어떻게'에 대해 생각하지 않는다.

우리는 '언제' 먹는지에 대해 생각하지 않는다.

먹는 행위는 놀라운 감각적 경험이지만 공허한 행위로 전락되어 우리 중 99퍼센트는 끼니의 99퍼센트에서 그러한 놀라움을 느끼지 못하고 있다.

왜 이 문제가 중요할까? 몇 가지 이유가 있다. 하지만 가장 큰 이유는 이것이다. '마인드리스 이팅mindless eating,' 즉 무엇을 느끼는지 인식하지 않은 채 불도저처럼 한 입 한 입 집어넣는 무의식적인 먹기는 과식의 원인 중 하나이고, 많은 건강 문제의 근원이라는 점이다. 반면 '마인드풀 이팅mindful eating'은 속도를 줄이고 음식에 집중하며 다른 곳에 신경을 분산하지 않는 방식이다. 그리고 배가 채워지는 느낌뿐만 아니라 여러 감각과 감정을 동원하여 전달되는 신체적 만족감을 통해 먹고 있는 순간을 인식할 수 있는 방법이다.

19개 연구를 최근 분석한 조사에 따르면 마인드풀 이팅은 식습관 개선과 체중 감량에 효과적인 것으로 나타났다.[1] 제24회 유럽비만학회총회에서는 마인드풀 이팅을 실천한 사람들이 그렇지 않은 사람들에 비해 약 1.6킬로그램을 더 감량했다는 연구가 발표되었다.[2, 3]

이에 더해 미국심장학회의 과학 섹션에서 발표된 2017년 연구는 5년간 1,000명의 성인을 추적했다. 처음에는 아무도 대사증후군(고혈압, LDL

콜레스테롤 과다, 고혈당과 같은 문제로 대표되는 상태)을 앓고 있지 않았다. 하지만 5년 후 빠른 속도로 식사해온 사람들(마인드리스 이팅에 해당할 정도로 매우 빠르게 식사를 하는 사람들)은 천천히 식사해온 사람들에 비해 만성 질환 발생 가능성이 약 2~5배 더 높았다.[4]

따라서 이 책에서 우리가 추구하는 바가 먹는 음식과 시간을 바꿔서 몸이 음식을 처리하는 방식을 최적화하는 것이지만 이와 동시에 '어떻게'와 '어디서'에 대해서도 알아야 한다. 그렇게 한다면 (1) 몸이 섭취하는 음식을 오감으로 느끼고 (2) 잠시 멈추고 독특한 풍미와 향신료, 밀가루의 향(당연히 통밀가루를 말한다)을 음미했을 때 함께 찾아오는 혓바닥의 즐거운 감각을 즐길 기회를 자신에게 선사할 수 있다. 다음의 7가지 간단한 방법으로 '어떻게'와 '어디서'를 알아나갈 수 있다.

1. 장소를 우선순위로 삼자

당신의 삶은 분명 고속 질주하는 아우토반 모드일 것이다. 이것은 곧 당신이 어딘가를 가는 도중에 먹거나 그때그때 보이는 메뉴를 먹고, 하루를 버틸 수 있기만 하면 가장 빨리 먹을 수 있는 음식을 찾은 후 허겁지겁 먹는다는 말이다. 우리가 당신의 상사나 아이들에게 여유 있는 식사를 하게 해달라고 부탁할 수 없는 것은 분명하지만 일반적으로 적용 가능한 식사 목표를 제시해줄 수는 있다. 교통체증이나 업무가 아니라 바로 음식, 그리고 함께 식사하는 사람들에 집중하라는 목표다. 어떤 페이스북 사용자가 도대체 왜 아기 오리를 쓰다듬는 고양이 영상을 올렸을까에 대해서도 생각하지 말자.

목표를 달성하기 위한 첫 단계는 가능하면 책상이나 차 안이 아닌 장소에서 식사하는 것이다(그리고 두 번째 단계는 불필요한 팔로우를 중단하는 것이다). 이미 그렇게 하고 있다면 다행이다. 그렇지 않다면 일주일에 한 끼 정도는 방해요소들로부터 자신을 멀리 떨어뜨리고 음식에만 집중하는 시간을 가지자. 다음으로 더 자주 음식에 집중하는 시간을 만들어 나가라. 혼자든, 가족과 함께든, 또는 친구와 함께든 그러한 식사를 할 수 있다. 핵심은 혼자 앉아 먹거나 정적 속에서 먹으라는 것이 아니다. 방해요소를 제거하여 음식을 무시하지 않고 제대로 먹음으로써 과식을 피할 수 있다는 점이 중요하다.

2. 배부름이 아니라 만족감에 집중하자

생각하지 않고 먹으면 배가 감당할 수 있는 양보다 더 많은 음식을 원한다. 음식이 충분히 소화되고 뇌에게 충분히 먹었다는 경고를 보낼 호르몬 반응을 불러일으키려면 약 20분이 걸리기 때문이다.[5] 그러나 먹는 속도를 줄이면 몸이 필요로 하는 양만큼만 먹을 수 있다. 당신의 목표는 수조가 넘쳐흐르지 않도록 수조의 입구를 막는 것이다. 휴대폰에 깊이 빠져있지 않으면 허기가 가라앉았을 때 먹기를 멈출 가능성이 높아진다. 그건 배부를 때까지 먹는 것과는 완전히 다른 느낌일 것이다. 이것은 시간을 두고 도전할 작은 변화지만 이 목표를 달성한다면 체중을 줄이거나 체중 증가와 관련된 문제를 피하는 데 있어서 게임의 판도를 바꿔놓을 것이다.

3. 마인드풀 이팅을 훈련하자

마인드풀 이팅의 핵심 중 하나는 건강한 음식 하나하나에 뛰어난 맛과 만족감을 주는 특징이 있음을 스스로 깨닫는 것이다(이 사실은 설탕이 과도하게 사용된 가공식품이 넘쳐난 수십 년 동안 은폐되어왔고, 우리는 단 음식을 쌓아두고 먹어야 행복감을 느낄 수 있다는 집단 학습을 해왔다). 솔직히 이것은 가장 배우기 어려운 내용이기는 하다. 오트밀 레이즌 쿠키 대신 순무를 먹겠다고 하는 사람은 거의 없는 상황에서 특히 그러하다.

그러나 훈련을 통해 마인드풀 이팅에 이를 수 있다. 연구자들은 건포도로 다음과 같은 순서를 따라 훈련해보라고 제안한다. 먼저 입에 건포도를 한 알 넣는다. 씹어서는 안 된다. 그리고 눈을 감는다. 건포도를 혀 위에 가만히 둔다. 맛을 느낀다. 질감, 모양, 단단함의 정도를 느낀다. 서서히 씹기 시작한다. 건포도가 입 안에서 변형되면서 당신의 혀, 치아, 턱이 어떻게 움직이는지 인식한다. 오늘 바로 해보고 내일도 훈련하라. 다른 음식으로도 해본다. 이렇게 하는 데는 몇 초밖에 걸리지 않지만 꾸준히 한다면 그 효과는 평생을 갈 수 있다.

4. 미각과 후각의 관계를 깨닫자

미각과 후각은 아몬드버터와 블루베리처럼 짝을 이루어 움직인다. 사실상 후각은 미각의 상당 부분을 차지하며 진화학적으로 필수적인 역할을 했다. 과거에 후각은 경고 체계를 담당했다. 무언가를 발견했을 때 입에 넣기 전에 코로 먼저 독성을 파악하여 생명을 구할 수 있었던 것이다(포장 라벨에 해골과 X자 뼈가 있기 전의 시대에는 후각이 반드시 필요했다).

따라서 우리가 맛보는 음식의 일부는 실제로 후각의 영향을 받는다. 음식이 입 안에 있을 때 분자의 일부는 목 뒤쪽과 비강으로 올라간다. 각각의 미뢰가 음식과 반응하는 방식은 우리가 음식을 인식하는 방식에 분명 어떠한 영향을 준다. 여기서 강조할 점은 음식은 천천히 경험해야 하는 대상이라는 것이다. 모든 감각들을 동원하고 상호작용시키면서 무엇을 먹고 있는지 충분히 인식해야 한다.

5. 후각 근육을 운동시키자

당신은 코 킁킁대기 10회를 3세트 반복하는 것이 운동의 전부라고 생각하고 있을지도 모른다. 하지만 그 비슷한 방법이 사실상 후각을 운동시키고 향상시킬 수 있는 비결이다. 에센셜오일들을 이용해 하루에 두세 번 30초 동안 다양한 향을 맡음으로써 후각을 향상할 수 있다는 연구가 있다. 주변에서 에센셜오일을 찾을 수 없는가? 그렇다면 향신료, 커피, 베리류, 감귤류, 허브 등 자신이 좋아하는 식품을 선택하라. 더 좋은 결과를 위해서 두어 달 후 식품을 교체하라.[6]

다른 연구들은 시간을 두고 주변의 여러 냄새를 맡아보고 그 냄새를 묘사해보라고 제안한다. 향기로운 꽃이나 더러운 발과 같은 극단적인 경우를 제외하면 일상적으로 그리 주의를 기울이지 않는 감각이었던 후각을 미세하게 사용할 수 있는 방법이다(그나저나 몇몇 연구들은 후각 상실의 주요 원인을 자동차사고와 같은 외상으로 꼽는다.[7] 냄새를 감지하는 뇌의 일부분이 쉽게 손상될 수 있기 때문이다. 따라서 우리는 예전에는 전혀 생각하지 못했지만 '안전벨트를 매시오'가 좋은 식습관 전략이라는 것을 알게 되었다).

후각을 발달시키기 위한 다른 방법들도 실천해본다.

- 물을 많이 마셔라. 입이 마르면 후각의 활동이 저해된다.
- 시금치, 강낭콩, 씨앗류와 같이 아연이 풍부한 음식을 먹어라. 아연 결핍은 후각 상실과 연관성이 있다.
- 식사 전에 10분 정도 가벼운 산책을 하라. 많은 사람들이 운동 후 후각이 개선되었다고 보고했다. 보너스로 규칙적인 운동을 하면 후각 상실을 예방하는 데 도움이 된다.[8]

6. 목적을 두고 먹자

먹는 것이 반사작용이 되어서는 안 된다. 생각과 목적을 통해 먹기를 구체화해야 한다. 먹는 속도와 소요시간을 스스로 조절할 때 몸은 맛을 인지하고 만족감을 느낀다. 빠르게 먹었던 사람이라면 참기가 쉽지 않겠지만 다음과 같은 요령으로 가볍게 브레이크를 밟을 수 있다.

- 한 입 넣을 때마다 숟가락을 내려놓는다. 이 동작은 계속 음식을 뜨지 않고 속도를 줄일 수 있도록 유도한다. 할머니들이 강조하는 45번 씹기 원칙까지는 아니어도 그동안 해오던 것보다 조금 더 오래 씹으려는 노력을 기울이길 바란다.
- 음식을 한 입 먹고 그 다음에 다른 음식을 한 입 먹어라(닭고기와 퀴노아를 번갈아 먹는다). 이렇게 함으로써 여러 풍미 사이를 오가고 감각 신경이 지루함을 느끼지 않도록 할 수 있다.

7. 향신료를 적극적으로 사용하자

맛에 의식을 더욱 집중시킬 수 있는 가장 좋은 방법은 새로운 맛을 더욱 적극적으로 음미하는 것이다. 만족감을 위해 설탕, 소금, 지방에 의존하지 말아야 한다. 대신 향신료 코너(또는 신선한 허브를 위해 채소 코너)로 가서 새로운 향신료를 시도하라. 향신료를 채소 구이, 생선 구이, 닭고기 등에 사용할 수 있다. 우리가 좋아하는 향신료는 칠리 플레이크, 레몬 제스트, 로즈마리, 생마늘, 바질이다. 널리 사용되는 향신료는 아니지만 메르켄◆, 알레포 고추◆◆, 하리사◆◆◆, 자타르◆◆◆◆, 시치미토가라시◆◆◆◆◆에 도전해 봐도 좋다.

◆   merquen, 칠레의 전통적인 양념으로 사용되는 스모크 칠리 고추.

◆◆   aleppo pepper, 매운 터키 고추.

◆◆◆   harissa, 고추와 다양한 향신료를 사용한 마그레브 지역의 페이스트.

◆◆◆◆   za'atar, 중동에서 사용하는 혼합 양념.

◆◆◆◆◆   七味唐辛子, 일본의 고춧가루와 향신료 혼합 양념.

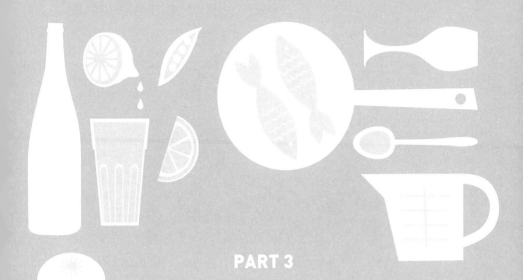

PART 3

어떤 상황에서도 가능한 웬웨이 실천법
언제 무엇을 먹을 것인가

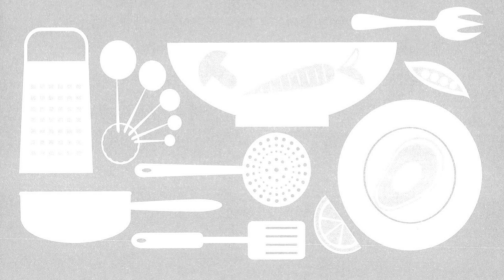

CHAPTER 06

당신은 지금
어떤 상황인가?

지금까지 웬웨이를 어떻게 실천할 수 있는지 알게 되었다. 특히 우리는 다음의 두 가지 사항에 중점적인 노력을 기울였다. (1) 해가 떠있는 동안에만 먹는다. (2) 하루 필요 열량의 대부분을 오후 2시 이전에 섭취한다. 이 두 가지 변화는 다량영양소들을 건강하게 잘 조합될 수 있게 하고 몸을 더 건강하게 만들어줄 것이다.

우리의 목표는 당신이 이러한 식습관을 '뉴노멀'로 만들도록 하는 것이다. 그렇게 한다면 당신은 몸의 시계를 식사 시간과 일치시키는 시간영양의 효과를 최대한 누릴 수 있다.

우리는 또한 삶이 절대 평화롭지만은 않다는 것을 안다. 살다 보면 여러 사건들이 일어난다. 그리고 그 사건들은 습관을 위협한다. 아무리 잘

하려고 해도 수천 수백만 가지 일들이 당신의 습관을 흔들 수 있다.

따라서 이 책의 PART 3은 '언제'의 두 번째 정의를 다루려고 한다. 살면서 맞닥뜨리는 여러 상황에서 그때 그때 무엇을 먹으면 좋을까?

지금부터는 웬웨이를 기본 원칙으로 두고 특정 상황이 닥쳤을 때 그 상황을 극복할 수 있는 방법을 30여 가지 시나리오를 통해 보여주고자 한다. 이것을 궁극의 영양학적 전술서로 생각하자. 이제부터 이 책을 통해 야구경기장에서 보내는 하루부터 만성질환이 있는 경우까지 적절하게 음식을 선택할 수 있게 될 것이다. 우리가 제공하는 정보는 다량영양소와 미량영양소의 섭취가 건강에 영향을 줄 수 있다는 점을 입증하는 과학적인 근거들을 기반으로 한다.

이 책은 당신이 삶에서 어떤 상황에 처해있든 헤쳐 나가고 생존할 수 있는 도구들을 제공할 것이다. 먼저 당신이 처한 상황에서 빠져나올 수 있게 도와줄 최고의 음식을 'BEST', 도움이 되는 음식들을 'GOOD', 그리고 꼭 피해야 할 음식들을 'BAD'로 구성해 완전한 라인업을 제시할 것이다. 또 '바꾸기 코너'에서 제시되는 건강한 대안들은 여러 가지 시나리오와 과거 습관으로 돌아가지 않도록 당신을 붙잡아줄 것이다.

여러 상황들을 크게 7가지 섹션으로 나눠놓았으니, 앞에서부터 편하게 읽기 바란다. 다양한 상황에 어떻게 대처하면 좋을지 유용하고 간단한 비법과 조언들을 찾을 수 있을 것이다. 그리고 삶의 난관이 공격하는 매 상황마다 웬웨이가 그것을 받아칠 수 있도록 해준다는 사실을 알게 될 것이다.

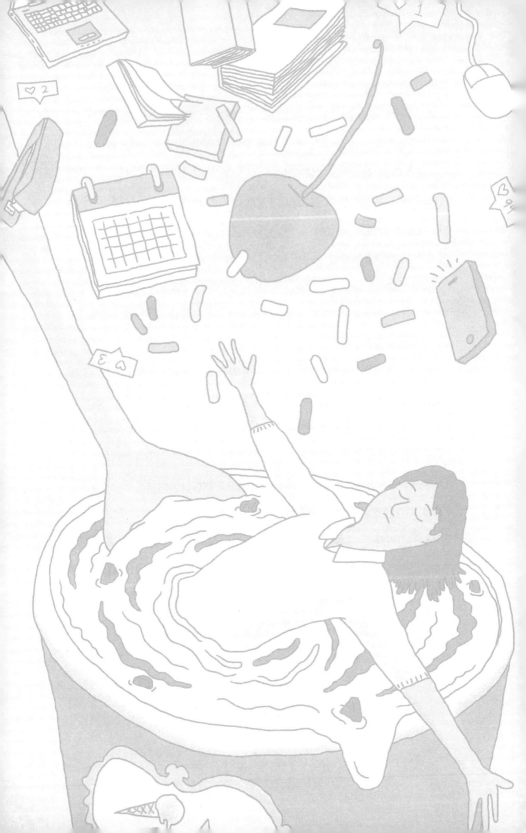

CHAPTER 07

스트레스가 쌓이고
짜증 날 때

웬웨이 방식으로 식생활을 하게 되면 채소를 데치고 수프를 저으며 달걀을 삶는 등 상당한 시간을 물 끓이는 데 쓰게 된다. 냄비의 물이 끓기까지의 과정을 누구나 잘 알고 있을 것이다. 불을 켠 후 작은 거품이 올라오고 거품의 크기가 커지다가 마침내 부르르 소리가 나면 이제 준비가 다 된 것이다.

만약 속이 끓을 때는 어떻게 될까? 너무 화가 나거나 답답할 때, 또는 세상의 부당함에 펄쩍 뛰다가 머리가 터져버릴 것 같으면 무슨 일이 일어날까? 결국 냄비 물 끓는 것과 같다. 속은 피가 끓듯 부글거리고 점점 거세지다가 마침내 행동하게 된다.

대부분은 감정을 잘 다스릴 줄 알기 때문에 주먹싸움 또는 더 심각한 사태에 이르는 '어떤 행동'을 보이지는 않는다. 대신 그 '어떤 행동'은 하겐다즈와 10라운드까지 겨루는 걸 의미할 수가 있다. 하겐다즈의 프랄린&크림맛 아이스크림 한 통을 붙들고 싸우다 보면 끓는 피가 식는 기분일 것이다. 그러나 결국 큰 싸움에서 패배했다는 결과를 맞이하게 된다. 이것은 '행거hanger '◆ 에 의한 효과다. 당신은 일시적으로 애초에 화났던 이유를 느끼지 못하고 덮어버리거나 잊을 수 있을 것이다. 그러나 즉각적인 위안에 손을 뻗다 보면 그것이 약이 아니라 병이 되고, 결국 장기적으로 몸에 더 큰 해를 끼치게 된다.

이런 방식으로 생각해보자. 과자 한 트럭이 당신의 끓어오르는 피를 멈추게 할지라도 실제로는 은근한 정도로밖에 온도를 낮추지 못한다. 그리고 바로 이 은근히 끓는 상태는 고혈압, 높은 LDL 콜레스테롤, 고혈당 등의 증상을 일으킬 수 있다.

당신이 어떤 상태에 있는지 알고 있다. 과자를 먹지 않기로 했더라도 그 순간의 열기에 사로잡혀 있고, 뇌에서는 화가 나서 무언가를 먹어야 한다는 화재경보를 울리면 즉시 움직이고 무언가를 씹고 싶어진다. 하지만 만약 아기가 크레용, 마커, 자신의 기저귀에서 꺼낸 무언가로 깨끗했던 벽에 낙서를 하는 상황이라면 미네스트로네◆◆를 젓고 있을 시간은 전혀 없다.

짜증 때문에 식욕이 생겼을 때 절대적으로 지켜야 할 규칙은 패스트푸

◆　배고픔hunger 과 짜증anger 을 합성한 신조어.
◆◆　채소와 파스타로 만드는 이탈리아 수프.

드점 근처에도 가지 않는 것이다. 패스트푸드점은 당신을 유인하기 위해 온갖 냄새, 이미지, 소리를 사용하며[1, 2, 3], 그러한 신호들은 필요했던 것보다 더 많이 먹도록 당신을 속일 것이다. '행거'가 생긴 상황에서 당신은 냄새와 소리 같은 음식의 신호에 특히 취약하다. 핵심은 혈당과 감정의 들끓음을 진정시키고 무엇보다도 건강을 유지할 수 있도록 음식의 균형을 맞추는 것이다.

감정적 과식emotional eating은 실재하는 생물학적 현상이다. 우리는 감정적 과식이 다양한 방식으로 나타나는 것을 목격할 수 있으며, 땀이 나면 냄새가 나듯 왜 배고픔과 감정이 함께 나타나는지에 관한 다수의 이론들을 볼 수 있다. 우선 시상하부, 시상, 뇌섬엽 등 두뇌의 여러 부분들이 배고픔을 다룬다. 이 영역들은 몸을 각성시킨다. 참고로 각성은 성적 각성처럼 긍정적인 각성이나, 분노처럼 부정적인 각성 등 다양한 형태로 나타나며 모든 경우 심박수와 체온을 상승시킨다.

또한 배고픔이라는 신체적 상태는 감정적 반응을 불러일으키는 일종의 방아쇠 역할을 한다. 가령 (배고파서 생기는) 저혈당은 공격성과 충동성과 연결되고 이 둘은 분명히 자동판매기와의 갑작스런 상봉에 어느 정도 기여하게 된다.[4] 결국 배고픔은 자기통제력, 즉 우리가 두뇌의 집행기능 부분과 함께 의사결정을 내릴 수 있는 능력을 약화시키는 것으로 보인다.[5] 따라서 배고픔과 분노가 결합되면 엄청난 폭풍이 몰려와, 웬웨이를 버리고 밀키웨이 초코바를 집어 들도록 당신을 유혹한다.

여기서 질문이 생긴다. 그렇다면 이에 대해 무엇을 할 수 있는가? 분노,

긴장, 좌절감과 같은 강렬한 감정을 일깨우는 모든 것을 간단히 무시하기는 힘들다. 그러나 감정을 완화시키는 데 도움이 되는 두 가지 방법이 있으니 시도해보자.

첫째, 낮 시간 동안 속을 든든하게 만들어두자. 배고픔이 반란을 일으킬 가능성이 낮아진다. 이 방식은 우리가 이른 시간에 더 많이 먹는 방식과 놀랍도록 일치한다. 즉 아침 또는 점심을 넉넉하게 먹어 만족스럽다면 그 후 어떤 일로 화가 나도 감정적으로 무언가를 먹을 충동을 느낄 가능성이 줄어든다.

둘째, 자신만의 비상대응체계를 마련해놓는 것은 언제나 현명한 일이다. 손이 닿을 수 있는 곳에 건강한 음식을 둔다면 감정의 물결을 헤쳐 나가는 데 도움이 된다. 아삭한 채소 한 봉지, 건강하고 단백질이 가득한 곡물바(설탕, 시럽이나 정제곡물이 없는 제품)를 챙겨두거나, 그게 아니라면 100퍼센트 통밀빵에 칠면조고기도 좋은 음식이다. 심화 단계로 한 가지를 더 알려주자면 텔레비전 광고 소리를 꺼두거나 퇴근길 경로를 바꾸어 동네 패스트푸드점을 지나가지 않도록 하라. '눈에서 멀어지면 마음에서 멀어진다'는 원칙은 건강을 유지하는 데도 통한다.

삶이 우리에게 어떤 시련을 주더라도 우리는 그것을 항상 통제할 수 없다. 하지만 무엇을 식도로 통과시킬지에 대해서는 통제할 수 있다. 준비해둔 비상식량은 약간의 섬유질, 약간의 단백질과 건강한 지방을 공급하여 균형 있게 허기를 채우고 만족감을 줘야 한다. 아보카도 토스트도 그러한 효과를 주긴 하지만 한창 괴로운 상황에서 반드시 현실적인 선택은 아니다. 그래서 우리는 다음과 같은 음식을 추천한다.

😊 BEST!   병아리콩 오븐구이

병아리콩 오븐구이는 우리가 좋아하는 '행거' 퇴치 간식이다. 병아리콩은 몸에 좋은 다량영양소를 함유하고 있을 뿐만 아니라 가공식품 간식과 정제설탕 섭취에 따르는 갑작스러운 혈당 상승 없이 문제를 힘차게 헤쳐 나갈 수 있도록 하는 만족스러운 음식이다. 병아리콩과 같은 콩류는 동물성 단백질보다 더욱 효과적으로 혈당과 배고픔을 진정시킨다는 연구들이 있다.[6, 7, 8] 그렇다고 불편한 감정이 들자마자 오븐으로 달려가 병아리콩 한 판을 구우라는 것이 아니다. 병아리콩은 미리 만들어두고 휴대하기에도 훌륭한 간식이고, 식은 상태에서도 맛있으니 미리 준비해두자.

병아리콩 오븐구이 조리법은 다음과 같다. 삶은 병아리콩의 물기를 키친타월로 제거한 후 베이킹시트에 골고루 펼친다. 엑스트라 버진 올리브오일 약간과 좋아하는 향신료를 뿌린다(인도 음식을 좋아한다면 카레가루를 추천하며 닥터R처럼 마늘, 로즈마리, 카이엔페퍼를 사용하는 것도 좋다. 작은 비닐봉지에 병아리콩과 엑스트라 버진 올리브오일과 양념을 함께 넣고 양념이 골고루 묻을 때까지 흔든 후 베이킹시트에 펼쳐놓는 방법도 있다). 210도 오븐에서 30~40분 구우면서 10분마다 팬을 흔들어준다.

😐 GOOD!   버터 무첨가 팝콘

비상상황이 발생했는가? 그렇다면 전자레인지용 버터 무첨가 팝콘을

튀겨라. 섬유질로 채워진 팝콘은 포만감을 주고, 바삭한 것을 씹고 싶다는 욕구를 채워준다. 원한다면 소금과 계피가루, 올드베이시즈닝◆ 또는 파마산 치즈와 후추를 약간 뿌려 짭짤하고 풍미가 있으며 바삭한 간식을 언제나 즐길 수 있다. 시간이 더 있다면 무엇이 좋을까? 시판 팝콘 대신 직접 에어팝콘을 만들어보자. 엑스트라 버진 올리브오일 1테이블스푼과 팝콘 옥수수를 넣은 냄비를 뚜껑을 닫아 중불에 올린다. 팝콘 터지는 소리가 멈출 때까지 30초 간격으로 냄비를 흔들어준다.

😞 BAD! 설탕이 듬뿍 들어간 디저트

디저트를 가볍게 먹는 것은 전략적으로 괜찮다. 하지만 화가 났을 때 구매하는 음식이 설탕이 듬뿍 들어간 디저트 한 상자여서는 안 된다. 캔디, 쿠키, 아이스크림, 도넛과 같은 음식을 모두 피해야 한다. 정제설탕을 먹으면 일시적으로 기분이 나아지겠지만('슈거 하이' 효과) 그 후 다시 급격히 기분이 저하될 것이고 다음 슬럼프를 극복하는 데 필요한 상당한 에너지가 몸에 공급되지도 않는다.

◆　육류, 해산물, 샐러드 등에 사용하는 양념 제품.

바꾸기 코너 분노를 진정시키는 음식

OUT! 이건 빼자	IN! 이건 더하자
도넛	플레인 인스턴트 오트밀에 무설탕 견과류버터를 곁들여 먹자. 포만감과 함께 약간의 단맛도 느낄 수 있다. 게다가 여기에 포함된 섬유질은 급격한 혈당 상승을 막고 오랜 시간 속이 든든하게 유지될 수 있도록 해주니 일석이조다. 취향에 따라 계피가루를 뿌린다.
과자	후무스 *에 아삭한 채소를 찍어 먹으며 분노를 잠재워주는 건강한 지방과 섬유질을 섭취하자.
물	물은 좋은 선택이다. 물을 많이 마셔야 좋지만, 이런 특수 상황에는 커피나 차를 마셔도 좋다. 커피나 차의 맛이 탄산음료나 밀크셰이크처럼 몸에 나쁜 음료가 당기지 않도록 일시적으로 신경을 분산시켜주기 때문이다.
냉장고에 있는 아무거나	냉장고를 열면 남은 음식을 보이는 대로 꺼내 먹기가 쉽다. 하지만 그렇게 되면 과식할 위험이 커진다. 좋아하는 채소가 들어간 샐러드를 항상 준비해두자. 그러면 뭔가를 먹으며 스트레스를 날리면서도, 한 자리에서 3일 치의 열량을 먹어치울까 걱정하지 않아도 된다.

◆　삶은 병아리콩, 깨, 올리브오일 등을 분쇄하여 디핑소스 또는 스프레드로 먹는 중동 지역 음식.

CHAPTER 08

피로와 싸울 때

전 세계는 지방_{fat}과 싸우느라 수십억 달러를 쓰고 있다. 그런데 여기에 '-igue'를 붙인 '피로_{fatigue}'에는 더 많은 돈을 쓰고 있다. 분명 우리 모두 피로한 영혼들이 틀림없다.

피로의 원인을 콕 짚어 말하려고 노력하는 것은 도대체 왜 삼촌이 아직도 페이스북을 쓸 줄 모르는지를 설명하는 것만큼 힘든 일이다. 원인은 수십, 수백 가지가 있기 때문이다. 어떤 원인은 문제의 근본적 원인이기도 하지만 어떤 원인은 복합적으로 작용하여 정신적 고갈과 육체적 고갈을 부른다. 수면 부족, 운동 부족, 지나친 스트레스 등 셀 수 없이 많은 이유가 있다.

수면의 질이 나쁘면 아침에 마치 커다란 젤라틴 같은 몸을 일으켜야 한다. 우리는 그러한 문제를 깊은 차원에서 해결하기 위해 피로의 잠재적 원인 또는 피로를 촉발시키는 요인을 파악할 필요가 있다. 원인을 파악하는 과정에서 우리가 얻을 수 있는 한 가지 힌트가 있다. 음식이 매우 중요한 요인이라는 것이다. 결국 과학적으로도 음식이 바로 에너지이지 않은가.

불행하게도 우리 중 많은 수가 몸에 필요한 각성효과를 얻기 위해 인공적이고 건강하지 않은 자극제에 의존하고 있다. 그러나 결국 이것은 우리를 해치는 방법이다. 이러한 자극제들은 몸의 에너지 수준을 높이고, 유지되지 않고 불안한 경제의 주식시장처럼 에너지 수준을 급격히 변동시킨다.

이러한 점은 우리 모두가 겪는 에너지 문제의 원인 중 상당 부분을 차지한다. 우리는 피로할 때 에너지 수준을 회복시킬 수 있는 수단을 찾기 위해 노력한다. 우리의 몸은 당을 간절히 원하도록 반응한다. 몸이 즉시 에너지로 전환할 수 있는 형태이기 때문이다. 게다가 당은 효과가 있다! 당, 즉 단것을 먹으면 우리는 기운을 반짝 회복하고 모든 것이 잘될 것이라고 생각한다. 그러나 단순탄수화물로 올린 에너지 수준은 얼마 못 가 급락하고 만다. 그렇게 되면 처음 시작했을 때보다 더 큰 피로감을 느끼게 된다. 그리고 악순환이 다시 시작된다.

양질의 수면, 규칙적인 운동, 스트레스 관리를 통해 활력을 되찾아야 한다. 우리는 이러한 에너지 강화 무기고에 음식을 어떻게 추가할 수 있는지를 이제 말하려 한다.

가장 먼저 웬웨이 식습관은 활력을 상승시키는 데 큰 효과가 있다. 일찍 먹기는 온종일 몸의 에너지 시스템을 최상에서 유지시키는 데 도움을 준다. 활력을 높일 방법을 찾을 때 두 가지 형태의 에너지에 관심을 집중하라. 빠르게 활력을 주면서도 나중에 더 피로해지지 않게 하는 에너지와 장시간 힘을 유지할 수 있도록 하는 에너지가 있다. 이 두 가지에 대한 접근법을 알아보자.

몸의 연료 탱크를 채우자

• **물:** 수분 부족은 피로의 주요 원인 중 하나다. 충분한 수분이 공급되지 않으면 몸은 에너지를 내는 대신 수분 균형을 유지하는 데에 자원을 사용한다. 손 닿는 곳에 물을 두고 조금씩 계속 마시자. 또한 일어난 후 가장 먼저 물 한두 잔을 마시기를 권한다. 물론 운동할 때는 더 많은 물이 필요하다. 하루에 물 8잔이라는 기준을 세워도 좋지만 하루에 얼마를 마셨는지 신경 쓰지 않도록 2리터 보온병이나 물병에 투자하면 편해진다. 매일 한 병을 다 비우면 목표를 달성한 것이다.

• **건강한 지방:** 지방은 다량영양소 중 에너지 밀도가 가장 높으며 과자 대부분은 지방과 단순탄수화물을 함께 사용한다. 이러한 열량 폭탄은 우리가 말한 에너지의 급격한 상승과 하락뿐만 아니라 체중 증가를 가져온다. 하지만 스펙트럼의 반대쪽에 위치한 건강한 지방, 단백질과 섬유

질의 조합은 지방의 모든 위험을 피하면서도 서서히 에너지를 공급한다. 그렇기 때문에 연어, 견과류, 아보카도에 있는 불포화지방이 웬웨이에서 중요한 것이다. 이것은 아마도 아보카도 토스트가 아침식사 메뉴로 그렇게 인기 있는 이유이기도 할 것이다. 아보카도 토스트는 하루의 시작부터 건강한 지방과 섬유질을 섭취할 수 있도록 한다.

• **단백질:** 지방이 적은 고기(닭고기, 칠면조, 생선)의 단백질은 훌륭한 에너지원이다. 콩과 견과류에서도 단백질을 얻을 수 있다. 하루 중 단백질을 이른 시간에 섭취하는 것도 핵심이다.

당신의 보조 배터리: 에너지를 더 빠르게 충전하는 법

• **커피와 차:** 커피와 차가 기운을 차리는 데 도움을 준다는 것은 잘 알려져 있다. 두 카페인 음료 모두 효과적이고, 설탕처럼 나중에 더 피곤해지는 일도 일어나지 않는다. 설탕이나 크림, 향이 가미된 시럽처럼 고열량 식품을 더하지 않는 한 마셔도 괜찮다. 이왕이면 아침에 일어나서 바로 마시는 것이 좋다.

• **복합탄수화물:** 복합탄수화물은 단순탄수화물(흰 밀가루와 설탕의 탄수화물)보다 느리게 연소된다. 과일이나 통곡물과 같은 복합탄수화물은 탄수

화물에 대한 욕구를 만족시켜주는 동시에 부작용 없이 빠르게 에너지를 높인다.

CHAPTER 09

우울감에 빠졌을 때

당신이 제임스 브라운의 노래 장르와 다른 의미의 펑크~Funk~◆에 빠져 있다면 현재의 감정을 묘사하기도 힘들 것이다. 기운이 없고, 침울하며, 멍하고, 울적하다. 사실 화가에서 작곡가까지 모든 종류의 예술가들이 감정의 바닥에 대해 묘사하느라 자신의 생애를 바쳤다. 우울함은 진정 만국 공통의 감정이다. 우리가 아는 가장 행복하고 긍정적인 사람들도 우울의 구렁텅이에 빠질 수 있다.

모두가 공통적으로 경험하는 이 감정은 기분 전환을 위해 무언가를 먹으려고 한다는 역시나 공통된 반응을 수반한다. 우리도 물론 그런 적이 있

◆ '강한 비트의 음악 장르'와 '우울감'이라는 의미를 모두 갖고 있다.

다. 일이 잘 풀리지 않는 기분이 들 때 우리는 짜거나 달콤한 무언가, 아삭거리는 무언가, 또는 특별히 맛있는 무언가로 자가 치료를 하려고 했다.

우리가 이런 식으로 반응하는 이유는 반항하기 위해서가 아니다. 우리 몸이 기운을 되찾기 위해 영양소를 원하기 때문이다. 이것은 빠르게 작용하는 설탕이 들어간 음식을 찾게 되는 이유이기도 하다.

우울증과 우울감은 비슷해 보이지만 매우 다르게 작용한다는 점을 짚고 넘어가고 싶다. 심각한 우울증은 일상생활이 어려워지고 의욕 저하로 잠재적 위험이 크다. 이것을 앓는 사람은 전문가에게 치료를 받아야 한다. 그러나 여기에서 말하는 것은 우리 모두가 경험하는 전형적인 감정기복이다. 겨울철 흔하게 겪는 햇빛 부족 또는 기분에 영향을 미치는 호르몬의 변동에 대한 반응으로 울적한 기분이 들 수 있다.

물론 뇌는 우리 몸에서 해부학적으로 가장 복잡한 기관이다. 뇌는 그 자체가 하나의 우주다. 의학계와 과학계는 뇌의 물리적 구조와 화학적 요소가 서로 어떤 작용을 하는지 완전히 규명하지 못했다. 그러나 우리는 편도체(뇌에서 감정을 조절하는 부위)와 여러 신경전달물질(행복 호르몬인 도파민과 세로토닌 등)의 수치와 같은 많은 요소들이 기분을 조절한다는 것을 이미 알고 있다. 이것은 우리가 달콤한 음식을 찾게 되는 부분적 이유다. 대추야자의 즉각적인 효과는 우리가 뇌의 그러한 부위에 만족감을 주었다고 생각하게 한다.

이렇게 본능적 욕구를 극복하면서도 기분 좋아지는 음식을 뇌에 공급하여 가루설탕 한 통을 먹을 때 발생하는 부작용을 피하도록 주의를 기울여야 한다.

운동 등 기분을 몇 단계 상승시킬 수 있는 방법은 많지만, 이제부터 소개할 뇌를 기분 좋게 자극할 수 있는 음식들도 당신의 우울을 활력으로 바꾸는 데 도움을 줄 수 있다.

우울 퇴치 음식

—

• **긴급 상황:** 지금 우울함을 느끼고 있는가? 전지전능한 탄수화물로부터 교훈을 얻을 필요가 있다. 탄수화물의 본업은 당신에게 에너지를 공급하는 것이긴 하지만 탄수화물이 기분을 좋게 하고 스트레스를 다루는 역할도 한다는 연구들이 발표되었다.[9, 10] 하지만 단순탄수화물 형태로 섭취하지는 말아라. 대신 100퍼센트 통곡물 토스트에 인공첨가물이 없는 무설탕 땅콩버터를 한 쪽 먹자. 여기에 베리류를 얹어 먹어도 좋다. 땅콩은 우울 퇴치에 정말 좋은데, 땅콩에 풍부하게 들어있는 트립토판이라는 아미노산이 세로토닌 생성에 사용되기 때문이다.

• **장기적인 해결책:** 기분을 개선하고 우울증 위험을 줄이려면 생선, 채소, 건강에 좋은 오일이 답이다. 6년간 피험자들을 모니터링한 최근의 연구에 따르면 채소, 과일, 곡물을 많이 섭취한 사람들이 버터를 올린 고기와 감자로 구성된 서양식 식사를 많이 한 사람들보다 우울증에 걸릴 확

률이 더 낮았다.[11, 12]

- **최고의 우울 퇴치 음식:** 연어와 바다송어 같은 생선은 오메가-3 지방산이 다량 함유되어 있으며 일부 연구에서 기분을 좋게 만들고 우울감을 완화하는 것으로 나타났다.[13] 연어의 지방이 신경전달물질의 기능을 개선하는 데 기여하기 때문인 것으로 보인다.

- **수시로 먹는 음식:** 곁에 녹차를 항상 둬라. 녹차는 건강에 여러모로 좋은 식품이며 특히 녹차의 아미노산은 마음을 진정시키는 효과가 있다.[14]

CHAPTER 10

애도 중일 때

사랑하는 누군가를 잃었을 때 무엇을 먹을 것인가, 무엇을 요리할 것인가, 몇 시에 식사를 하는 것이 시간영양에 가장 좋을 것인가. 사실 그다지 생각하고 싶지 않은 질문일 것이다. 가까운 누군가를 떠나보내는 것은 마음과 몸을 모두 망가뜨릴 수 있는 인생의 주요 스트레스 요인이다.

이러한 어둠의 시기를 보내는 당신에게 엄격하게 정해둔 식단을 지키라고 말하지는 않을 것이다. 사람들은 저마다 다른 애도의 단계(부정, 분노, 협상, 우울, 수용)를 거친다. 그런 맥락에서 우리가 콜리플라워와 연어에 대해 이야기하는 것도 부적절하다고 생각한다.

하지만 당신의 감정이 다른 곳에 있을 때에도 건강을 관리하는 방법은 있을 것이라고 믿는다. 이러한 시기에는 '의사결정의 피로감'이라고 불리는 증상이 생길 위험이 따른다. 계획 세우기든, 사람을 만나는 일이든, 새로운 삶에 적응하기든 너무 많은 일들을 하고 있어서 자신을 위해서는 어떤 것도 할 에너지가 없기 때문이다. 이것은 저항도가 가장 낮은 길을 택하게 될 가능성을 의미한다. 즉 당신은 패스트푸드를 먹거나, 식사를 거르는 패스트푸드만큼 나쁜 선택을 함으로써 어려운 시기에 반드시 필요한 영양소를 몸에 공급하지 못하게 될 위험이 있다.

그러니 애도의 기간에는 이렇게 마음에 새겨보자. 당신은 상실의 기간 동안 건강한 음식으로 몸을 강화하고, 이를 통해 어려움을 헤쳐 나갈 수 있다.

- **도움을 받아들인다:** 친구와 가족들이 도움의 손길을 내밀면 당신은 아마 "괜찮아, 내가 알아서 할게"라고 말할 것이다. 그 충동을 떨쳐버려라. 기꺼이 음식을 챙겨주려는 그들의 제안을 받아들이고 생선과 채소, 통곡물, 건강한 수프 등 당신이 좋아하게 된 음식들을 쑥스러워하지 말고 부탁하자. 더욱 쉬운 방법은 친한 친구에게 재료 준비를 이끌어달라고 부탁하는 것이다. 이것은 강요하는 느낌을 주지 않으면서 바라는 점을 이야기하기에 좋은 방법이다.

- **친숙한 음식을 먹는다:** 연구들은 애도의 기간에 늘 먹던 음식을 규칙적으로 먹는 것과 같은 익숙한 의식이 상심을 달래주는 데 도움을 주어 감정을 안정시키는 역할을 한다고 보고한다.[15] 음식을 준비할 힘

을 낼 수 있다면 나중에 간단히 꺼내먹을 수 있도록 냉동이 가능한 음식을 많이 만들어놓는 것을 고려한다.

- **소량구매 전용 계산대를 이용한다:** 냉장고와 주방에 재료를 채워두는 것만으로도 도움이 된다. 본격적으로 장을 볼 준비가 되지 않았다면 소량구매 전용 계산대를 이용해 가볍게 식료품 쇼핑을 하거나 친구나 가족에게 식품을 부탁하라. 바로 집어먹을 수 있는 사과나 배를 두는 것만으로도 절반은 해낸 것이다. 이러한 방법으로 불량식품을 감정적으로 먹는 대신 필요한 비타민과 영양소를 섭취하라.

- **패턴을 만든다:** 무엇을 먹을지에 대한 고민을 접을 수 있도록 미리 패턴을 정해두고 그것을 따른다. 식사를 자동적인 과정으로 만들면 다른 영역에 에너지를 집중시킬 수 있다. 가령 아침은 달걀흰자 스크램블, 점심은 샐러드, 저녁은 몇몇 쉬운 메뉴를 먹기로 정하고 그 패턴을 따른다. 보통의 상황이라면 판에 박힌 식단에 질릴 수도 있지만 어려운 시기에는 오히려 안정감을 줄 것이다.

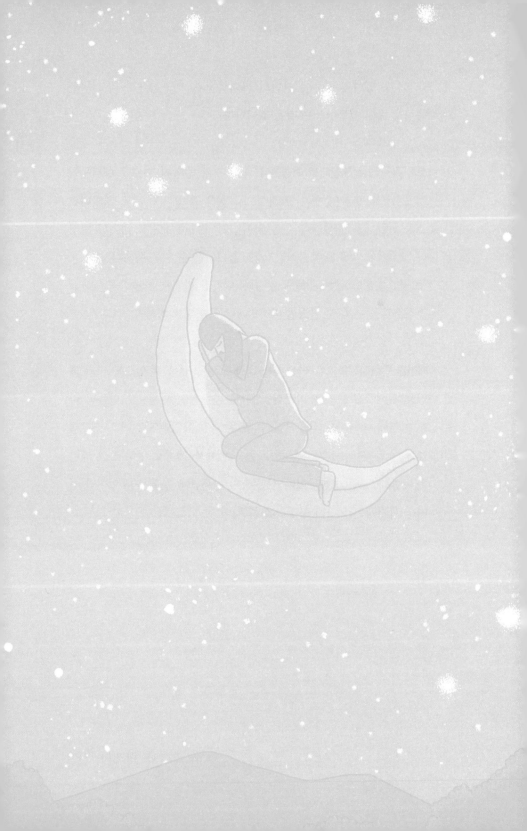

CHAPTER 11

잠들 수 없을 때

우리는 동사의 세상에 살고 있다. 우리는 먹고 마신다. 일한다. 논다. 화면을 스크롤한다. 뛰고, 읽고 워싱턴 D.C.에서 나온 최신 뉴스에 대해 불만을 토한다. 우리는 사랑하고 듣고 배운다. 매일 매 순간 무언가를 '하는 중'이다. 무엇을 하든 이러한 동사들이 우리의 생활을 형성하고 정의한다.

그러나 우리는 하루 24시간이라는 생활 주기에서 가장 중요한 동사 중 하나인 '자다'를 본문이 아닌 각주로 취급한다. 잠은 문화적 희생양이 되어왔다. 우리는 충분한 수면을 취하는 대신 늦게까지 일하곤 한다. 아니면 드라마를 몰아보거나 소셜미디어에 집요하게 빠져든다. 또는 몸이 단지 쉴 수가 없거나 건강 문제 때문에 잠들기 힘들거나 잠든 상태를 유지하기가 힘들 수도 있을 것이다.

어떤 경우든 현실은 냉혹하다. 수면 부족은 단지 카페 산업의 발전을 가져온 것뿐 아니라 우리를 서서히 죽이고 있다.

이것은 가벼운 주제가 아니다. 사람들은 수면 부족을 담배 또는 비만과 같은 범주에 넣지 않는다. 피로는 우리 몸을 서서히 파고드는 은밀한 건강 위협이기 때문이다(피로 퇴치에 도움이 되는 음식은 138쪽을 참고하자). 그러나 수면 부족과 관련된 위험은 상당하다.[1]

그 원리는 다음과 같다. 잠이 들면 몸과 뇌는 얕은 잠부터 숙면까지 다양한 단계로 구성된 주기를 밟는다. 그 주기는 하룻밤 사이에 여러 차례 반복된다. 아무 일도 일어나지 않은 것처럼 느껴지고 우리가 토네이도, 행진하는 악대와 중학교 때 수학 선생님이 나오는 이상한 꿈을 꾸지 않는 한 인식할 수도 없다. 이것은 우리가 잠이 응당 받아야 할 관심을 주지 않는 이유 중 하나다. 우리는 운동이나 식습관 변화에 대해 느끼는 방식으로 잠에 대해 느끼지 못한다. 따라서 잠이 그리 큰 의미를 갖지 않는다고 생각하기가 쉬워지는 것이다.

그러나 사실은 그렇지 않다. 당신이 일을 마치고 문을 닫았을 때 몸의 세포들은 일하기 시작한다. 몸 내부를 교대근무자들이 일하는 큰 공장으로 생각해보자. 세포는 당신이 공장의 문을 닫았을 때 근무를 시작한다. 온종일 당신의 몸은 일과 운동을 하고 수많은 세포에 스트레스를 가한다. 일상생활 속에서 몸은 망가지고 닳고 있다. 직접 느끼기 어렵다 할지라도 세포 차원에서는 이러한 일이 일어나고 있는 것이다. 예컨대 당신이 근육을 사용할 때 근육에는 현미경에서 확인할 수 있을 정도의 미세한 파열이 발생한다. 이런 스트레스가 모든 종류의 기관, 조직, 체계에서 온종일 발생한다고 보면 되는 것이다.

몸이 세포 손상으로부터 자신을 지키고 회복하려면 수리공들이 필요하다. 그래서 교대근무자들이 출근을 해야 한다. 당신이 잠이 들었을 때 수리공들은 근육을 수리하고 뇌세포를 성장시키고 강화시키며 손상된 세포를 튼튼하게 만든다. 몸이 외부 활동을 중단하고 깊은 잠에 들어가지 않으면 세포들은 자신의 일을 제대로 할 수 없다.

세포 수리공들에게 충분한 근무 시간을 주지 않으면 어떻게 될지 상상해보자. 몸은 절대 완전히 회복될 수 없고 더욱 약해지며, 앞으로 발생할 공격에 더욱 예민해지고 건강도 약화될 것이다. 현실적인 용어를 사용해 다시 말하자면 수면 부족은 면역질환, 기억 손상, 스트레스 악화와 심지어 비만에 기여한다. 뇌에 쌓인 노폐물(밤에 제거되며 오래 잘수록 더욱 효율적으로 청소가 이루어진다)이 완전히 제거될 수 없다면 뇌의 기억 센터에도 염증이 발생할 수 있다.[2]

그렇다. 수면 부족의 가장 큰 영향 중 하나는 아마도 몸이 문제와 맞싸우는 방식인 염증 반응이 활발해진다는 것이다. 몸이 절대 쉬지 못하고 염증 반응 수치가 항상 높은 수준에 있을 때 몸은 아군에 포격을 가한다. 면역세포는 공격을 시작하며 뇌에 있는 세포를 포함한 건강한 세포를 손상시키고 그 결과 심장병, 당뇨병, 관절염의 위험이 높아진다.[3] 설상가상으로 수면 부족이 대인관계를 악화시키며, 이 문제는 다시 스트레스를 악화시키고 전반적 건강에 부정적 영향을 준다는 연구도 발표되었다.[4]

이러한 신체 손상은 여러 방면으로 진행된다. 그러나 몸의 작용을 거대한 도미노 놀이로 생각한다면 그 여파가 얼마나 클지 가늠할 수 있을 것이다. 충분히 자지 못하면 피로를 느낀다. 피로를 느끼면 몸이 에너지 수준을 높이고 싶어 하면서 가장 빠른 해결책인 설탕을 찾게 된다. 그리고는 쿠키 여러 개를 순식간에 먹어치운다. 이러한 일이 하루하루 반복되다보면 체중이 증가한다.

아마 여기서 당신은 '네, 네, 이미 알고 있습니다'라고 생각할지도 모른다. 전에도 이러한 말을 들어봤을 테니 말이다. 잠을 더 오래 자라. 8시간 수면을 취해라. 행동보다 말이 더 쉽다. 특히 잠을 방해하는 수많은 문제(통증, 호르몬 문제)들이 서로 얽혀있을 때는 더욱 실천이 어렵다. 다른 건강 문제와 마찬가지로 잠은 자신에게 가장 잘 맞는 해결 방법을 찾기 위해 생활습관과 의료적 전술을 모두 고려해야 하는 문제다. 그러나 음식과 영양소를 이용하여 해결방안을 찾아나간다면, 우리의 동사를 몸을 '뒤척이다'에서 단꿈을 '꾸다'로 바꿀 수도 있다. 그 단꿈에 말 그대로 단 음식이 포함되지 않는 한!

😊 BEST! 하루의 마지막 식사 챙기기

잠을 부르는 마법의 과일이나 비밀의 재료는 없다. 그러나 하루의 마지막 식사를 제대로 먹는다면 몸이 잠들 준비를 하는 데 도움을 줄 수 있다. 연구들은 섬유질이 많고 포화지방과 단수탄수화물(당분)이 적은 식사가 도움이 된다고 제시한다.[5] 따라서 콩, 생선구이 또는 닭고기구이에 채소를 가득 곁들인 식사는 몸이 활동 중단을 준비할 수 있는 가장 좋은 선택이다. 그리고 앞에서 배웠듯이 일찍 식사를 마칠수록 더 좋다. 〈임상수면의학저널〉에 발표된 최근 연구는 이러한 식사가 빨리 잠드는 사람들, 즉 20분 이내에 잠드는 사람들과 연관이 있음을 밝혔다. 이 연구에서 피험자들이 포화지방과 당분을 더 섭취했을 때 잠드는 시간은 30분에 가까워졌다.[6] 선택이 가능하다면(당신은 음식을 선택할 수 있다!) 단백질을 생선으로 섭취하라. 생선을 규칙적으로 먹는 습관은 수면 장애를 예방하는 데 도움이 된다.[7]

😐 GOOD! 달걀흰자, 대두, 닭고기, 호박씨, 시금치

양질의 수면과 가장 관련성이 높은 두 가지 영양소는 마그네슘과 트립토판이다.[8, 9] 트립토판에 대해서는 이미 들어보았을 것이다. 트립토판 또는 마그네슘이 포함된 음식은 수면의 질을 높이려고 하는 사람에게 분명 좋은 선택이 된다. 트립토판은 생체시계를 관장하는 호르몬인 멜라토닌을 만드는 아미노산이다. 트립토판을 함유한 음식으로는 달걀흰자, 대두, 닭고기, 호박씨 등이 있다. 저녁에 먹을 채소를 고를 때 마그네슘이 든 시금치와 같은 녹색 잎채소를 고려하자.

😞 BAD! 야식

밤만 되면 배가 출출해지는가? 야식의 유혹을 떨치자. 배가 고파서 조금이라도 먹어야 편해질 것이라는 마음이 들겠지만 일주기 생체시계와 먹는 주기에 대한 연구들은 무언가를 먹기에 최악의 시간이 자정이라는 사실을 발견했다. 대신 해가 지기 전에 베리류 한 그릇 또는 배 한 개처럼 섬유질이 풍부한 디저트를 권한다. 천천히 분해되는 섬유질 덕분에 더 오랜 시간 포만감이 느껴져서 늦은 밤 무언가 먹고 싶은 생각이 줄어들 것이다.

바꾸기 코너 잠을 부르는 음식

OUT! 이건 빼자	IN! 이건 더하자
취침 6시간 전에 커피 마시기	레몬즙 또는 라임즙을 넣은 물을 마신다.
취침 4~5시간 전에 과식하기	하루의 첫 번째 또는 두 번째 식사에 많은 양을 먹는다.
저녁식사 후의 설탕 덩어리 디저트	키위와 체리주스는 숙면에 도움이 된다. 체리주스는 잠을 유도하는 호르몬인 멜라토닌을 증가시킨다.[10]

CHAPTER 12

두통에 시달릴 때

'두통'은 모든 종류의 재앙을 은유적으로 표현하는 단어처럼 느껴진다. 우리는 스트레스를 받았을 때, 주변 사람들 때문에 짜증이 날 때, 어려운 프로젝트를 묘사할 때, 기분이 좋지 않을 때 모두 '두통'이나 '골칫거리'라는 단어를 사용한다. 좋지 않은 상황에 대한 은유적인 표현, 혹은 상투적인 핑계를 댈 때 두통이 생겼다고 말할 때도 있고, 두통으로 정말 괴로워할 때도 많다.

지속적인 두통은 진통제 한두 알과 낮잠을 자는 것으로 항상 막을 수 있는 게 아니다. 두통은 온몸을 지끈거리게 만들 수 있다. 게다가 누군가가 내 이마를 망치로 '두-두-두-두-두-두' 두드리는 것 같은 통증이 생길 수도 있다.

문제는 한 가지 해결 방법으로 모든 두통을 해결할 수 없다는 점이다. 두통은 개의 혈통처럼 다양한 종류로 나뉜다. 어떤 두통은 호르몬 변화 또는 급격한 변동으로 시작된다. 혈류의 변화로 뇌에 혈액을 공급하는 혈관이 수축되거나 확장되어 생기는 두통도 있다. 어떤 두통은 수면이나 식습관의 변화로 나타난다(일정 시간 동안 먹지 않아서 생기는 두통도 분명 있으며 꾸준히 카페인을 섭취하는 사람들은 카페인 부족으로 두통을 겪기도 한다). 독소, 스트레스, 알레르기 유발 항원에 노출되었든, 예민한 시어머니 때문이든 환경적 요인으로 발생하는 두통도 있다. 어떤 사람들은 단지 유전적 소인으로 인해 살면서 지속적으로 두통에 시달린다.

뇌를 구성하는 신경세포에는 통증을 느끼는 감각신경이 없다. 그렇다면 두통은 어디에서 발생하는가? 뇌신경세포가 직접 통증을 느낄 수는 없지만 경질막혈관이나 큰 대뇌혈관, 큰 정맥, 경막정맥동(경막은 뇌를 감싸는 조직의 이름이다) 등 뇌의 다른 부분들은 통증을 느낀다. 움직임, 수축, 확장 또는 염증이 이러한 부위를 자극할 때 3차신경으로 알려진 제5뇌신경의 통증 섬유를 활성화시킬 수 있다. 신경섬유가 늘어나거나 압력을 받으면, 또는 뇌혈관이 압력을 받거나 불안정해지면 통증이 발생할 수 있다. 그러나 어떤 두통은 머리 주변의 근육이나 근육 주변에서 발생한다. 머리 주변의 근육이 긴장하면 마찬가지로 머리가 욱신거릴 수 있다.

카페인은 두통을 없앨 수 있지만 부작용을 일으키기도 한다. 섭취하다가 중지할 경우 금단증상으로 두통이 생길 수 있기 때문이다. 당신이 하루에 두세 잔 또는 그 이상의 커피를 마시다가 갑자기 전혀 마시지 않으면 두통이 발생할 수 있다. 다른 음식처럼 카페인이 두통의 상습적 원인인지를 확인하고 그러할 경우 양을 줄이거나 섭취를 중단해야 한다. 그러나 카페인이 두통을 빠르게 완화시켜주는 경우도 있다는 점을 기억하라.

두통의 원인과 치료방법은 다양하기 때문에 두통을 막아낼 만병통치 식사는 없다. 그러나 음식이 여러 두통을 유발할 수 있다는 많은 과학적 근거들이 있기 때문에 언제 무엇을 먹는가를 잘 조정하는 것은 음식이 두통 완화에 어떤 도움을 줄 수 있는지를 파악하는 첫 발걸음이 될 수 있다.[11]

이를 위해 가장 먼저 '식사-두통 일기'를 만들어 당신이 먹는 모든 것(그리고 먹은 시간)을 기록하라. 언제 두통이 생기는지도 함께 적어둔다. 몇 주의 기간에 걸쳐 기록을 하다보면 생각했던 것보다 일정한 패턴을 발견할 수 있고 이에 따라 어떤 음식이 두통을 유발하는지 발견할 수 있을 것이다. 초콜릿, 레드와인, 글루탐산모노나트륨MSG 이 범인인 경우가 많다.[12] 참고로 두통은 음식을 먹은 지 12시간 후에 나타나는 경우도 많으므로 두통이 생기기 직전에 먹은 음식만 확인해서는 안 된다. 탐정이 되어 일정 시간 동안의 패턴을 찾아보고 식사 일기를 병원에 가져가 의사와도 상담하자. 이러한 방법으로 두통 유발 음식을 제거하면 두통이 발생하는 빈도를 줄일 확률이 높아질 것이다.

여기서 흥미로운 점은 음식이 두통의 발생에 영향을 줄 수 있는 영양소 수치를 높이는 데 일정 역할을 할 수 있다는 점이다. 지속적으로 두통으로 괴로워하고 있는 사람이라면 음식을 더하고 빼는 등 식생활을 조정함으로써 계속 머리가 짓눌리는 아픔을 겪을 가능성을 낮출 수 있다.

😊 BEST! 시금치, 케일, 루꼴라 등 녹색 잎채소

이미 당신의 건강 음식 무기고에 있는 시금치와 다른 녹색 잎채소(케일, 루꼴라 등)는 비타민을 함유하고 있으므로 좋은 효과가 있다. 시금치에 풍부한 엽산염 folate 과 비타민B6, B2, 오메가-3 지방산은 편두통을 완화하는 것으로 확인되었다.[13, 14, 15] 리보플라빈이라고도 부르는 비타민B2는 편두통의 지속시간과 빈도를 줄이는 역할을 하는 것으로 연구되었다.[16] 녹색 잎채소를 샐러드에 넣고, 마늘과 엑스트라 버진 올리브오일과 함께 센 불에서 빠르게 소테 방식으로 볶거나, 분쇄하여 스무디(녹색 잎채소 섭취를 은근히 늘릴 수 있는 방법이다)로 만들 수 있다. 달걀환자도 좋은 선택이다. 달걀 4개에 들어있는 흰자는 리보플라빈 하루 섭취 권장량의 절반을 함유하고 있다.[17, 18] 그러므로 시금치 달걀흰자 오믈렛은 두통 완화를 위한 최고의 조합이다.

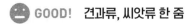

GOOD! 견과류, 씨앗류 한 줌

만성 두통은 많은 경우 마그네슘이 정상 수치 이하라서 발생하는 것으로 보인다.[19] 이것은 우리가 마그네슘과 같은 중요한 영양소를 섭취하기 위해 간식으로 한 줌의 견과류 또는 씨앗류를 먹어야 한다는 의미다. 아몬드, 깨, 캐슈너트, 해바라기씨, 호두, 브라질너트가 좋은 선택이다. 한 연구는 마그네슘 보충제를 먹은 사람들에게서 편두통의 빈도가 41퍼센트 줄어들었음을 보여줬다. 그러나 전문가들은 가능하다면 보충제 대신 음식으로 마그네슘 섭취를 늘리라고 권고한다.[20, 21]

BAD! 술

레드와인, 그리고 다른 술들을 마시면 당장에는 기분 좋고 행복하겠지만 숙취로 인한 것 말고도 다양한 두통의 공통적인 원인이 된다. 그 이유는 무엇일까? 먼저, 술은 탈수를 유발하고 탈수는 두통의 원인이다. 많은 사람들은 레드와인의 아황산염이 두통의 주범이라고 생각하지만 전문가들은 그렇지 않다고 말한다. 전문가 대부분은 탄닌과 플라보노이드계 폴리페놀◆을 원인으로 보고 있으며, 이 두 가지 성분의 양은 와인마다 크게 다르다.[22] 초콜릿, 카페인, MSG도 두통과 연관성이 있다. 두통을 줄이는 가장 좋은 방법은 식사-두통 일기를 쓰면서 자신의 두통 원인을 찾고 용의자들을 하나씩 제거해나가는 것이다.

◆　와인의 맛을 좌우하는 성분들.

바꾸기 코너 두통을 없애는 음식

OUT! 이건 빼자	IN! 이건 더하자
단식	통곡물처럼 복합탄수화물과 섬유질이 풍부한 채소를 규칙적으로 먹어서 두통을 유발하는 갑작스러운 허기를 느끼지 않도록 하자.
붉은 고기	연어구이와 바다송어구이를 먹자. 만성 두통에 시달리는 사람들은 연어와 바다송어에 풍부한 오메가-3 지방산과 비타민B12의 섭취를 늘리면 도움이 된다.[23, 24] 붉은 고기와 가공육은 두통을 유발하는 경우가 많다.
인공 감미료	어떠한 종류의 설탕도 권하지 않지만, 두통과 연관이 있는 인공감미료보다는 아주 약간의 설탕 또는 계피가루로 커피의 풍미를 높이기를 권한다. 더 좋은 방법은 디카페인 블랙커피를 마셔서 감미료와 카페인이 두통을 일으킬 가능성을 낮추는 것이다.
초콜릿	초콜릿 때문에 두통이 생길 수 있으니 단 음식이 먹고 싶을 때는 볶은 호두와 베리류를 섞어 먹자.
간장	간장에 들어있는 MSG와 소금은 탈수를 일으켜 두통을 유발할 수 있다. 음식에 간장 대신 좋아하는 향신료, 레몬 또는 좋아하는 식초를 뿌린다.

CHAPTER 13

아플 때

때때로 우리는 앓아 눕는다. 감기 또는 독감에 걸리거나 며칠간 몸살을 앓는 일이 아주 드물지는 않다. 물론 어떤 사람은 다른 사람보다 더 크게 아프기도 하고, 어떤 사람은 10대가 부모를 피해 소셜미디어를 사용하듯 질병을 무사히 피해간다. 예를 들어 친구인 닥터 오즈는 하루에 수백 명과 악수를 해도 감기 한 번 걸리지 않고 거뜬하다. 그는 이것이 자신의 전반적인 식습관 덕분이라고 말한다. 웬웨이 원칙 속에서 잘 짜인 식단은 면역 체계를 강화시킨다.

  음식을 잘 선택하면 순식간에 감기가 낫거나 목 따가움이 완화된다고 말할 수는 없지만, 때때로 아픈 몸을 다스리는 데 음식이 영향을 준다는 사실을 간과해서는 안 된다.

물론 이 사실은 놀랄 일이 아니다. 당신은 아마도 "감기에는 먹는 것이 좋고 열병에는 굶는 것이 좋다"는 속담을 들어봤을 것이다. 아니면 심지어 이 말을 따르고 있을 것이다. 이러한 민간요법 철학이 널리 받아들여지고 있는 이유 중 하나는 많은 사람들이 감기와 바이러스 같은 질병을 예방하고 아픈 몸을 회복시킬 때 음식이 영향을 줄 수 있다는 것을 경험으로 알게 되었기 때문이다.

감기에는 비타민C보다 아연!

어린 시절 닥터C의 아버지는 그가 아플 때, 또는 곧 아플 것 같을 때면 오렌지주스를 많이 마시게 하고 비타민C를 먹게 했다. 닥터C는 아버지 말씀을 잘 따랐다. 그러나 성인이 된 후 그 방법에 대한 회의감이 들었다. 그는 비타민C 알약들을 마치 씹은 지 3시간이 지난 껌을 버리듯 쓰레기통에 버렸다. 오늘날까지도 닥터C와 그의 아버지는 감기 낫는 방법에 합의점을 찾지 못했다.

이와 같은 논쟁은 닥터C의 가족뿐만 아니라 1970년대부터 과학저널, 신문, 그리고 각 가정에서 계속되어 왔다. 몇 년 전 연구자들이 이 주제에 관해 중요한 연구들을 종합적으로 검토한 결과 비타민C를 다량 섭취하는 것이 감기 예방에 영향을 미치지 않는다는 것이 확인되었다. 그러나 일부 사람들에게는 비타민C가 감기를 빨리 낫게 하는 데 어느 정도 효과가 있었

◆　　　"Feed a cold and starve a fever", 미국의 속담이다.

다.[34] 따라서 하루 사과 한 개 또는 오렌지 한 개로 감기가 나을 수 있다는 것은 사실이 아닐 수 있어도 비타민C가 풍부한 음식을 먹는 것은 전반적 건강에 장기적으로 긍정적 효과가 있을 수 있으므로(그리고 아플 때 도움이 될 수도 있으니) 여전히 좋은 방법이라 할 수 있다.

아연에 관한 연구들을 검토했을 때는 75밀리그램 이하의 아연 섭취는 감기 지속 기간에 영향을 미치지 않았지만 75밀리그램 이상을 섭취했을 때는 감기 지속 기간이 20~42퍼센트 단축된다는 점을 확인할 수 있었다. 이렇게 아연은 감기에 효과적인 영양소일 가능성이 있지만 안전 권장 용량이 40밀리그램밖에 되지 않는다. 자주 걸리지 않는 감기를 위해 아연 보충제를 장기적으로 과다 복용하면 오히려 입에서 금속 맛이 느껴지고 현기증, 구토, 심지어는 전립선암 발생 위험이 증가해 상당한 부작용이 따를 수 있다. 최고의 아연 공급원은 우리가 권장하는 아연 함유 음식들인 호박씨, 캐슈너트, 콩 등이다.[35]

그런데 침대에서 일어나지 못하고 끙끙대는 상황과 음식 사이에 어떤 과학적 연관성이 정말로 존재하는 것일까?

앞에서 말한 속담에 대해 다시 이야기해보자. 우선 감기는 질병이고 열병, 즉 고열은 증상이라는 점에서 속담 자체가 다소 부정확한 표현임을 지적하고 싶다. 이것은 사과와 오렌지는 모두 질병을 예방하는 데 도움이 되지만 동일 선상에서 비교하기에 적합하지 않은, 전혀 다른 과일인 것과도 같다. 감기에 걸리면 복합적인 증상이 나타나는 경우가 많다(기침, 코 막힘,

콧물, 식욕 저하, 심지어 고열도 포함된다). 반면 고열 그 자체는 면역체계가 몸에 침투하는 박테리아나 바이러스와 싸우면서 나타나는 일종의 감염 증상일 수 있다.

감기와 음식의 관계를 과학적으로 분석하기에는 이에 대한 자료가 매우 적고, 연구가 있다고 해도 서로 상충되는 결과를 보인다. 가령 한 연구에서는 영양소가 풍부한 국물을 먹은 사람들과 먹기를 억제한 사람들 모두에게 면역체계 강화 효과가 서로 다르게 확인되었다.[25] 최근의 한 연구에 따르면 박테리아에 감염된 쥐에게 단식이 도움이 되었고 사료 섭취가 치명적인 영향을 미친 반면, 바이러스에 감염된 쥐에게는 그 결과가 앞선 연구와 정반대로 나타났다.[26] 안타깝게도 인간을 대상으로 한 연구는 아직까지 드물다.

그렇다면 결론은 무엇인가? 우리는 저 속담을 따를 게 아니라 몸이 음식을 결정하도록 두어야 한다. 면역체계에는 영양소가 필요하기 때문에 먹을 상황이 되고 식욕이 당긴다면 몸에 열량을 공급해줘야 한다(어떤 음식으로 열량을 공급해야 할지에 관해서는 곧 이야기하겠다). 메스꺼움과 같은 증상이 있거나 식욕이 없을 때는 억지로 먹지 않도록 한다. 하지만 어떤 경우든 수분이 기력 회복의 핵심이므로 충분한 물이나 음료를 섭취하도록 해야 한다. 아플 때는 땀과 점액을 통해 쉽게 탈수가 일어날 수 있고, 면역체계에서 노폐물을 제거하기 위해 충분한 소변 배출이 이루어져야 하기 때문이다.

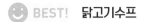 **BEST!** **닭고기수프**

할머니들과 포옹을 많이 하는 것이 좋다는 말은 철학뿐만 아니라 많은 점에서 옳다. 몸이 나을 수 있는 비법 한두 개 정도는 알고 있는 할머니는 우리가 아플 때 닭고기수프를 잔뜩 끓여주셨다. 닭고기수프의 효과를 검증하는 이중맹검 위약대조 연구는 없지만 이와 관련된 창의적인 연구가 몇 차례 실시된 바가 있다. 수십 년 전의 한 연구는 닭고기수프는 '콧물 이동 속도'에 도움을 주었다는 결과로 다른 논문에서 자주 인용되고 있다.[27] 다른 연구는 닭고기수프의 재료들이 항염 효과가 있음을 확인했다(닭고기, 국물, 채소들의 조합이 아마도 효과가 있는 것으로 보인다).[28, 29] 따라서 닭고기수프는 회복에 중요한 수분을 공급해주고 회복의 속도를 높이고 기분을 풀어주는 진정효과가 있다는 결론을 내릴 수 있다.

GOOD! **마늘, 버섯**

회복에 도움이 되는 많은 음식들은 수프 재료로서 손색이 없다는 장점을 갖고 있다. 그중 마늘은 면역체계에 좋은 자극을 주어 감기 예방에 도움을 주는 것으로 알려져 있다.[30] 한 실험에서는 생강이 바이러스를 차단하는 데 효과가 있는 것으로 나타났다.[31] 마지막으로 고대부터 약용식물로 각광받은 식품인 버섯은 면역세포들이 감염에 맞서 싸울 준비를 하도록 도움을 주는 것으로 연구되었다.[32]

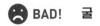 **BAD!**   굴

굴에 아연이 있다고 해서 감기를 빨리 낫게 해주는 것은 아니다. 감기에는 아연 로젠지(사탕 형태의 보충제)가 효과가 있다. 그러나 아연의 과다 복용은 독성 증상을 유발할 수 있기 때문에 감기에 걸렸을 때만 복용해야 한다.[33]

바꾸기 코너 감기와 당신의 위장

OUT! 이건 빼자	IN! 이건 더하자
오렌지주스	오렌지를 먹는다. 오렌지의 수분과 영양소는 아플 때 도움이 되지만 오렌지주스의 높은 당분은 박테리아와 바이러스가(심지어 암까지) 활발히 증식할 수 있는 환경을 몸 안에 만든다.
초밥	중간 크기의 연어구이 또는 잘 익힌 바다송어를 먹자. 면역체계가 감염에 맞서 싸우느라 이미 바쁜 시기에 날 생선에 숨어있는 무언가로 몸을 시험할 필요는 없다.
치아시드	오트밀. 수분공급이 충분히 이루어지지 않은 상태에서 치아시드를 먹는다면 당신에게 남아있는 수분을 모두 빨아들일 것이다. 물을 잔뜩 머금고 있는 오트밀이 훨씬 나은 선택이다.

CHAPTER 14

통증이 생겼을 때

통증으로 괴로웠던 적이 한번쯤은 있을 것이다. 통증으로 인해 우리는 몸을 비틀고 소리를 지르거나 욕을 하고 담요를 갖다달라고 어머니에게 사정할 때도 있다. 그런데 모든 통증이 같지는 않다. 알다시피 통증에는 다양한 종류가 있다. 먼저 정서적 통증(그래서 우리가 '가슴이 찢어진다'라고 하지 않는가)이 있으며 통증의 범위가 상당히 넓은 신체적 통증이 있다. 어떤 신체적 통증은 특정 부위에 급성으로 발생한다. 발목을 접질리거나 팔꿈치를 어딘가에 부딪쳤을 때, 새벽 3시 화장실에 가다가 침대다리에 발가락을 찧었을 때가 그런 경우다.

그리고 만성통증이 있다. 매일 2,500만 명 이상, 매년 1억 명 이상의 미국인을 괴롭히고 있는 만성통증은 언제나 우리 곁에 있다. 허리가 욱신거리고 관절이 지끈거리며 두통으로 매일 잠에서 깨어나거나 심지어 그저 아프다는 생각밖에 하지 못하는 생활이 이어진다.

첫 번째 종류의 통증은 이해하기에 어렵지 않다. 일시적으로 아프지만 결국은 통증이 사라지고 일상으로 돌아올 수 있다. 예를 들어 종이에 손을 베면 몇 초 후, 발목을 삐끗하면 몇 주 후 통증에서 벗어나게 된다. 두 번째 종류의 통증은 진단이나 치료가 항상 쉽지는 않다는 점에서 훨씬 까다로운 대상이다. 가령 허리와 척추 문제를 파악하는 것은 고급물리학 시험보다 더 어려울 수 있으며 호르몬이나 자가면역질환과 관련된 통증은 진통제 몇 알로 해결되지 않기 때문이다. 디스크 탈출증은 수년간 통증 없이 지속되며 여러 문제들을 감추고 있을 수 있다. 이때 허리 엑스레이, CT 촬영, MRI가 문제를 발견하는 데 도움을 준다.

복합적인 통증이든 만성통증이든 가장 먼저 알아야 할 점은 통증에서 벗어나려면 물리치료를 우선적으로 받고 물리치료로 본질적인 문제가 해결되지 않는다면 본격적인 의학적 개입이 필요하다는 것이다. 통증을 완화하려면 치료를 기본으로 해야 한다. 여기에 더해 만성통증의 많은 문제를 해결하기 위해 음식의 도움을 받을 수 있다. 음식은 지구상에서 가장 효과적인 천연 진통제가 될 수 있기 때문이다.

중요한 점을 하나 덧붙이자면, 진화학적으로 통증은 나쁜 것이 아니다. 통증은 우리의 해부학적 감시자로서 우리 몸, 그리고 잠재적으로 우리의 생명이 일종의 문제에 처했음을 경고한다. 실질적으로 통증을 제어하는 부위는 통증이 느껴지는 부위가 아니다. 뇌는 신경의 다양한 경로를 통해 우리가 위험한 상황에서 벗어나야 한다는 신호를 보낸다. 그렇지 않은가?

오븐에서 바로 나온 그릇에 손을 대면 손가락에 통증이 느껴진다. 이것은 뇌가 손가락을 서랍으로 가져가 냄비 손잡이를 꺼내라고 당신에게 지시하는 신호다. 통증은 '멈춤' 버튼이다. 당신은 통증을 통해 지금 하고 있는 일을 당장 멈춤으로써 무사히 살아남을 수 있는 것이다. 통증을 달가워하거나 원하라는 것은 아니다. 그러나 통증의 작용방식과 우리의 생존에 필수적인 이유를 어느 정도 이해할 필요가 있다. 통증이 없다면 우리 인류가 지금까지 남아있기 어려웠을 것이다.

통증 메시지 전달 체계는 다음과 같이 작동한다. 당신이 계단의 마지막 칸을 헛디뎌 몸을 가누지 못하고 넘어졌다고 해보자. 당신의 무릎이 땅에 부딪히고 엄청난 통증이 느껴질 것이다. 그런데 즉시 발생하는 통증을 통해 몸의 면역체계는 5등급 화재 경보를 듣고 부상 부위로 달려간다. 그렇지 않는다면 몸에 장기적인 문제가 생길 것이다. 출동한 면역 소방관들은 손상된 세포와 조직을 치료하기 시작한다. 소방관들이 도착했다는 것은 화재를 진압하려는 면역세포로 더 많은 혈액이 몰려들어 부상 부위가 달아오른다는 것을 의미한다. 이렇게 생긴 염증은 신경을 통해 무언가가 잘못되었다는 신호를 뇌로 되돌려 보낸다. 그 신호는 바로 일어나 뛰지 않는 것이 가장 현명한 반응이라는 조언을 담고 있다(염증에 관해서는 챕터 39를 참고한다).

무릎이 며칠 또는 몇 주 만에 낫게 되면 염증이 잦아들어 당신이 느끼는 통증이 줄어든다. 이러한 과정을 통해 당신은 통증 증상을 완화시키려면 체내의 염증을 진정시켜야 한다는 것을 알 수 있다. 이것은 통증을 완화시키는 음식을 먹으면 계단에서 넘어져도 무릎이 덜 아플 것이라는 뜻이 아니다. 만성통증, 전신통증, 또는 진단이 힘든 가벼운 통증을 앓고 있다면 몸의 염증을 잠재움으로써 통증을 완화하는 데 음식이 도움이 될 것이라는 의미다.

이제 음식에 대해 알아보자. 항염증 음식은 진통제처럼 작용하지는 않을 것이다. '두통이 생기면 다크초콜릿 2조각을 먹어라!' 같은 방식은 아니라는 소리다. 그러나 음식은 장기적으로 몸이 통증을 더욱 효과적으로 다룰 수 있도록 도와준다.

😊 BEST! 지중해식 식단

지중해식 식단은 포화지방이 적고 올리브오일, 과일, 채소, 견과류를 주재료로 먹는 식단이다. 연구들에 따르면 전통적인 지중해식 식단을 따른 사람들은 관절 문제 등 통증 및 염증과 관련된 질환이 더 적은 것으로 나타났다.[36] 이러한 결과는 엑스트라 버진 올리브오일과 호두를 꾸준히 섭취할 필요가 있음을 말해준다. 사실상 연구들은 엑스트라 버진 올리브오일이 이부프로펜과 유사한 조성을 갖고 있을 것이라고 추정한다.[37] 올리브오일이 건강한 지방이기 때문에 효과적일 것이라는 점을 고려했을 때 아보카도, 호두, 연어(오메가-3 지방산이 풍부한 생선)를 식단에 꾸준히 포함해야 한다.

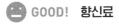 **GOOD!** **향신료**

향신료가 많이 들어간 음식도 염증 완화에 효과적일 수 있다. 예를 들어 생강에는 통증을 완화하는 데 도움이 되는 항염증 성분이 있는 것으로 밝혀졌다.[38, 39, 40, 41] 강황과 커민도 마찬가지다.[42] 강황과 커민은 인도 요리와 여러 아시아 음식에서 흔히 사용되는 향신료다. 두 향신료는 한 음식에 함께 사용되었을 때 매우 좋은 맛을 낸다.

BAD! **단순당, 탄수화물**

통증이 악화되는 지름길을 알고 싶은가? 바로 단순당과 탄수화물을 계속 섭취하는 것이다. 종종 염증을 급격히 악화시키기도 한다.[43, 44, 45] 쉽게 빠지는 함정은 당장 기운이 날 만한 음식을 먹고 위안을 삼는 것이다. 쿠키, 과자, 차게 식은 피자 한 조각과 같은 단순당이 단기적으로는 좋게 느껴지겠지만 장기적으로는 통증 외에도 다른 건강 문제가 생길 수 있다.

바꾸기 코너 통증을 줄이는 음식

OUT! 이건 빼자	IN! 이건 더하자
다이어트 탄산음료	커피. 커피를 소량 섭취하면 통증이 덜 인식된다는 연구가 있다.[46] 초콜릿도 카페인이 있으므로 도움이 될 수 있다. 그렇다고 카페모카를 주문하는 건 금물. 커피 한 잔과 다크초콜릿을 한두 조각 먹자.
당이 첨가된 과일 통조림	체리 또는 체리주스. 체리에 함유된 페놀성 화합물은 염증 및 통증 완화와 관련이 있다.[47]

CHAPTER 15

소화가 안 될 때

소화계통은 배관, 파이프, 슬러지 등 배관시설에 종종 비유되곤 한다. 집에서든 우리 몸에서든 막힘, 걸림, 누수를 포함한 다양한 문제가 생길 수 있다. 소화와 관련된 기관들은 음식물과 영양소가 몸속을 통과하고 노폐물을 몸 밖으로 내보내는 긴 여정을 관리하는 데 매우 효율적으로 작동한다.

음식의 섭취부터 몸이 음식을 처리하고 전달, 보관, 배출하는 과정까지 소화계통 전체를 자세히 들여다볼수록 당신은 감탄하게 될지도 모른다. 어떻게 이렇게 효율적으로 작동할 수 있는지 신비롭게까지 느껴지기 때문이다.

내장은 해부학적 놀이공원이다. 무언가가 잘 흘러갈 때의 소화체계는 공원 내에서 음식물을 이동시켜 몸이 열량을 에너지로 사용할 수 있도록 하는 유수풀과 같다. 그러나 당신에게 맞지 않는 무언가를 먹으면 내장은 3개의 수직 루프가 있는 롤러코스터가 된다. 상황이 더욱 나쁘면 몸속의 음식물은 자유낙하기구를 탈 준비를 하고 있을지도 모른다. 자유낙하기구는 당신을 공중으로 쏘아 올렸다가 아래로 떨어뜨린다. 물론 붙잡아줄 안전벨트는 없다.

이것이 바로 소화계통의 본질과 위대함이다. 우리의 음식과 에너지를 처리하는 소화계통은 우리 건강의 많은 부분을 담당한다.

PART 2에서 소개한 소화 과정을 통해 당신은 이미 소화가 어떻게 이루어지는지를 알게 되었다. 다시 간단히 정리해보면 음식물은 식도를 타고 내려가 위로 이동한다. 위는 다양한 소화액과 효소를 이용해 음식물을 분해하여 음식물이 더욱 액체의 형태로 장까지 내려가도록 한다. 소장은 음식물을 다시 분해하면서 영양소를 흡수하고, 이를 혈류를 통해 다른 부위로 보낸다. 대장은 수분을 흡수하여 찌꺼기를 대변으로 만든다. 이때 췌장, 간, 담낭은 모두 다양한 기능을 수행하여 독소를 제거하고 장이 제 역할을 하도록 돕는다. 남은 노폐물은 대장으로 이동하여 최종 목적지로 가게 된다.

알다시피 이 체계가 항상 원활하게 움직이는 것은 아니다. 때때로 속에서 묵직함이나 통증을 느낄 수 있다. 특정 음식을 먹은 후 상태가 악화되기도 하고 때때로 몸이 대대적으로 들고일어나 화장실의 청결을 위협하는 전면적인 공격을 하기도 한다.

그 이유는 무엇일까? 소화계통에 문제가 생기는 데에는 수백만 가지의 원인이 있겠지만 일부는 장내 박테리아인 마이크로바이옴과 관련이 있다. 우리는 좋은 박테리아와 나쁜 박테리아가 평화롭게 공존하는 환경을 만들어야 하는데, 그렇지 않을 경우 소화 문제와 또다른 문제를 일으킨다는 내용을 앞에서 다루었다. 장 건강은 우리가 먹는 음식에 영향을 받을 수도 있다. 어떤 사람들은 특정 음식이나 재료에 대한 불내증을 갖고 있다. 대표적으로 글루텐 및 유당 불내증이다. 그리고 바이러스가 몸에 침입하여 일정 기간 동안 소화계통을 엉망으로 만들어놓을 수도 있다.

어떤 경우든 장에 혼란을 일으키는 근본 원인을 찾는 것이 중요하다. 거북함 등 소화 문제의 원인이 되는 특정한 음식과 영양소를 찾음으로써, 그리고 식단에서 그러한 음식을 제거함으로써 해결할 수 있는 경우가 흔하기 때문이다. 게다가 음식을 이용해 문제를 해결하는 데 도움을 줄 수도 있다. 우리는 가장 흔하게 나타나는 4가지 소화 문제에 도움을 주는 음식을 다음과 같이 제안한다.

설사와 구토를 할 때

먹은 음식이 바로 빠져나오는 문제가 생기면 아무것도 먹고 싶지 않을 가능성이 크다. 이럴 경우 대부분은 먹지 않는 것이 옳기는 하다. 많은 음식은 증상을 악화시킬 수 있기 때문에 위가 쉴 수 있는 시간을 주는 것이 좋다. 그러나 다음의 두 가지는 예외적으로 괜찮다.

- **BRAT(바나나, 쌀, 사과, 토스트):** BRAT 식사는 위에 자극을 주지 않기 때문에 더 이상의 문제를 일으키지 않으면서, 변을 굳게 하여 설사 증상을 완화시키는 데도 도움이 된다. 만약 구토에 시달리고 있다면 마지막으로 구토를 한 뒤 약 6시간 동안은 아무것도 먹지 말자. 위가 휴식하도록 두는 게 최선이다. 수분 보충을 위해 할 수 있는 한 많은 물을 조금씩 마신다. 그 후 단단한 사탕이나 얼린 과일을 녹여 먹고 맑은 액체를 마시면서 안정을 취하자. 구토 없이 하루를 잘 견뎠다면 BRAT 식사로 먹기 시작해보자.

- **홈메이드 수분보충 음료:** 설사가 계속되고 있다면 가장 걱정해야 할 것은 체내의 영양소가 부족해지는 것이다. 손실된 수분을 보충해야 할 필요도 있을 것이다. 경구수분보충제ORS는 설사와 관련 증상이 있는 아동과 성인 모두에게 사용할 수 있는 간단한 방법이다. 집에서 수분보충제를 만들려면 설탕 6티스푼과 소금 1/2티스푼을 물 1리터와 섞는다. 소금과 설탕이 녹을 때까지 젓는다. 이 조합은 손실된 체액을 대체하고 더 많은 체액 손실을 예방하는 효과가 있다. 우리가 설탕을 권하는 것은 이번 한 번뿐이다. 설탕은 전해질의 흡수를 돕고 전해질은 체내에서 물을 끌어들인다. 경구수분보충제는 많은 사람들을 도왔다. 닥터C는 위장 바이러스를 앓을 때 이것을 몇 번 만들어 마셨고 맛이 꽤 괜찮다는 것을 알게 되었다.

변비가 있을 때

변비는 몸에서 발생한 교통체증이다. 아무것도 움직이지 않고, 아무리 경적을 울려도, 얼마나 갑갑하든 몸은 꿈쩍도 않는다. 하지만 다행히도 어떤 음식들은 막힌 길을 뚫고 차량이 조금 더 원활하게 움직이도록 만드는 역할을 한다.

- **CRAP(크랜베리, 건포도, 살구, 프룬):** 과일, 채소, 통곡물이 풍부한 식사는 장의 움직임을 촉진한다. 그중에서도 특히 이 4가지 식품으로 시작하는 것이 더욱 효과적이다. 이 식품들의 섬유질이 규칙적인 배변을 도와주기 때문이다. 섬유질은 변비와 설사를 완화시켜주며 나쁜 콜레스테롤을 낮추는 역할을 하는 것으로 나타났다. 포만감을 유지시켜주기 때문에 체중 증가를 예방하는 데에도 도움이 된다.[48] 미국인들 대부분은 충분한 섬유질을 섭취하고 있지 않다. 남성은 하루에 섬유질 20~24그램을, 여성은 24~38그램을 섭취해야 한다.

- **물:** 변비의 주요 원인은 수분 부족이다. 노폐물이 소화계통을 따라 움직일 수 있도록 하는 물이 충분하지 않으면 움직임이 느려지거나 막힘이 생긴다. 물은 많은 것을 움직이게 하는 셔틀 운전기사다. 물을 마시고 또 마시자.

역류성 질환이 있을 때

약간의 속 쓰림이나 위산 역류 또는 음식 맛이 강하게 나는 트림을 경험해 본 사람이라면 위장 아래쪽 문제만큼이나 위쪽의 문제도 괴롭다는 것을 알 것이다. 몸이 왜 때때로 해부학적 에스컬레이터를 움직여 음식을 다시 올라오게 하는지에 대해서는 진화학적 이유가 있다. 위는 무엇이든 소화 시킬 만큼 강력한 기관이다. 그러나 몸은 독성이 있는 식품을 거부하는 메 커니즘을 발전시켰다. 역류가 발생할 때 위로 올라오는 액체는 위산이다.

역류성 질환은 식도가 타오르는 느낌만 주는 게 아니라 몸에 만성적 영 향을 미치며 염증을 악화시킬 수 있다. 식사 후의 습관을 변화시킨다면(예 를 들어 식사 직후 눕거나 자기 직전에 먹는 일을 피한다면) 역류를 방지하거나 완화하는 데 직접적인 효과가 있다. 그리고 식습관에 관해서 가장 좋은 방 법은 산성이 강한 음식과 자극적인 음식을 피하는 것이다.

- **자극적이지 않은 음식:** 어떤 식품들은 위산 분비를 촉진하여 식도가 타들어가는 것 같은 증상을 일으킬 가능성을 높인다. 가장 우선적 으로 피해야 할 식품은 후추와 매운 음식, 카페인, 술이다. 어떤 사 람들에게는 초콜릿을 줄이는 것이 도움이 된다. 산성이 강한 감귤 류와 토마토도 역류를 촉진한다. 퀴노아, 껍질을 벗긴 가금류, 자극 적이지 않은 채소 등 밋밋한 음식을 먹어야 한다.

더부룩할 때

더부룩함은 사람마다 다른 느낌일 수 있다. 어떤 사람들은 가스가 차는 느낌, 꾸루룩 소리, 팽만감을 떠올린다. 어떤 증상들은 전반적으로 역류성 질환과 비슷하지만 위장이 울걱울걱한다는 느낌이 더 강할 것이다. 가스가 찬 느낌이 든다면, 먹는 음식과 먹는 방법으로 해결할 수 있다. 예컨대 탄산음료와 맥주를 마시지 않으면 뱃속의 가스가 줄어들 것이다. 음료의 기포가 뱃속의 기포를 만들기 때문이다. 그리고 천천히 식사한다면 음식과 함께 흡입되는 공기를 줄임으로써 속이 빵빵해지고 가스가 차는 현상을 방지할 수 있다.

또 다른 종류의 더부룩함도 있다. 바로 가스가 찬다기보다는 염분이 가득한 식사를 한 후 체액이 많아질 때 부종이 생기는 것이다. 지금은 그렇지 않지만 과거에는 음식을 통해 염분을 섭취하는 것이 드물었기 때문에 우리의 몸은 염분을 체내에 유지하는 법을 학습했다. 신장은 염분 수치의 균형을 유지하는 역할을 한다. 염분 섭취가 훨씬 많아진 지금 (하루 필요량은 200~500밀리그램이지만 실제 섭취량은 평균 3,400밀리그램에 이른다) 신장은 소변을 통해 염분을 걸러내기 위해 초과 근무를 하고 있다. 하지만 여과가 즉시 일어날 수 없기 때문에 과잉 염분이 물을 붙들고 있을 수 있으며, 그 결과 내장이 마치 거대한 파도풀이 된 느낌이 들게 된다. 이런 두 가지 더부룩함은 다음과 같이 해결할 수 있다.

- **소화가 느리게 되는 탄수화물:** 섬유질이 필요하기 때문에 채소를 많이 먹어야 한다. 짠 음식만 체내에 수분을 정체시키는 것이 아니라 설탕과 단순탄수화물도 그렇다. 인슐린이 염분을 모아두려고 하기 때문에 체내의 수분이 더욱 많아진다. 따라서 설탕과 단순탄수화물 대신 오트밀과 통곡물 또는 다양한 종류의 콩과 같은 복합탄수화물을 먹어야 한다.

바꾸기 코너 소화를 도와주는 음식

OUT! 이건 빼자	IN! 이건 더하자
상한 음식 또는 세척하지 않은 음식	오래되거나 조리하지 않은 음식의 박테리아가 체내로 들어와 식중독과 위경련과 같은 여러 소화계통 문제를 일으킬 수 있다. 통곡물과 깨끗이 세척한 채소를 통해 소화 건강을 개선시키는 섬유질을 섭취하자.
양념이 강하고 매운 음식	맵고 짠 음식은 속 쓰림 등을 일으킬 수 있다. 생강은 모든 종류의 소화불량을 완화하고 위를 적절하게 비우기 위해 전통적으로 사용되어온 식품이다. 생강의 효능을 입증한 공식적인 연구는 아직 없지만 시도해볼 가치가 있다.[49] 위에 자극을 주지 않으려면 계피가루와 캐러웨이◆와 같은 양념을 사용하자.

◆ 회향풀의 일종인 캐러웨이의 열매를 원료로 하는 향신료.

유제품	연어와 녹색 잎채소, 또는 햇빛에 노출된 버섯을 통해 비타민D를 섭취하자. 전통적인 유제품들은 유당 불내증이 있는 사람의 위에 자극이 될 수 있다. 유당이 없는 그리스식 요거트는 먹어도 좋다. 설탕, 시럽, 지방이 첨가되지 않았다면 더욱 좋다.
오렌지, 자몽, 토마토, 레몬처럼 산성이 강한 음식	산성이 강한 음식은 위벽을 자극하여 속쓰림을 유발한다. 사과, 바나나처럼 자극적이지 않고 부드러운 맛의 과일, 또는 아스파라거스와 아티초크와 같이 섬유질이 풍부한 채소를 먹자.
술	술은 당신을 취하게 할 뿐만 아니라 식도 괄약근을 약화시켜 속 쓰림을 일으킨다. 반면 물은 모든 것이 부드럽게 움직이도록 도와주므로 건강한 소화를 위해서는 물을 잘 마시자.

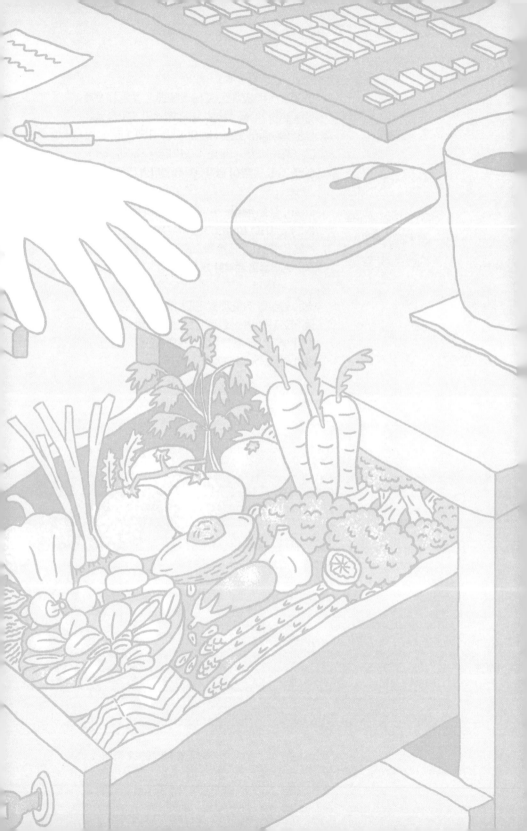

CHAPTER 16

시험을
앞두고 있을 때

시험! 시험이라는 단어를 보기만 해도 수학 시험, 받아쓰기, 그리고 수능 모의고사와 수능 시절이 떠오를지도 모른다. 시험 결과가 좋았든 엄마에게 성적표를 보여주지 않기로 결심했든 대부분 시험을 볼 때는 초조함이 따를 수밖에 없다. 결국 이것이 시험의 본질이기는 하다. 시험은 짧은 시간 동안 주제를 완전히 학습했는지, 그리고 압박 속에서도 능숙하게 해낼 수 있는지를 가늠하기 위해 치른다. 대부분은 아마도 학교 교육을 모두 마쳤을 때 연필과 OMR 카드에서 드디어 벗어났다고 생각했을 것이다.

하지만 현실적으로 생각해보자. 우리는 삶을 살면서 여러 시험을 거친다. 우리가 주기율표 118개 원소들을 기억해내느라 땀을 뻘뻘 흘리고 감독 선생님이 우리를 지켜보던 그러한 형태의 시험만 있는 것이 아니다(모든 원소를 맞춘다면 Au[◆] 별을 받았다).

그렇다. 우리에게는 매우 짧은 시간 동안 성과를 내야 하는 순간이 항상 찾아온다. 그러한 상황이 오면 우리는 뇌를 최대한 가동시켜 능력의 최대치를 끌어내야 할 것이다. 상사 앞에서 중요한 프레젠테이션을 앞두고 있을 때, 자격증을 취득하기 위해 온라인 시험에 응시할 때도 마찬가지다. 뇌 이곳저곳에서는 강렬한 신경 전류가 솟구치고 있을 것이다.

다른 신체기관과 마찬가지로 뇌는 에너지를 쓰기 위해 포도당에 의존하고 있다. 탄수화물은 몸이 즉시 에너지를 필요로 할 때 사용하는 영양소이므로 피험자들이 탄수화물을 섭취했을 때 정신적 과제와 기억 과제 수행 능력이 향상될 수 있음을 제시하는 연구들이 발표되고 있다.[1] 그렇다. 뇌는 전류 상승을 통해 많은 포도당을 소비할 수 있다(이것이 정신을 차리고 싶을 때 설탕이 들어간 음식이 당기는 이유다). 그러나 포도당을 잔뜩 소비한 후의 문제점은 이미 잘 알고 있듯이 곧 탈진하게 된다는 점이다. 따라서 성과와 관련된 과제를 할 때 비교적 짧은 일이라면 설탕이 잠깐은 도움을 줄 수 있다. 그러나 이것이 장기 과제라면 부작용을 더 조심해야 한다.

물론 단기 인지기능을 향상시키는 가장 좋은 방법은 두뇌에 좋은 음식을 꾸준히 섭취하여 언제든 집중할 수 있도록 준비 상태를 유지하는 것이다(두뇌에 좋은 음식은 295쪽을 참고한다).

◆　　금의 원소기호.

😊 BEST! 커피, 녹차

아침 습관으로 흔히 카페인을 섭취하는 데는 이유가 있다. 카페인은 여러 가지 화학 반응을 통해 정신을 깨우고 에너지와 기민함을 느낄 수 있도록 한다. 카페인은 두뇌의 화학작용에 영향을 주고 더 많은 뇌 신경세포가 활발히 움직이도록 만든다. 이러한 점에서 카페인은 시험 시간에 도움을 준다. 집중이 필요하다면 약 30분 전에 카페인 음료를 한두 잔 마시자.[2]

커피와 녹차는 건강에도 놀라운 역할을 한다. 두 음료는 심장 관련 문제와 염증의 완화에 도움을 주는 것으로 나타난다.[3, 4] 그러나 과다섭취를 하다 보면 효과가 떨어질 수 있다. 따라서 습관적으로 카페인을 섭취하고 있는 사람들은 각성이 필요한 순간에도 큰 효과를 느끼지 못할 수 있다. 그리고 심장 두근거림과 같은 부작용이 있다면 카페인을 삼가는 것이 좋다.

😐 GOOD! 100퍼센트 통곡물

몇 시간 동안 시험을 봐야 하거나 그 비슷한 상황에 있을 경우 100퍼센트 통곡물이 포함된 식사가 가장 좋다. 체내에서 느리게 흡수되는 통곡물이 조금씩 꾸준히 에너지를 공급해줄 수 있기 때문이다. 통밀 잉글리시 머핀에 설탕 없이 천연원료로 만든 땅콩버터를 발라 먹으면 단백질과 지방이 몇 시간 동안 영양 균형을 지켜줄 것이다.

☹️ BAD! 자동판매기에 있는 거의 모든 것

화려한 색으로 포장된 설탕 가득한 초코바는 매우 유혹적이다. 포도당이 밀려들면 단기적으로는 도움이 되는 것처럼 느껴지겠지만 그 효과는 오래가지 않을 것이다. 40분 정도 지나면 에너지가 급격히 떨어질 것이다. 이러한 음식은 머리를 많이 써야 하는 업무에서 실패의 지름길이다.

CHAPTER 17

면접을
앞두고 있을 때

취업 면접에는 일대일 면접, 그룹 심층 면접, 온종일 회사 내 이곳저곳을 방문해야 하는 면접 등 다양한 종류가 있다. 어떤 종류의 면접이든 지원자가 느끼는 감정은 비슷하다. 깔끔한 복장을 하고 가서 말을 잘해야 하며, 면접관을 향해 재채기를 하지 않으려는 긴장감, 기대감, 자신감, 희망 등 다양한 감정에 휩싸이게 된다.

가장 좋은 모습을 보여주기 위한 사전조사, 옷차림, 답변 연습 등의 준비를 마쳤다고 할지라도 더욱 좋은 결과를 위해 음식을 활용할 수 있다. 어떤 음식들은 당신을 더욱 똑똑하고 활력 있는 사람으로 만들어준다. 면접이 진행되는 동안 체내의 모든 엔진 실린더가 계속해서 연료를 공급해줄 수 있기 때문이다. 중요한 순간을 기다리며 다음과 같은 음식을 먹어보자.

- **아침식사:** 아침에 먹을 오믈렛에 마늘과 양파와 같은 구취 유발 음식을 넣지 않도록 해야 한다는 것은 이미 알고 있겠지만, 단순탄수화물도 피해야 할 음식이다. 머핀은 집어 들고 빠르게 먹을 수 있지만 그러한 단순당을 섭취하면 에너지가 급격히 올라가지만 면접관이 당신에게 작년에 성취한 가장 큰 성과 3가지를 말해보라고 할 즈음에는 정신이 혼미해질 수도 있다. 따라서 장시간 에너지를 사용하기 위해서는 머핀보다는 통곡물 토스트 또는 오트밀과 과일을 먹는 것이 좋다. 추가로 팁을 알려주자면 오트밀에 아마씨 가루를 뿌려라. 아마씨에는 대뇌피질의 기능을 향상시키는 알파리놀렌산이 풍부하며 각성도와 집중력을 향상시키는 비타민B도 함유되어 있다. 적당한 양의 커피는 괜찮지만 지나치게 많이 마시지 않도록 하라. 흥분 상태에서 과도한 열정을 보이는 후보를 뽑아줄 사람은 아무도 없을 것이다.

- **면접 전의 식사:** 가능하다면 면접이 있기 약 90분 전에 무언가를 먹길 바란다. 왜냐하면 90분 전은 음식 일부가 소화되어 더부룩함이나 복통을 일으킬 가능성이 낮고 지속적으로 에너지를 공급할 수 있는 충분한 시간이기 때문이다. 통곡물빵에 아보카도와 닭고기가 들어간 샌드위치처럼 3대 다량영양소가 골고루 들어간 식사를 목표로 하라. 많이 먹고 싶지 않다면 견과류 한 줌, 과일과 커피 정도의 식사도 괜찮다. 에너지를 위해 약간의 단백질을 섭취하는 것이 중요하다. MIT는 고단백 아침식사를 한 사람과 고탄수화물 아침식사를 한 사람들을

비교하는 연구를 실시했다. 그 결과 고탄수화물 식사를 한 사람들은 트립토판(졸음을 유발할 수 있는 물질) 수치가 고단백 식사를 한 사람들보다 4배 더 높았다. 그러니 나른한 상태로 면접에 임하지 않으려면 이 연구결과에 주목하자.

- **45분 전:** 커피를 마신다. 크림 대신 아몬드밀크를 넣자. 연구자들은 커피가 단기 기억력, 주의력, 문제해결능력 향상에 도움이 된다는 것을 발견했다. 심장 두근거림이 생기지 않도록 한두 잔 이상은 마시지 않도록 한다.

- **준비물:** 물 한 병과 견과류. 물은 입 안이 옷 보풀처럼 마르지 않도록 해줄 뿐만 아니라 에너지와 집중력에 도움을 준다. 중간에 식사 시간 없이 장시간 여러 차례의 면접을 해야 한다면 견과류 한 봉지를 들고 가는 것도 나쁘지 않다. 견과류에는 에너지를 공급해주는 단백질, 지방과 함께 라이신과 아르기닌이 있는데, 이 두 가지 아미노산은 초조함을 억제한다는 연구결과가 있다.

CHAPTER 18

중요한 결정을
내려야 할 때

살면서 아마도 가장 많이 해야 하는 일은 결정을 내리는 일이다. 결정은 각각 종류와 크기가 다르며 우리는 각자의 경험, 가치, 전문성, 지혜를 빌려 대부분의 결정을 큰 문제없이 내리곤 한다. 우리가 내릴 결정 중에는 비교적 간단한 결정도 있고('그래, 이 이메일을 지워야지') 매우 어려운 결정이 있다('다음 프로젝트로는 무엇을 해야 하지?'). 그중에는 인생에 큰 변화를 가져오는 중대한 결정도 있다.

중대한 결정들 중 상당수는 이직, 직업 바꾸기, 재무 등과 같이 일과 관련되어 있는 경우가 많다. 물론 일과 관련 없는 인생의 중대한 결정들도 매우 많지만 이러한 결정에도 동일한 원칙을 적용할 수 있다.

바나나 대신 육포를 먹는다고 기존 결정을 뒤집을 수 있다고 말하는 것은 아니다. 결정에는 여러 가지 요인들이 작용한다. 그러나 여전히 음식은 기분, 명료한 사고, 뇌기능 등 모든 것에 영향을 미치고 일상의 선택과 인생을 좌우할 선택을 하는 데 있어서 보조적인 역할을 할 수 있다는 점을 명심해야 한다.

우리는 당신이 어떤 결정을 내려야 하는지, 어떤 문제를 겪고 있는지에 대해 말할 수 있는 입장이 아니다. 그러나 복잡다단한 삶의 문제를 헤쳐 나가는 과정에서 음식을 잘 활용한다면 당신이 추구하고 있는 목표를 달성하는 방향으로 마음을 잡는 데 도움을 받을 수 있을 것이다.

어려운 선택을 해야 할 때

의사결정에 영향을 미치는 요인	음식을 활용하는 방법
수면 양질의 수면은 맑은 정신으로 장단점을 정리한 후 올바른 결정을 내릴 수 있도록 한다.	웬웨이 방식을 따른다면 식사 시간을 앞당기게 되므로 자연스럽게 수면의 질이 향상된다. 소화가 덜 되어 잠을 뒤척이는 빈도가 줄어들기 때문이다. 참고로 닥터R이 숙면을 위해 잠들기 몇 시간 전 애용하는 메뉴는 샐러드와 통곡물 토스트 반쪽이다. 그는 뭔가 결정을 앞두고 있을 때 물 한 잔에 연어 작은 한 조각, 호두, 통곡물 토스트를 먹는다.

명료한 사고

충동은 파괴적인 결과를 가져온다. 결정이 가져올 결과를 비판적으로 사고하지 않고 감정에 의해 결정을 내리지 말라.

뇌기능

뇌가 가장 효율적으로 기능할 때 결정을 내릴 필요가 있다.

최적의 타이밍

연구에 따르면 큰 결정을 내리기에 가장 좋은 시간은 일어난 지 몇 시간이 지난 아침 시간이라고 한다.[5] 이 시간의 각성도가 가장 높기 때문이다.

답을 찾고 있을 때는 술을 피하자. 빈 속에 결정을 내리는 일도 피해야 한다. 결국 빈속은 곧 빈 두뇌를 의미한다.

건강한 지방, 특히 연어와 바다송어처럼 오메가-3 지방산이 풍부한 '두뇌 친화적' 음식을 먹어라.

적당량의 커피나 차는 카페인 효과 덕분에 각성도를 높인다. 지나친 카페인은 불안정한 상태에서 결론에 이를 위험이 있기 때문에 한두 잔 이내로 마셔야 한다.

CHAPTER 19

바쁘게
이동 중일 때

건강한 식생활에 있어서 그 치열한 싸움을 지배하는 한 가지 단어가 있다. 치즈 케이크? 아니, 바로 자제력이다. 선택, 환경, 유혹에 대한 제어력을 유지하는 것(342쪽의 웬웨이 십계명을 참고하자)이 건강한 식생활의 핵심이다. 장보기, 배고프지 않도록 하기, 식사 시간 조절 등을 통해 더 많은 요소를 제어할 수 있다면 건강하지 않은 식습관을 건강한 식습관으로 바꿀 확률이 높아진다.

알다시피 제어하는 건 쉬운 일이 아니다. 당신의 생활을 생각해보자. 때때로 당신의 일정은 공항 관제탑의 업무일지와 같다. 항공기들이 온갖 방향으로 움직이고 당신은 할 일 목록에 따라 항공기들을 이륙시키거나 착륙시킨다. 그러다 보니 때때로 건강한 식생활을 하겠다는 결심이 무너질 수 있다.

항상 바쁜 당신에게 일반적으로 다음과 같은 일상이 펼쳐진다. 당신은 약속에 약속을 지키느라 많은 곳을 다니고 있다. 위가 어미 호랑이처럼 으르렁거릴 때 할 수 있는 일은 휴게소에 가서 이동 중에 먹을 수 있는 무언가를 집어오는 것이다. 충분히 이해한다. 우리 모두의 삶은 정신없기 때문에 당신이 항상 연어버거를 싸서 다닐 수 없다는 것을 안다. 예전에 닥터R은 강연을 한 후 사막에 갇혀 20시간 이상 아무것도 먹지 못했던 적이 있는데, 그가 차를 세울 수 있는 곳은 허름한 주유소 한 곳뿐이었다. 주유소 매점에서 그는 전자레인지로 고구마를 데워서 이미 갖고 있던 견과류와 물과 함께 먹었다. 얼마나 대단한 의지인가!

당신은 우리가 무엇을 이야기하는지 정확히 알고 있을 것이다. 편의점에 들어가보면 거의 모든 제품이 살을 찌게 만들 것처럼 보인다. 포장된 페이스트리, 식욕을 부르는 핫도그, 가스연료탱크만 한 탄산음료 컵들. 편의점은 물건을 빨리 살 수 있는 곳일 뿐만 아니라 당뇨병으로 병원에 직행하도록 만드는 지름길이다.

그렇다면 어떻게 해야 할까? 전략을 세워라. 당신이 어쩔 수 없이 편의점 음식으로 때워야 한다면 다음과 같은 음식을 몸에 주입해야 한다.

- **견과류 한 봉지:** 견과류는 단백질과 건강한 지방을 함유하고 있다. 다행히 요즘에는 편의점에 소포장 무염견과류 제품을 쉽게 살 수 있다. 설탕이나 꿀이 코팅된 제품은 피해야 한다.

- **생수:** 수분 보충은 중요하기 때문에 편의점 냉장고에서 가장 좋은 음료는 열량이 높고 설탕이 들어간 음료가 아니라 생수 한 병이다. 아니면 커피나 차를 마셔도 좋다. 설탕과 우유 없이 마시자.

- **소포장된 과일:** 과일맛 젤리를 말하는 것이 아니다. 많은 편의점에서 사과와 바나나, 베리류 등 과일들을 판매하고 있다.

- **그리스식 요거트:** 그리스식 요거트는 단백질을 섭취하기 위한 좋은 선택이다. 가능하다면 당이 첨가되지 않은 제품을 고른다.

- **후무스:** 프레첼을 찍어먹는 소스로 종종 찾아볼 수 있는 후무스는 단백질과 건강한 지방이 가득한 간식이다.

한 가지 더 말하자면 건강하게 '보이는' 제품에 주의를 기울여야 한다. 곡물바와 에너지바는 마치 건강한 음식처럼 보이지만 당분 함량이 높은 경우가 많다. 쉽게 먹을 수 있어서 좋아 보이는 육포에는 단백질이 많을까? 일단 물러나라. 가공육에 사용된 재료들이 단백질의 긍정적인 힘을 무색하게 만들 확률이 더 높다. 마지막으로, 만약 음료수 기계의 탄산음료가 당신을 유혹한다면 얼음 컵에 탄산수를 채운 뒤 가던 길을 계속 가라.

CHAPTER 20

비즈니스 행사에
참석할 때

우리 주변에는 떼어놓기 힘든 좋은 짝들이 많다. 땅콩버터와 빵, 닥터C와 휴대폰, 닥터R과 클리블랜드 캐벌리어스◆ 유니폼. 또 뭐가 있을까? 음식과 직장생활도 떼어놓을 수 없는 한 쌍이다.

당신이 어떤 업종에 속해 있든 직장생활은 먹는 활동과 연결되어 있다. 직장에서의 모습을 떠올려보자. 오찬회의, 직원 휴게실에 놓여있는 빵, 회의실에서 나눠주는 사탕, 회식, 자동판매기, "같이 피자 주문해서 드실 분?"

이러한 생활 속에서 웬웨이 방식을 유지하는 것은 꽤 까다로운 일이다.

◆　오하이오주 클리블랜드를 연고로 하는 NBA 농구팀.

특히 이동이나 외근이 많거나 엄청나게 대화를 나누고 이것저것 먹게 되는 사교행사에 참석할 일이 많은 사람들에게 그렇다. 당신이 직접 음식을 준비해 먹을 때는 무엇을 먹어야 할지, 어떻게 재료를 조리하고 언제 먹을지를 조절하는 일이 그런대로 가능하다. 하지만 칼로리가 4자리 수에 이르는 미니핫도그, 치즈 소스, 자두 한 알 크기의 디저트 쟁반들에 둘러싸여 있는 상황에서는 크게 다르다.

이 점을 말하고 싶다. 사회생활을 하면서 그다지 건강하지 않은 음식을 가끔 먹는 것은 건강에 위협이 되지 않는다. 그러나 당신이 언제나 뷔페의 공격에 무너진다면 좋은 영양소를 제대로 섭취하지 못하고 건강에는 적신호가 켜질 것이다.

그래서 여러 가지 대책을 마련했다. 먼저 당신이 여러 유혹들의 포격을 막아낼 수 있도록 건강한 전략들을 제시할 것이다. 두 번째, 우리는 전략들을 통해 행사에 참석한 당신이 에너지 수준과 프로정신을 관리할 수 있도록 돕고자 한다.

다음은 당신이 곤란에 처해 있을 때 건강한 음식에 집중하는 방법을 담은 우리의 제안서다.

제안서

수신인: 이 글을 읽고 있는 독자

발신인: 닥터R, 닥터C

제목: 비즈니스 행사에서 어떻게 먹을 것인가

우리는 당신이 회의실과 직원모임에 갈 때마다 과자와 핑거푸드의 포로가 되었다는 정보를 입수했다. 우리는 당신이 매일의 목표와 연간 목표를 달성하기 위한 전략적 결정을 내릴 때 사용할 수 있는 방법들을 제안하고자 한다. 인생에 가장 현명한 투자를 했을 때 좋은 기회들이 생길 것이다.

- **사전 준비를 하자:** 참석할 행사에 건강하지 않은 음식들이 많겠다고 예상된다면 가기 전에 사과 한두 개를 먹어라. 사과의 섬유질과 영양소들로 배를 채우면, 보이는 모든 것을 먹고 싶은 충동과 과식을 막을 수 있다.

  수분과 카페인을 섭취하라. 물, 물, 물. 물은 행사 전에 좋은 효과가 있으며 행사 중에도 조금씩 마시는 것이 현명하다. 물은 술을 많이 마시지 않도록 도와주기도 한다(열량이 없는 탄산음료 또는 단 음료와 섞은 술을 특히 멀리하라). 또한 손에 커피를 들고 조금씩 마시고 있으면 식욕이 무뎌져서 도넛이 담긴 쟁반이 앞에 와도 집어 들고 싶은 욕구를 잠재울 수 있다.

- **행사 환경을 조사하자:** 뷔페가 제공될 경우 무언가를 집기 전에 어떤 음식들이 있는지 라인 전체를 확인하라. 그렇게 함으로써 정말 먹고 싶은 음식을 전략적으로 파악할 수 있다. 음식의 종류가 너무 많으면 먹을 수 있는 모든 것을 먹고자 하는 생물학적 기본 욕구가 자극될 수 있다. 당신 안의 네안데르탈인 본능을 제어하는 데 어려움이 있다

면 채소는 마음껏 먹어도 괜찮다는 점을 명심하라.

- **업무에 집중하자:** 이러한 파티 상황에서는 네트워킹, 정보 소개 또는 경청과 같은 업무 활동의 배경으로 음식이 펼쳐져 있다. 따라서 일을 생각하다가 이것저것 먹게 될 위험이 있다. 일의 목적과 일을 통해 얻는 기쁨에 대해 생각하라. 행사의 본 목적에 충실할 때 당신은 베이컨으로 감싼 새우에 정신을 빼앗기지 않을 것이다.

- **자신과의 약속을 하자:** 건강하지 않은 식사를 하게 된다고 매번 행사 참석을 피할 수는 없을 것이다. 그러나 다가오는 행사가 건강에 도움이 안 될 것 같다고 생각되면 이 방법을 제안한다. 어느 정도의 채소(예를 들어 당근스틱이나 익힌 채소)와 지방이 적은 단백질(닭꼬치구이 또는 칵테일새우)을 먹을 것이라고 자신과 약속하는 것이다. 그러한 음식을 우선적으로 먹겠다는 약속을 지킨 후라면 약간은 자극적인 음식을 먹어도 괜찮을 것이다. 또한 행사에서 절대 먹지 않을 음식을 한 가지 정해두어라. 이러한 방법으로 다른 음식들을 조금씩 먹겠지만 적어도 문제가 되는 음식 한 가지는 제외할 수 있다.

- **마지막 제안:** 당신이 비즈니스 행사를 기획한다면 웬웨이 방식에 부합하는 음식을 더 많이 포함하도록 노력하라. 좋은 행사 메뉴들을 제안하는 'healthymeeting.org'에 방문하여 정보를 얻어라.

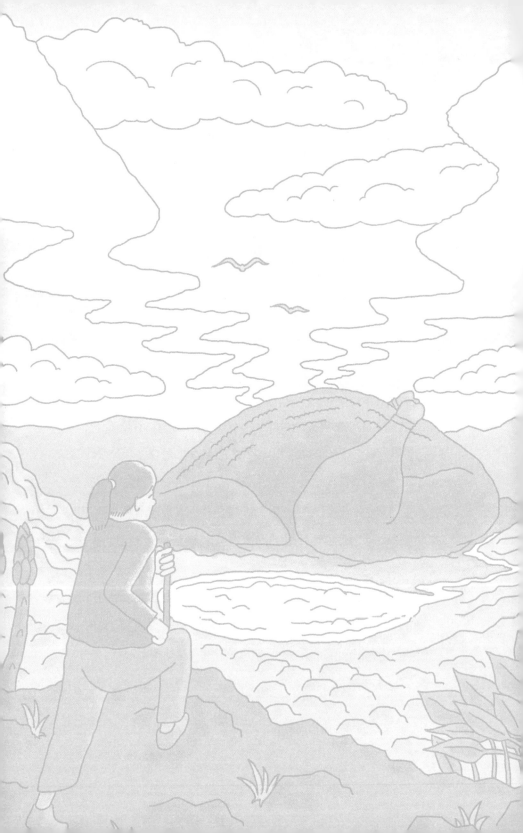

CHAPTER 21

휴가를 떠났을 때

우리 모두는 휴가를 서로 다르게 정의한다. 해변의 해먹에 누워 천국처럼 보내는 휴가든, 유럽 도시의 골목을 누비는 여행이든 음식과 건강의 관점에서는 공통점이 있다. 뇌를 쉬게 하고 새로운 것을 보며 가족과 시간을 보내는 휴가 기간 중에 유지해왔던 일정한 식습관이 무너진다는 점이다.

휴가는 대단한 추억이 될 수 있다. 하지만 휴가는 당신의 허리띠, 동맥, 그리고 장기적으로는 수명의 한계를 시험하는 계기가 될 수도 있다. 하루나 이틀 정도 긴장을 푸는 것은 문제가 되지 않는다. 그러나 휴식 기간 동안 몇 킬로그램 찌는 것 말고도 웬웨이의 리듬에서 영영 벗어나게 되면 어떻게 될까?

그렇기 때문에 휴가 중에 먹는 음식이 매우 중요하다. 우리는 로마에서

와인과 피자를 즐기거나 수영장 앞에서 우산이 꽂힌 칵테일을 마시는 당신의 손을 찰싹 치면서 저지하려는 것은 아니다. 진심으로 당신이 일상에서 벗어나 즐거운 시간을 갖기를 바란다! 단지 식습관의 일탈로 인해 건강의 위험요인을 휴가 기념품으로 챙겨오지 않기를 바라는 것이다.

그런데 힘겹게 쌓아올린 성과를 무너뜨리지 않고도 어떻게 규칙에 얽매이지 않는 휴가를 즐길 수 있을까? 그것은 당신에게 큰 숙제일 것이다.

휴가를 떠나기 전에 간단히 전략을 수립해두는 것이 그 방법이다. 어디를 방문하고 언제 여권을 재발급받아야 하는지, 모든 종류의 신발을 갖추기 위해 계획을 세우는 것처럼 휴가 중 무엇을 먹을 것인지 생각해보는 시간을 갖길 바란다. 가장 간단한 방법은 집을 떠나 있어도 우리가 이미 논의한 영양소와 시간에 집중하여 웬웨이 방식을 따르는 것이다. 방문하는 국가에 따라 이른 시간에 더 많은 양을 먹는 문화가 있기 때문에 웬웨이를 실천하기가 더 쉬운 곳도 있다.

당신은 외식을 하면서도 웬웨이 철학을 실천할 수 있다. 그렇다. 메뉴에서 채소가 가득한 샐러드를 선택하는 것이 언제나 최선이다. 또 다른 방법은 마트에 가서 건강한 간식을 사두는 것을 휴가 계획의 첫 순서로 삼는 것이다. 여행지의 숙소에 주방이 있다면 몇 끼는 직접 요리해서 먹기로 결심하는 것도 좋다. 누가 가장 건강한 샐러드바 레스토랑을 찾을 수 있는지 내기하는 것도 좋은 아이디어다. 외국요리를 즐길 수 있는 곳에 머물고 있다면 직접 재료를 사서 현지 방식으로 요리해보자. 그것만큼 제대로 현지 문화를 즐기는 방법도 없을 것이다.

'살찌는 여행'을 벗어나는 웬웨이 전략을 위해 몇 가지 작은 약속을 해 보자.

- **나눠서 먹자:** 미국인의 3분의 2는 식당의 메인 메뉴를 주문해서 끝까지 다 먹는다고 말한다. 그런데 1인분이 어마어마한 양이라면 큰 문제다. 여행을 같이 간 사람들과 메인 메뉴를 나눠먹거나 음식이 나오기 전에 절반은 포장하고 나머지 절반만 달라고 요청하자. 포장한 음식은 호텔로 가져가서 다음 날 아침이나 점심으로 먹는다. 이것은 열량을 절반으로 나누고 돈도 절약할 수 있는 방법이다. 특히 여러 명이 함께 여행을 할 때는 몇 가지 메뉴를 함께 나눠 먹을 수 있으니 더욱 좋다.

- **까다로움을 재정의하자:** 소스를 뿌리지 말고 따로 달라고 하거나, 감자 튀김 대신 채소, 빵 대신 양상추를 달라고 하면 식당 직원과 요리사에게 까다로운 손님이 되는 것 같아 왠지 꺼려진다. 하지만 스스로를 까다로운 사람이 아니라 건강을 챙기는 사람이라고 생각해야 한다. 오히려 식당에 '손님이 좋아하고 건강한 방식으로' 요리하는 방법을 알려주는 것이다. 샐러드드레싱을 올리브오일로 바꾸는 것처럼 식당의 일상적인 조리법에서 몇 가지만을 변화시키면 동맥 막힘을 부르는 요리가 빠르게 동맥을 청소하는 요리로 바뀐다. 치즈버거를 먹으려고 휴가를 가는 것이 아니라는 것을 명심하라. 휴가는 사랑하는 사람들

과 함께 시간을 보내고 가보고 싶었던 장소를 새롭게 알아보는 데 의미를 두자. 그것이 당신이 여행으로 기억할 추억이다.

- **전략적으로 일정을 세우자:** 여행 일정에 식사 후 걷기를 넣자. 걷기는 해로운 음식의 잠재적 타격을 상쇄하고 갑자기 늘어난 열량을 연소시키며 소화를 돕는다. 특히 점심을 많이 먹고 저녁을 가볍게 먹는다면 오후에 산책을 나가는 것이 효과적이다.
  관광을 가기 전 아침에 운동 시간을 마련해두는 것도 좋다. 15~20분의 운동도 결정적인 역할을 할 수 있다. 그 이유는 무엇일까? 아침 운동은 열량을 연소시킬 뿐만 아니라 정신적으로도 도움이 된다. 운동은 몸에게 오늘도 건강한 하루가 될 것이라고 알리는 메시지다. 이미 땀을 흘리며 운동에 투자를 했다면 아이스크림을 잔뜩 먹을 생각이 없어질 수도 있다. 당연히 쉽지는 않겠지만 여행 중 몇 차례의 짧은 운동시간을 계획해두자. 긍정적인 도미노 효과가 생길 것이다.

- **가벼운 먹기 게임을 하자:** 휴가 중에 뭔가를 책임지고 싶은 사람은 없다. 그렇게 하지 않으려고 휴가를 떠나는 것 아니겠는가. 그렇다면 하루에 몇 보를 걸었는지 확인하면서 뿌듯함을 느끼는 것처럼 휴가 중에 그러한 성취감을 주는 다른 활동을 추가해보면 어떨까? 가령 여행을 같이 간 사람들과 함께 매일 누가 과일과 채소를 가장 많이 먹었는지 게임하는 것이다. 가벼운 경쟁은 모든 사람들이 조금씩 더 과일

과 채소를 섭취하도록 영감을 줄 것이다. 그렇게 한다면 나머지는 채소들이 알아서 당신의 몸에 양질의 영양소를 공급해줄 것이다. 섬유질로 포만감을 느끼게 되면 길에서 파는 핫도그의 유혹을 이길 가능성도 높아진다.

- **사이드 메뉴를 확인하자:** 요즘에는 많은 식당에서 사이드 메뉴를 판매한다. 일반적으로는 애피타이저와 메인 메뉴를 먹으면 사이드에 신경을 쓸 겨를이 없다. 하지만 메뉴판에서 사이드 메뉴를 잘 보면 훌륭한 제철 채소를 찾을 수 있다. 채소 사이드 메뉴는 좋은 애피타이저가 될 수 있다. 그리고 몇 가지 채소 사이드가 더 추가되면(버터는 제외하라) 메인 메뉴를 대체할 수도 있다. 창의적인 식당이라면 메뉴에 있는 어떤 음식보다도 맛있게 조리해줄 것이다.

- **물을 마시자:** 물, 물, 물. 몸을 움직이려면 물이 필요하며 물은 유혹을 떨칠 수 있는 비밀 병기다. 물을 충분히 마시면 종일 당분이 많은 식사나 디저트가 당기지 않을 것이다. 날진[◆]이나 스테인리스 스틸 물통을 장만하면 유용하게 쓰일 것이다. 물통에 물을 채워 들고 다니면 플라스틱통에 담긴 음료에 의존하지 않아도 된다.

◆　Nalgene, 가벼운 아웃도어용 물통 브랜드.

마음속에 큰 그림을 그려보자. 건강에 대한 큰 그림을 그리라는 것이 아니다(물론 그것이 진정한 큰 그림이 될 수 있겠지만 말이다). 우리가 말하는 큰 그림은 휴가를 가는 이유가 음식이 아니라는 점을 기억하는 것이다. 스페인에 가면 파에야를, 메인 주에 가면 랍스터롤을 반드시 먹어야 하는 것은 아니지만 우리는 당신이 다양한 지역의 고유한 맛을 느끼기를 바란다. 하지만 당신이 여행을 가는 진정한 이유는 한 가지가 아닐 것이다. 자신이 생각하는 여행의 이유들을 기억하고 휴가지에서 녹은 버터의 질감이 아니라 탐험의 즐거움에 흠뻑 빠지길 바란다.

만약 가능한 한 현지 음식을 많이 먹을 계획이라면(닥터C는 현지 요리 수업을 들을 수 있는 지역으로만 휴가를 떠난다), 무언가를 주문했다고 끝까지 다 먹을 필요는 없다는 점을 명심하라. 음식 남기지 않기를 실천하기로 했다면 안타까운 일이지만 다양한 음식들을 다 먹으려면 몇 입 정도만 맛보는 것으로도 호기심을 충족하기에 충분하고 더부룩함, 과식, 불쾌한 기분에서 멀어질 수 있다.

한 가지 더 말할 것은 돌아와서 실천할 웬웨이 식단을 계획(재료 구매 시간 등)하는 일도 잊지 말라는 것이다. 휴가지에서 건강하게 먹었는데 정작 돌아와서 습관이 흐트러져서는 안 될 것이다.

CHAPTER 22

명절이나 축제 때

명절과 축제일에는 일종의 '타락한' 식생활이 떠오른다. 핼러윈에는 사탕이 한 가득 담긴 주머니들, 밸런타인데이에는 초콜릿 상자들이 등장한다. 추수감사절은 호박파이, 그레이비, 3층으로 쌓은 매시포테이토, 마시멜로를 잔뜩 얹은 고구마 캐서롤이 연상된다. 생일에는 케이크를, 새해전야에는 샴페인을, 독립기념일에는 햄버거와 핫도그를 먹는다. 더 작은 축제 행사, 기념일 파티, 마가리타를 부르는 특별한 축제들은 아직 말도 하지 않았다.

마음껏 음식을 즐겨야 할 명절과 축제일에 군이 '금지 구역'을 지정하고 싶지는 않다. 불가능할 것을 알기에 완벽을 주장하지도 않을 것이다. 후무스로 만든 생일케이크를 먹어야 할 것 같은 기분이 들게 해서도 안 된다.

그러나 절제에 대해 이야기를 해보자. 축하의 시기에도 당신은 식욕을 관리하고 과식을 자제하며 누가◆와 같은 동맥 킬러로 배를 채우지 않을 수 있다. 한 주에 여러 차례 위장을 괴롭히다보면 동맥혈관의 손상부터 장내 박테리아의 변화(알다시피 이로 인해 염증을 유발하는 노폐물이 늘어날 수 있다)까지 수많은 문제를 불러오게 된다. 탐닉의 기회를 생일, 휴가, 결혼식과 같은 다른 특별한 순간을 위해 남겨두어라. 물론 드라마를 몰아보는 날은 절대 특별한 순간이 아니다!

당신은 명절 음식의 문제를 전략적 행동(예를 들어 감자칩과 소스 대신 견과류 먹기)을 통해 똑똑하고 종합적인 접근법으로 일부 완화할 수 있다. 당분이 많은 음식, 가공식품, 고열량 식품에 대한 노출을 줄이는 것도 효과적이다. '바꾸기 코너'에서 제안하는 음식들도 참고하라. 아마도 당신이 할 수 있는 가장 현명한 선택은 배고픈 상태로는 파티에 가지 않는 것이다. 파티 시작 20~30분 전 과일이나 통곡물처럼 섬유질이 많은 간식을 먹고 간다면 배고픔을 제어할 수 있어 마시멜로 디저트를 무한 흡입할 가능성이 줄어든다.

명절과 기념일의 종류, 가족, 전통에 따라 상황은 다르겠지만 수많은 고열량 음식 앞에서 활용할 수 있는 다음과 같은 기본 전략들을 시도해보자.

◆ 견과류를 설탕과 물엿으로 굳힌 프랑스 과자.

😊 BEST! 물

이미 알고 있다고? 명절 음식을 이야기하면서 '물'이라는 주제가 나오면 어딘가 실망스럽다. 하지만 물은 명절 기간 동안 음식에 지나치게 집중하지 않도록 도와주며, 저조해진 컨디션을 회복시켜주는 당신의 수호천사가 될 수 있다. 그 이유는 무엇일까? 가장 먼저, 물은 배고픔을 관리하여 과식을 피할 수 있도록 해준다. 핼러윈 사탕 한 알이 순식간에 스니커즈 미니 234개가 될 수 있다.

또한 술을 마시는 중 조금씩 물을 마신다면 음주 속도를 낮출 수 있다. 술은 판단력을 흐리게 할 수 있기 때문에 취했을 때는 몸에 나쁜 음식을 엄청나게 먹을 위험이 있다. 물은 모든 것을 느리게 만들고 그러한 유혹을 떨칠 수 있도록 도와준다. 게다가 오른손은 악수를 하거나 손짓을 하는 데 쓰고, 왼손에는 물을 한 잔 들고 있으면 일단 음식을 집을 손이 없는 것이다. 소화계통의 기능을 돕고 숙취와 두통(두통은 수분 부족으로 일어나기도 한다)을 완화하는 등 물 자체의 다른 좋은 점들은 말할 것도 없다. 특히 술을 많이 마실 것 같은 기분이 들 때 물을 충분히 마셔서 폭주에 브레이크를 걸어라. 그렇게 한다면 과식의 부작용을 걱정하지 않고 좋아하는 음식을 적절하게 즐길 수 있다.

😦 GOOD! 모둠 채소

초콜릿 디저트의 악영향에 맞서기 위해서는 충분한 채소를 먹는 것만큼 더 좋은 대책은 없다. 명절 만찬이나 파티의 핑거푸드를 먹을 때도 접시에 채소를 가득 담아라. 채소에는 각종 항산화제와 건강에 좋은 성분들 뿐만 아니라 유혹을 뿌리칠 수 있게 도와주는 섬유질로 가득 차 있다. 애피타이저, 술, 명절음식을 너무 많이 먹고 있다면 그 사이에 당근스틱, 그린빈스, 샐러드를 함께 먹으려는 의식적 노력을 기울여야 한다. 이 접근법은 특히 오후 6시 이후에 단순탄수화물을 피하는 우리의 전략과도 일맥상통한다.

😞 BAD! 빵과 쿠키

앞에서 말했듯 순간의 과식을 조심하겠다고 의식하는 한, 명절은 우리가 당신에게 편하게 먹을 수 있는 프리패스를 주는 드문 기회다. 그러나 100퍼센트 통곡물로 만들지 않은 빵과 쿠키만큼은 먹을 음식 목록에서 제외하기를 바란다. 크리스마스 쿠키와 추수감사절 호박파이 역시 마찬가지다. 왜일까? 혈당을 높이고 장내 박테리아를 변화시켜서 염증이 두 배로 늘어날 조건을 만들기 때문이다. 대부분의 빵은 최악의 지방인 포화지방을 함유하고 있으며 2020년까지는 많은 제품들이 부분경화유를 사용해서 만들어졌을 수 있다. 부분경화유가 함유하고 있는 트랜스지방은 미국 식품의약국FDA이 심장병 위험 증가를 이유로 일반적으로 안전하다고 인정되는 식품 목록에서 제외하겠다고 발표한 성분이다. 부분경화유를 사용한 제품이 판매가 금지될 때까지 트랜스지방을 피하려면 라벨의 제품 성분표에 부분경화유가 있는지 확인하면 된다.

바꾸기 코너 명절과 축제에서 즐기기 좋은 음식

OUT! 이건 빼자	IN! 이건 더하자
밀크초콜릿	다크초콜릿. 다크초콜릿에는 노화를 촉진하는 지방이 적고, 활성산소로 인한 질환을 예방하는 카테킨을 포함한 여러 플라보노이드 성분이 함유되어 있다.
매시포테이토	오렌지즙을 살짝 뿌리고 구운 마늘을 곁들인 고구마구이. 정말 맛있는 대체음식이다! 보통 버터와 크림을 잔뜩 사용한 매시포테이토에 비해 지방도 적다.
버터와 쇼트닝	버터와 쇼트닝이 필요한 요리법이 있다면 당분을 첨가하지 않은 애플소스를 사용하자. 섬유질이 풍부한 애플소스는 베이킹에서 수분을 잡아준다.

섹션 4: 여가생활
AT PLAY

칠면조는 기본적으로 지방 함량이 적은 건강한 단백질원이다. 그러나 추수감사절이라는 분위기 속에서 이 건강한 재료는 건강의 적으로 변한다. 그렇다면 가능한 한 건강한 칠면조구이를 만들어보자. 먼저, 맛있다는 미사여구로 가득한 칠면조를 피해서 구매하자. 버터나 열량 높은 기름 또는 염도 높은 첨가제가 들어있을 가능성이 높다.

칠면조뼈, 양파, 당근, 허브를 넣어 직접 만든 육수로 소스를 만들자. 이 육수를 이용해 그레이비를 만들면 그레이비가 더욱 깊고 풍부한 맛을 낸다. 육수를 직접 만들지 않는다면 트랜스지방 또는 포화지방이 없는 저염 육수를 사용하자.

스터핑◆을 칠면조 안에 넣지 말고 따로 조리하여(100퍼센트 통곡물을 사용하자) 칠면조 기름을 흡수하지 않도록 한다.

옥수수전분이나 밀가루 같은 증점제 없이 그레이비소스를 만든다. 묵직한 느낌을 원한다면 칠면조뼈 육수를 졸여 점도를 높인다. 더욱 점도가 높기를 바란다면 채소 퓨레를 넣고, 최신식 조리법을 시도하려는 사람은 잔탄검◆◆을 몇 그램 사용해보자.

◆　　　칠면조 뱃속에 집어넣는 곡물, 다진 채소 등의 재료.

◆◆　　　양배추 등의 채소에서 얻은 균으로 만든 천연증점제.

CHAPTER 23

경기 관람을 갔을 때

야구를 좋아하든 하키, 농구, 테니스, 미식축구, 축구를 좋아하든 스포츠 경기 관람은 여러 의미가 있다. 경기장에 있는 당신의 감정은 응원하는 팀이 어떻게 하느냐에 따라 롤러코스터처럼 움직일 수 있다. 또한 밝은 조명, 북적거리는 인파, 장내 아나운서의 방송, 사이드라인의 공연자들이 당신의 감각을 압도하고 있다. 이것은 당신이 영양학적 대재앙을 맞이하고 있다는 것을 의미한다. 산더미처럼 쌓인 나초, 다양한 튀긴 음식들. 매년 새롭게 개발되는 기괴한 음식 조합들은 또 어떠한가. 한 야구장에서는 크래커잭스◆과 맥앤치즈를 올린 핫도그를 판매한다![1]

◆　캐러멜 코팅 팝콘과 땅콩이 들어있는 미국의 과자 브랜드.

우리는 당신의 즐거움에 찬물을 끼얹고 싶지 않다. 이것이 바로 클리블랜드 브라운스⁺의 정신이다! 당신에게 야구장에 가는 것이 가끔씩 자신에게 주는 상이라면 그곳에서 약간은 긴장을 풀어도 좋다. 하지만 경기장에서 조금 더 현명하게 먹는다면 경기를 즐겁게 관람하면서도 유니폼을 입은 미식축구 선수 몸처럼 된 것 같은 기분을 느끼지 않을 수 있다. 닥터R은 스포츠경기를 자주 보러 가는데, 과카몰리나 후무스에 찍어먹을 셀러리 스틱을 가져가는 습관을 들였다. 외부음식 반입이 가능한 곳이라면 건강한 지방이 있는 스낵으로 기분 좋게 관람하며 환호할 수 있다.

집에서 경기 관람하기

코넬대학교에서 실시한 연구는 텔레비전에서 더 많은 신체활동을 보여줄수록 시청자는 생각 없이 더 먹게 된다는 것을 관찰했다.[2] 친구나 가족과 함께 스포츠 중계를 보기로 했는가? 중앙에 건강한 음식들을 두는 것을 잊지 말자. 채소와 후무스는 감자칩과 디핑소스의 조합만큼 먹는 재미가 있다.

경기장에서 판매하는 열량 폭탄의 유혹에 대비하는 가장 좋은 방법은 일단 경기장에 들어서자마자 보이는 튀김음식 앞에서 주저하지 않고 죄

⁺   클리블랜드를 본거지로 한 NFL 미식축구팀.

석까지 바로 가는 것이다. 이것에 성공하려면 출발 전에 건강한 식사를 하고 충분한 물을 마셔서 경기장 음식에 대한 갈망을 줄이는 것이다. 견과류 한 봉지나 셀러리스틱은 선수들의 위기 순간에 발생하는 당신의 위기 순간을 해결해줄 것이다. 한 가지 팁을 더 말하자면 경기장에 들어서자마자 당신의 눈길을 사로잡는 치즈 가득한 간식이 보일지라도 지갑을 꺼내기 전에 경기장 한 바퀴를 돌아라. 동맥을 틀어막는 재료 없이도 경기를 보는 기분을 만끽할 수 있는 건강한 대안이 몇 가지 있을 것이다. 운동 효과도 덤으로 얻을 수 있다.

경기장 음식을 아예 먹지 않는 것도 방법이다. 닥터R은 1970년대에 경기장을 찾기 시작했는데, 당시 그는 경기장 내부에서는 많이 먹지 않다가 경기가 끝나면 경기장 주변에서 열리는 파티에 가서 음식을 먹는 습관이 있었다. 그러던 어느 날 그는 상사의 아내가 준비해준 스프레드에서 건강하면서도 대단한 맛을 발견했다. 과카몰리, 채소, 얇게 썬 연어와 통밀빵, 호두를 뿌린 다크초콜릿, 와인도 훌륭했다. 그때 닥터R은 먹으면서 축제를 즐기는 일(또는 먹으며 우울함을 푸는 일)이 즐거운 동시에 건강할 수 있다는 것을 깨달았다.

심장이 멎을 것 같은 경기장의 스릴은 좋지만 우리는 음식이 정말로 당신의 심장을 정지시키는 일이 없기를 바란다.

😊 BEST! **땅콩**

건강한 음식들로 매점을 채우는 선구안이 있는 경기장이 아니라면 우리는 땅콩이 최고의 선택이라고 생각한다. 콩류와 함께 견과류는 단백질과 건강한 지방을 함유하고 있다. 땅콩은 열량밀도가 높긴 하지만 포만감을 주고 비싼 음식으로부터 시선(그리고 지갑)을 멀리할 수 있는 좋은 간식이다. 무엇보다도 껍질이 있는 땅콩이라면 껍질 까는 과정이 먹는 속도와 소화 속도를 늦춰줌으로써 한 번에 많은 땅콩을 집어먹지 않도록 도와줄 것이다.

😐 GOOD! 칠면조 소시지, 그릴드 치킨 샌드위치

어떤 경기장에서는 칠면조 소시지나 그릴드 치킨 샌드위치를 판매한다. 이러한 음식은 (특히 핫도그 번 없이 먹는다면) 핫도그, 돼지고기 소시지, 햄버거보다 좋은 선택이다. 일반적인 경기장 음식들에 비해 훨씬 건강한 샐러드(드레싱은 조금만 먹도록 한다)와 초밥을 판매하는 경기장도 있다.

😞 BAD! 닭날개구이, 치즈 스테이크, 나초, 탄산음료 등

피해야 할 음식이 매우 많다. 가끔씩 먹는다고 죽지는 않겠지만 경기장에 갈 때마다 이러한 음식들을 즐기다 보면 병원에서 여러 밤을 보내게 될 것이다.

바꾸기 코너 경기장에서 먹기 좋은 음식

OUT! 이건 빼자	IN! 이건 더하자
치킨텐더	그릴드 치킨 샌드위치. 그릴에 구운 음식은 언제나 튀김보다 우월하다. 대신 끈적거리는 소스를 피해야 한다.
핫도그	칠면조 소시지는 열량이 적고 나쁜 지방을 덜 섭취하면서도 현장의 기분과 맛을 즐길 수 있다.
솜사탕, 캐러멜 팝콘	땅콩. 땅콩의 단백질과 건강한 지방은 화려해 보이는 단순당 식품보다 영양학적으로 우수하다.
피자	칠면조 또는 닭고기 랩은 지방이 적은 단백질을 제공한다.
감자튀김, 나초	어떤 경기장에서는 통옥수수가 채소와 가장 가까운 음식일 것이다. 소금은 가볍게 치고 버터 없이 옥수수를 먹는다면 매점에서 1인분으로 나오는 1,500칼로리 이상의 나초나 감자튀김을 대체하는 식감 좋은 간식이 될 수 있다. 팝콘도 버터를 사용하지 않는 한 또 다른 훌륭한 간식이다.

프레첼	초밥. 부드러운 프레첼은 별 문제 없어 보일 수도 있지만 큰 사이즈 하나가 700칼로리다. 게다가 단순탄수화물이 가득하다. 경기장에서 초밥을 판매한다면 좋은 선택이 될 수 있다.
맥주, 탄산음료	물, 물, 물. 경기를 즐기면서 맥주를 마시려면 가볍게 한두 잔까지만 마셔라.

CHAPTER 24

첫 데이트 할 때

요즘 같은 시대에는 아마 첫 데이트가 처음으로 소통하는 순간이 아닐 것이다. 아마도 문자메시지 또는 소셜미디어로 이미 대화를 나누지 않았을까? 아니면 친구 사이에서 관계를 발전시키려고 노력하는 경우도 그러하다. 당신은 첫 데이트 전에 이미 상대방을 잘 '알고' 있는 상태일 수 있다. 따라서 예전의 데이트보다 긴장도가 낮을 수도 있겠지만 어떤 데이트든 특수한 상황들이 일어날 수도 있으니 대비를 해야 한다. 또한 당신은 멋지게 보이고 싶고 좋은 기분으로 데이트에 나가고 싶다. 먹다가 셔츠에 국물이 튀어서도 안 될 것이다.

　당신은 우리가 데이트 에티켓(식사 중 통화하지 않기, 말하는 대신 경청하기, 예전 상대 언급하지 않기)을 말해주기를 기대하지는 않을 것이다. 그러나 첫 데이트에 식사를 할 가능성이 높다는 점에서 우리가 나서지 않을 수가 없다. 이상적인 짝을 찾기 위한 이상적인 식사에 대한 과학적 자료는 없고 ('첫 데이트'를 수없이 하는 것이 아니라면) 식사 한 끼로 당신의 건강이 좌지우지되지는 않는다고 해도 우리의 목표는 당신이 음식을 통해 상황을 개선하는 것이다. 좋은 결과를 위해서는 미리 음식에 대해서도 최선을 다해 고민해두는 것이 좋다.

그렇다면 당신이 얼마나 첫 데이트에 뛰어날지 테스트를 해보겠다.

1. 애피타이저 대신 가벼운 드레싱과 신선한 후추를 뿌린 샐러드를 주문하는 것이 좋다. O/X로 답하자.

정답: X 샐러드 주문 자체는 좋다. 그러나 오일과 식초 외의 드레싱은 금물이다. 그리고 후추(또는 입자가 작은 재료)는 생략해도 좋다. 데이트가 끝날 때까지 후추가 이 사이에 꼈는지 고민하지 않아도 되기 때문이다.

2. 토마토소스(마리나라 소스)는 어떻게 요청하면 좋을까?

a. 메인 요리와 같은 접시에

b. 요청하지 않는다

c. 별도의 그릇에

정답: c 신선한 토마토소스가 문제될 것은 없지만 접시 전체를 덮을 만큼 소스가

나오는 일은 아마 원치 않을 것이다. 별도의 그릇에 담긴 소스는 옷을 망칠 위험을 줄이는 데도 도움이 된다. 누가 첫 데이트에 셔츠를 더럽히고 싶겠는가? 또한 설탕을 넣어 토마토소스를 만드는 레스토랑들이 있고, 소스를 따로 놓으면 적게 먹을 가능성이 더 높아지기 때문에 c가 건강을 위해 가장 좋은 전략이다.

3. 어떤 재료가 든 요리를 주문하는 것이 가장 바람직할까?

a. 마늘

b. 다크초콜릿

c. 페스토

d. 레드와인

정답: b 모두 건강한 재료들이지만 이중 가장 좋은 선택은 기분을 좋게 해주는 성분이 함유된 다크초콜릿이다. 다크초콜릿은 초조함을 줄여주는 것으로 나타났다.[3] 레드와인은 치아 착색을 유발하고 페스토는 이에 낄 수 있다. 마늘은 맛있고 건강에 좋지만 당신과 데이트 상대 사이에 향기가 남아서 좋을 것 없는 재료다.

4. 정력을 강화하는 음식은?

a. 굴

b. 아스파라거스

c. 초콜릿

d. 아보카도

정답: 해당사항 없음 아쉽게도 보기 중 정력을 강화하는 것으로 과학적으로 입증된 음식은 없다. 하지만 모두 건강에 좋은 음식이니 어쨌든 시도해보는 것도 좋다.

5. 데이트 직전의 식사로는 무엇이 좋은가?

정답: 에너지를 서서히 끌어올리는 음식이라면 모두 좋다. 구체적으로는 통곡물 토스트 위에 올린 호두, 얇게 썬 칠면조고기, 아보카도처럼 건강한 단백질, 약간의 지방과 복합탄수화물을 생각해볼 수 있다. 너무 배가 불러서도 안 되겠지만 굶주린 상태로 첫 데이트에 갈 수도 없다. 조금이라도 에너지를 채우는 것이 긴장감을 떨치는 데 도움이 될 것이다. 팁 하나를 덧붙이자면 천연 이뇨제로 알려진 셀러리를 조금 먹어두면 부기를 방지할 수 있다.

6. 데이트 상대가 주문하는 메뉴의 중요도를 1부터 10까지 점수로 표시하라.

정답: 10! 첫 데이트일 뿐인데 너무 가혹한 답일 수도 있다. 하지만 첫 데이트가 2번째, 3번째, 40번째 데이트가 될 수 있다는 점에서 데이트 상대의 식습관은 중요하다. 식습관은 두 사람이 건강에 대한 가치를 공감하는지를 보여주며 전문가들은 식습관이 장기적 관계의 성공을 가늠할 수 있는 예측변수라고 말한다.

CHAPTER 25

운동할 때

어떤 사람은 운동이 마취 없는 대장내시경 검사만큼 불편하다고 생각하고, 어떤 사람은 땀 흘리는 것을 가장 싫어한다. 그럼에도 불구하고 운동에는 정말 많은 이점이 있어서 규칙적인 운동을 하지 말아야 할 이유를 떠올리기 힘들 것이다.

운동의 모든 이점을 말하다보면 운동이 마치 모두가 꿈꾸지만 아무도 그 존재를 믿지 않는 만병통치약처럼 느껴진다. 운동은 심장병, 뇌졸중, 골다공증, 암, 치매 위험을 낮춰준다. 체중 감량과 기분 개선에도 도움을 준다. 우울증을 예방하고 혈당부터 콜레스테롤까지 모든 수치를 개선한다. 그리고 무엇보다도 운동 후에는 개운한 기분을 느낄 수 있다.

생각해보니 세탁바구니가 두 배로 커질 수 있다는 것이 운동의 유일한 단점이다. 이것은 상쇄 관계라고 해두자.

식생활, 독성물질 멀리하기, 스트레스 관리와 함께 운동은 건강과 안녕에 이르고 이를 유지하기 위한 기초적 요소다. 우리는 당신이 최소한 저항운동이나 걷기와 같이 무언가를 하고 있다고 가정하고 이야기를 해보겠다. 물론 당신이 그 이상으로 강도 높은 근육 운동이나 큰 경기를 위해 훈련을 하고 있어서 포드 익스플로러 한 대를 두 블록 정도 끌고 갈 정도로 강한 사람일 수도 있다.

이런 점에서 이 주제는 매우 까다로울 수 있다. 운동에 관해서는 고려해야 할 변수가 많기 때문에 각자의 운동 목표에 맞게 영양학적 요구를 충족하기 위해 무엇을 먹어야 하는지 일반화하기가 어렵다. 그러한 변수로는 나이, 체중, 운동 강도, 한번에 운동하는 시간, 운동 종류, 1주당 운동 횟수, 병력 등이 있다. 그러한 점을 감안하여 우리가 제시할 수 있는 식사와 운동에 대한 주요 원칙은 다음과 같다.

- **지나친 보상은 금물**: 안타깝게도 다음과 같은 함정에 빠지는 사람들이 꽤 있다. '와아, 나는 운동을 하고 있다! 그런데 배가 고프군! 그래, 운동했으니깐 먹어도 되겠지! 파이 4조각을 먹겠다!' 특히 운동을 시작한 지 얼마 안 된 사람들 사이에서 운동을 더 먹어도 되는 허가증으로 생각하는 경향이 강하다. 운동을 하며 열량을 태우고 에너지를 사용하는 것은 맞지만 그러한 열량은 우리가 섭취하는 열량의 매우 작은 부분을 차지할 뿐이다. 실제로 움직인 것보다 더 많은 열량을 연소

했다고 생각하면서 식사량을 결정한다면 쉽게 과식으로 이르게 된다. 식사량에서 양질의 음식을 먹겠다는 원칙 내에서 주의하며 음식을 선택하라.

- **운동 후 식사가 운동 전 식사보다 좋다:** 이 원칙은 강도 높은 운동을 하지 않는 사람과 체중 감량을 위해 운동을 하는 사람에게 적용된다. 알다시피 몸은 당분(포도당)을 주 연료로 사용한다. 음식을 먹으면 연료의 일부를 나중에 사용하기 위해 근육과 간에 글리코겐의 형태로 저장한다. 그러나 글리코겐의 저장량은 한정적이므로 대부분 단기 에너지로 사용된다. 그렇다면 장기 에너지 저장 단위는 무엇인가? 바로 지방이다. 따라서 공복에(예를 들어 자고 난 후) 운동을 하면 몸은 빠르게 남아 있는 포도당 연료를 연소한 후 지방을 연소하기 시작한다. 한 연구는 8명의 건강한 남성에게 8시간 단식 후, 당지수가 낮은 식사 후, 또는 당지수가 높은 식사를 한 후에 러닝머신 위를 달리게 했다. 그 결과 모든 피험자가 지방을 연소했지만 공복 상태에서 운동을 한 후 식사를 했을 때 더 많은 지방을 연소했다.[4] 또 다른 연구에서는 공복 상태에서 운동을 할 때 근육세포 속의 지방에 어떤 일이 일어나는지를 관찰했다. 관찰 결과 당지수가 높은 식사를 하고 지속적으로 당분이 높은 음료를 마셨을 때보다 공복 상태에서 운동을 했을 때 더 많은 세포 내 지방이 분해되었다. 세포내 중성지방은 인슐린 저항성을 증가시키므로 운동을 통해 이러한 지방을 연소하는 것은 좋은 일

이다.[5]

공복 운동이 체중 감량에 더 큰 효과가 있다는 주장에 대해서는 자료가 충분하지 않지만 우리는 먹기 전보다는 운동 후 먹는 것을 권장한다. 아침에 일어나 공복 상태에서 운동을 할 수 있다면 더욱 좋다. 운동 후 먹는 것이 더 나은 또 다른 이유가 있다. 운동 중 손상된 근육 조직을 복구하는 데 도움이 되기 때문이다. 단백질과 탄수화물이 함께 있는 가벼운 음식(예를 들어 그리스식 요거트)을 섭취한다면 근육이 에너지를 빠르게 흡수하여 에너지가 과다 혈당으로 순환하는 것이 아니라 회복을 돕게 된다.

• **실험하기:** 사실 모든 운동선수는 자신을 실험 대상으로 생각해야 한다. 운동선수는 앞에서 언급한 운동과 관련한 모든 변수들과, 이와 관련된 열 및 체액 손실 등을 고려하여 자신의 영양학적 요구를 실험을 통해 확인해야 한다. 실험은 다량영양소의 비율(운동성과를 높이기 위한 목적에서 단백질, 탄수화물, 지방의 비율), 필요 수분, 나트륨, 전해질(지구력이 필요한 장거리 경기에 필요한 양), 음식 및 수분 섭취 타이밍(경기 전, 중, 후)을 달리하며 이루어져야 한다. 일반적으로 두 시간 이상 연속으로 운동할 때 운동 중 추가로 필요한 성분은 당분 또는 탄수화물 정도다.

강도 높은 훈련을 하거나 장거리를 달리기 위한 영양 관리는 어려울 수 있다. 특히 많은 마라톤 선수들은 갑자기 허기가 오는 것을 경험하기 때문에 훈련할 때 체중이 증가한다고 말한다. 당신도 그러한 경우라면 더 많은 단백질을 섭취하고, 식사 시간 간격을 늘리는 대신 두어 차례의 건강한 간식(아몬드와 과일 등)을 추가해보라. 대회일이 가까워올수록 영양은 더욱 중요해진다. 41.195킬로미터를 달리기 위해 몸을 준비해야 한다면 다음과 같이 대회 전 식단조절을 고려해보자.

- **2주 전:** 물을 더 많이 마시고 통곡물과 채소와 같은 복합탄수화물의 섭취를 늘린 식단을 시작한다.
- **3일 전:** 복합탄수화물 70퍼센트, 지방 20퍼센트, 단백질 10퍼센트로 식단을 구성한다.
- **전날 밤:** 새로운 음식은 삼가라! 소화기에 부담을 주지 않도록 가능한 한 자극적이지 않게 먹어라. 약간의 닭고기구이, 통곡물과 채소면 훌륭하다. 충분한 수분 섭취를 잊지 말자.
- **3시간 전:** 800에서 1,200칼로리의 건강한 아침식사는 에너지가 장시간 저장될 수 있도록 한다. 오트밀, 통곡물 베이글, 무지방 요거트가 추천음식이다. 물을 충분히 마시고 위를 불편하게 할 수 있는 지방을 피하라. 커피를 마시는 습관이 있다면 커피를 마시면 되지만 달리다가 이동식 화장실 이용에 시간을 보내지 않으려면 지나치게 마시는 것을 삼가야 한다.

- **달리면서:** 계속 물을 마시고 스포츠음료로 한 시간 반 후 소실될 전해질, 나트륨, 포타슘을 보충한다. 에너지젤도 도움이 된다(단, 미리 훈련 중 에너지젤을 마셔보고 위장이 불편해지지 않는지 확인해야 한다).
- **완주 후:** 사용한 영양소를 대체하기 위해 스포츠음료를 더 마신다. 과일 또는 통곡물 프레첼, 그리고 약간의 단백질로 혈당을 회복한다.

😊 BEST!   껍질 없는 닭고기구이

아마도 닭고기는 건강식으로서 이미 당신의 저녁식사에 자주 등장하고 있을 수 있다. 닭고기는 운동 후 근육 생성을 돕는 저지방 단백질 식품이기 때문에 특히 규칙적으로 운동하는 사람들에게 필수다. 예를 들어 육상 선수들은 일반 사람들에 비해 50에서 75퍼센트 더 많은 단백질을 필요로 한다. 또한 닭고기는 근육 기능에 중요하고 운동 중 근육 손상을 방지하는 데 도움을 주는 미량 미네랄인 셀레늄, 중성지방과 나쁜 콜레스테롤의 합성을 억제하는 비타민B인 니아신을 함유하고 있다.[6, 7] 물론 연어도 단백질과 건강한 오메가-3 지방산을 섭취할 수 있는 우수한 식품이다.

😐 GOOD!   통조림 검은콩, 고구마

통조림 검은콩은 저염 제품을 구매하여 직접 소금 간을 하자. 한 컵 분량의 검은콩은 단백질 1일 요구량의 거의 30퍼센트와 섬유질 1일 요구량의 60퍼센트를 함유하고 있다. 검은콩은 몸에 나쁜 LDL 콜레스테롤을 억제할 뿐만 아니라 운동 후 급격히 허기가 지는 것을 막아준다. 고구마는 정제탄수화물에 비해 당지수가 낮으며 근육 기능에 핵심적인 비타민과 미네랄이 풍부하다.

😞 BAD!   나에게 상으로 주는 디저트

운동을 많이 했더라도 몸은 설탕과 정제 탄수화물의 꾸준한 공급을 따라가지 못할 것이다. '운동으로 나쁜 식생활을 극복할 수 없다'는 격언은 사실이다. 올림픽 출전 선수만큼 운동을 하지 않는 한 운동은 몸에 미치는 전반적인 영향 측면에서 식생활을 이길 수 없다. 꾸준하고 일관성 있는 훈련을 한다면 때때로 주는 '보상'의 나쁜 효과를 상쇄할 수 있겠지만, 매일 달콤한 간식을 먹는 습관으로 결국 운동의 긍정적인 효과가 사라질 것이다.

바꾸기 코너 근육을 키우는 음식

OUT! 이건 빼자	IN! 이건 더하자
팬케이크	달걀흰자. 매일 아침 탄수화물로 배를 채울 필요는 없지만 탄수화물이 필요할 때는 통곡물 섭취를 습관으로 하라. 단백질 함량이 높은 달걀흰자는 건강한 아침식사를 위한 좋은 선택이다.
감자칩	아몬드. 기분 좋게 땀을 흘리고 난 후 짭짤한 음식이 떠오르겠지만 아몬드는 감자칩보다 훨씬 좋은 간식이다. 아몬드는 건강한 지방과 근육을 활성산소로부터 보호해주는 비타민E를 함유하고 있다. 음식을 통해 천연 항산화 물질을 섭취하는 것이 가장 좋다. 보충제의 지나친 복용은 운동이 근육세포에 미치는 긍정적인 효과를 저해할 수 있다는 연구들이 있다.[8]
치즈스틱	오렌지. 근육통 완화에 도움이 되는 비타민C를 함유하고 있다.[9]
밀크초콜릿	다크초콜릿. 혈압과 염증 수치를 낮추는 데 효과가 있다.[10]

CHAPTER 26

임신 준비 중이거나
임신 중일 때

첫 아이를 가지려고 하거나, 식구를 더 늘리길 원하는 부부들에게는 아래 처럼 간단한 생물학적 공식이 적용된다.

$$(세포A + 세포B) \times 9개월$$
$$= \text{"아가야, 세상에 온 것을 환영해!"}$$

물론 의학이 발달하면서 항상 이러한 방식으로 아기가 태어나지는 않는다. 임신은 너무나 복잡해서 보통 10분으로 단 한 번에 이루어지지는 않는다. 사람들은 임신이 침실에서 일어나는 일이라고만 생각하는 경향이 있다. 그러나 주방에서 일어나는 일이기도 하며, 임신을 위한 몸의 준비도

공식의 중요한 부분이다. 임신 후에도 마찬가지다. 몸에 연료를 주입하는 방식이 곧 아기의 몸에 연료를 주입하는 방식이다.

그렇기 때문에 엄마가 건강할수록 분만일까지 태아가 건강하게 자랄 확률이 높아진다. 음식은 여기서 어떠한 역할을 할까? 임신을 준비할 때 와 임신 중에 건강 체중을 유지할 필요가 있다. 그리고 건강 체중은 무엇을 먹는가에 크게 좌우된다. 그리고 충분한 영양소 섭취로 배란과 임신과 관련된 여러 과정을 돕고 뱃속의 아기에게 적절한 영양소를 전달해야 한다. 스트레스를 관리하는 것도 음식과 생활 방식의 영역에 있다.

- **임신을 준비할 때:** 미니당근을 더 먹기 시작한다고 바로 아기 옷을 준비할 수 있게 되는 것은 당연히 아니다. 유전적 요인과 여러 조건이 임신 가능성에 영향을 미치므로 35세 이하이며 1년 이상 임신에 어려움이 있다면 (여성 35세 이상, 남성 45세 이상이라면 6개월) 임신을 방해하는 문제가 있는지 전문의와 상담을 하는 것이 현명하다.
  잠시 임신의 원리에 대해 생물학 시간에 배웠던 내용을 떠올려보자. 생리주기마다 호르몬의 신호에 따라 여성의 난소에서 한 개의 난자를 방출한다. 동시에 에스트로겐이 증가하여 수정란이 발달할 수 있도록 자궁내막을 영양소로 두텁게 만든다. 난자는 배출된 후 24시간까지 수정될 수 있고 수정이 되지 않으면 자궁내막이 허물어지면서 생리가 시작된다. 난자의 수정가능 시간은 24시간이지만 정자는 약 5일까지 생존하기 때문에 배란 전에 성관계를 맺어도 수정이 이루어질 수 있다.

많은 요인이 여성의 불임에 영향을 미친다. 신체적 요인(자궁근종은 난자가 자궁에 도달하는 것을 어렵게 만든다)이나 감염 또는 화학적 반응, 난자의 형성, 성숙, 이동하는 과정이 모두 임신에 영향을 줄 수 있다. 스트레스도 주요 원인이 될 수 있으며, 이것은 임신을 위해 음식 선택이 중요한 이유이기도 하다. 건강한 습관이 스트레스의 영향을 완화할 수 있다는 점을 기억하자.

게다가 음식은 임신을 위한 몸만들기를 도울 수 있다(임신 가능성을 높이기 위해 남성이 어떻게 음식을 활용할 수 있을지에 관해서는 256쪽에서 설명할 것이다).

건강 체중뿐만 아니라 임신 가능성을 높이는 데 도움을 주는 엽산 등의 영양소를 섭취하는 것도 매우 중요하다. 엽산(비타민B의 일종인 엽산염의 합성 형태)은 조산과 기형아 출산을 예방하는 효과가 있는 것으로 알려져 있다. 참고로 비타민과 미네랄의 과다 섭취가 태아에게 해가 될까 걱정이 된다면 임산부용으로 나온 비타민을 선택하라. 임신을 준비하기 적어도 3개월 전부터 엽산 보충제 400마이크로그램을 복용하고, 임신이 되고 난 후에는 이를 600마이크로그램으로 늘리거나 의사의 권고에 따른다.

• **임신 중일 때:** 가장 우선적으로 기억해야 할 것은 임신을 했다고 2인분을 먹을 필요가 없다는 것이다. 뱃속의 아기에게 영양소를 충분히

전달하고 싶은 마음에 더 많이 먹고 싶은 유혹을 느낄 수 있지만, 두 배로 더 많이 먹는다면 체중이 필요 이상으로 증가하고 당신과 아기에게 임신성 당뇨가 찾아올 위험이 있다. 임신 중 식사량은 원래 먹던 양의 1.1배가 적당하다. 즉 평소보다 조금만 더 먹으면 되는 것이다.

음식의 질에 대해서는 건강한 재료를 선택하고 해로운 재료를 최소화해야 한다는 동일한 원칙이 적용된다. 건강한 지방은 태아의 두뇌 발달에 중요하다. 가능한 한 혈당을 높이는 단순당과 당신과 아기의 두뇌에 영향을 미치는 수은 독성을 포함하고 있는 고등어, 황새치, 옥돔, 청새치, 오렌지러피◆, 참다랑어를 피하자.

입덧이 있을 때도 당신과 아기에게 에너지를 공급하는 영양소를 섭취해야 한다. 입덧 때문에 쉽지는 않겠지만 상대적으로 밋밋한 맛을 가진 퀴노아, 통곡물과 겨, 견과류, 양념을 하지 않은 닭고기를 시도해볼 수 있다. 비타민B6가 입덧에 도움이 될 수 있음을 제시한 연구들이 있다.[1] 역시 자극적이지 않게 조리해도 좋은 추천 음식으로는 연어, 고구마, 콩, 견과류가 있다.

무엇보다도 임신을 준비하거나 임신 중이라면 건강한 식단을 원할 것이다. 건강한 식단이란 단백질, 복합탄수화물, 건강한 지방, 필수영양소를 건강한 양으로 섭취하는 것을 의미한다. 건강한 식단을 계속 유지한다면 음식은 몸의 건강과 함께 음식이 할 수 있는 최고의

◆　　　주로 호주와 뉴질랜드에서 어획하는 심해어.

성과를 달성할 수 있을 것이다.

😊 BEST!   자연산 연어 샐러드

자연산 연어 샐러드는 최고의 음식이다. 연어는 임신에 여러모로 도움이 되는 오메가-3 지방산 함유량이 높으며, 남녀 모두에게 도움이 된다. 오메가-3는 임신 확률 증가와 관련이 있을 뿐만 아니라 난자의 건강과 생식기의 혈류 흐름을 개선할 수 있다.[2, 3, 4] 오메가-3은 생식 관련 호르몬의 효과적인 작용을 도울 수도 있다[5](정자의 활동성도 개선할 수 있다[6, 7]). 미국 식품의약국에 따르면 임신 중 수은 함량이 낮은 생선을 먹으면 아기의 IQ가 높아질 수 있으며, 그중 연어의 수은 함량이 가장 낮다고 한다. 따라서 연어를 식단에 반영하는 것은 좋은 일이다.[8] 생선의 수은 함량은 어종마다 다를 수 있으므로 환경당국과 관련 웹사이트를 통해 수치를 확인하는 것이 좋다. 오메가-3 지방산 섭취량을 더 늘리려면 샐러드에 호두 몇 알, 아마씨(또는 아마씨 가루), 호박씨를 뿌린다. 샐러드는 왜 좋은가? 녹색 잎 채소의 비타민B는 임신과 관련된 문제들을 예방하고 태아 발달을 도움으로써 몸이 임신의 긴 여정을 시작할 수 있도록 준비시켜준다.

😐 GOOD!   유제품

이제 유제품의 섭취를 늘릴 시기다. 유제품은 당신의 뼈 건강을 유지시켜줄 뿐만 아니라 유지방을 포함한 유제품의 하루 1회 분량이 배란장애를 완화시켜줄 가능성이 초기 단계의 연구에 의해 제시되었다.[9] 저지방 유제품을 섭취하는 여성들은 불임 위험이 증가했다. 과다섭취는 체중과 임신 목표에 부정적인 영향을 줄 수 있으므로 적정량의 유지방을 섭취하도록 노력하라. 유제품은 그리스식 또는 아이슬란드식 요거트가 좋다.

😞 BAD!   수은 함량이 높은 생선

임신을 하거나 임신을 준비하는 중이라면 수은 함량이 높은 생선을 피해야 한다. 많은 연구들은 높은 수은 농도와 불임의 연관성을 제시하고 있다.[10] 황새치, 상어, 삼치, 멕시코만 옥돔, 청새치, 오렌지러피를 피하자. 미국 소비자협회에서 발간하는 잡지인 〈컨슈머리포트〉◆는 임신 중이거나 임신을 준비하는 여성들은 생물이든 통조림 제품이든 모든 종류의 참치를 피해야 한다고 권고한다.[11]

◆　　미국의 비영리단체인 소비자협회에서 발간하는 월간지.

바꾸기 코너 임신 준비를 위한 음식

OUT! 이건 빼자	IN! 이건 더하자
흰 쌀밥	통곡물과 콩과 같은 복합탄수화물. 정제탄수화물은 혈당과 인슐린 수치를 높이며 생식 관련 호르몬과 생리주기를 교란시키는 것으로 알려져 있다.[12]
감자칩	견과류. 견과류에는 아연이 풍부하다. 아연 결핍은 난자의 질 저하와 관련이 있다.[13, 14] 특히 호두는 정자의 질을 개선시키는 오메가-3 지방산을 함유하고 있다.
오븐 감자구이	얌. 얌에는 생식기능을 개선하는 영양소들이 있다. 일부 연구에서는 얌이 특정 집단에서 쌍둥이 비율이 더 높은 부분적 이유라고 추정한다.[15]
가공육	생선과 아보카도를 올린 옥수수 토르티야. 가공육은 여성과 남성 모두의 생식기능을 교란할 수 있다.[16, 17] 건강한 단백질과 지방을 선택하도록 노력하자.

CHAPTER 27

수유 중일 때

엄마의 역할은 세상에서 가장 중요할 뿐만 아니라 가장 다양하다. 엄마는 아기를 돌보고 가르치며 안아주고 상처 난 곳에 입을 맞춰준다. 롤모델, 의사, 부양자, 경찰관, 판사, 현자이자, '입에 크레용을 넣지 않도록 해주는' 신성한 존재이기도 하다. 엄마는 모든 일을 할 수 있다.

특히 아이의 발달과 성장에 엄마가 미치는 영향은 그 무엇보다도 지대하다. 단순해 보이는 생물학적 과정인 수유는 엄마에서 아이로 영양소를 전달함으로써 가장 근본적인 영향을 미치는 경로다. 수유를 하는 동안 당신이 먹는 음식은 곧 아기가 먹는 음식이 된다. 당신이 브로콜리 줄기를 먹는지 테킬라를 마시는지가 그래서 중요하다. 수유 기간은 당신의 선택이 직접적으로 그리고 생물학적으로 다른 사람의 건강에 영향을 주는 드문 시기다. 이 지점에서 우리가 언급하고 싶은 점은 모유수유가 유일한 선택은 아니라는 것이다. 분유를 선택하게 되는 많은 의학적이고 개인적인 이유들이 있기 때문이다. 약 130년 전 분유가 없었을 때 엄마가 모유수유를 할 수 없다면 아기가 생존을 위해 매우 힘든 시간을 거쳐야 했다. 그러나 이제는 모유와 분유를 모두 먹이는 엄마들이 많으며 이러한 방식도 받아들여지고 있다.

자연이 제조한 뛰어난 영양소 칵테일로 널리 인식되는 모유는 아기의 인지 발달에 핵심적인 영양소, 비타민 등의 성분이 가득하다(아기는 태어나서 돌까지 두뇌가 두 배로 커진다). 모유에는 3가지 다량영양소가 있다.

모유에 들어있는 3가지 다량영양소

- **지방:** 두뇌 발달에 핵심적이다. 흥미롭게도 수유 기간 동안 점차 모유 내의 지방이 증가하고 초기의 모유에는 지방이 적은 편이다.
- **단백질:** 아기의 체성분과 일치하는 아미노산들이 있다. 모유에는 우유에 비해 카제인 단백질이 적어서 아기가 모유를 잘 소화할 수 있도록 한다.
- **탄수화물:** 주로 젖당의 형태로 아기에게 에너지를 공급한다.

또한 모유에는 바이러스, 박테리아 등의 침입을 막기 위해 아기의 면역 체계를 만들고 강화하는 다양한 비타민과 기타 성분이 있다. 출산 후 며칠간 분비되는 젖을 초유라고 하는데, 그 후에 나오는 젖과는 성분이 다르다. 태어나자마자 면역이 약할 수 있는 신생아를 위한 이 특별한 모유는 이후의 모유보다 더 많은 비타민과 면역 강화 물질들을 함유하고 있다.

모유수유를 하는 엄마들은 과일과 채소를 많이 먹고 지방이 적은 단백질, 건강한 탄수화물, 건강한 지방의 균형을 유지하며 균형 있는 식단을 지켜야 한다. 수유를 통해 열량을 소모하는 것은 맞지만(하루 최대 500칼로리) 그렇다고 마음껏 배를 채워도 된다는 허가증이 생긴 것은 아니다. 약간의 열량을 더 섭취하는 것은 괜찮지만 임신 전 체중으로 돌아가려는 목표를 세우고 건강한 음식을 선택하려고 노력하자.

😊 BEST! 연어와 바다송어 또는 DHA 보충제

DHA는 두뇌 발달에 유익한 성분이다. DHA는 주로 지방으로 이루어져있는 아기의 두뇌에서 적어도 20퍼센트를 차지하는 중요 구조 지방이다.[18] DHA 섭취를 많이 한 여성의 모유에는 DHA가 더 많이 함유되어 있다.[19] DHA는 특히 의사결정을 담당하는 부분에서 빠른 정보처리와 기억저장을 위해 뇌세포 간 연결을 담당하는 핵심 구성요소다.

😐 GOOD! 아연

아연은 면역기능, 상처치유, 탄수화물 분해, 세포 분열(세포는 분열을 통해 증식된다)에 중요하다. 아연을 공급하는 가장 좋은 식품은 굴과 홍합이지만 박테리아와 바이러스 위험 때문에 모유수유 중에는 익히지 않은 조개류를 권하지 않는다. 대신 병아리콩과 같은 콩류에서 아연을 섭취하자.

😫 BAD! 완전히 익히지 않은 육류와 달걀

병원균에 감염된다면 엄마의 모유수유 뿐만 아니라 아기를 돌보기 위한 충분한 에너지를 만들어내기 힘들다. 감귤류 과일은 아기의 소화기 문제를 일으키는 것으로 알려져 있으므로 주의하는 것이 좋다. 특히 황새치를 포함한 참치, 고등어, 옥돔 등 두뇌 발달을 저해할 위험이 있는 수은 함량이 높은 생선을 피해야 한다. 생선을 먹으려면 DHA 오메가-3이 풍부한 연어(자연산 연어가 가장 좋으며 냉동상태로 판매되는 경우가 종종 있다)와 바다송어에 집중한다.

Q. 모유수유 중 임신해도 괜찮을까?

프로락틴 호르몬이 난자의 형성을 방해하기 때문에 수유 중에는 임신할
가능성이 낮다. 수유 중 피임을 위해서는 격리피임법(예를 들면 콘돔)이나
삽입장치(자궁내피임장치 IUD)를 권한다. 에스트로겐 성분이 있는 피임약은
모유의 양을 감소시키므로 약 6주간 사용하지 않도록 한다.

Q. 음주는 왜 문제인가?

술을 마시고 있거나 아직 술기운이 남아있다면 수유를 해서는 안 된다. 미
국 산부인과학회 ACOG에 따르면 음주를 했다고 모유를 "짜서 버릴" 필요는
없다. 약 두 시간이 지나고 술기운을 느끼지 않을 때는 모유에 알코올이 더
이상 남아있지 않으므로 다시 아기에게 젖을 먹여도 괜찮다.[20] 일반적으로
약물은 모유를 통해 아기에게 전달되지 않기 때문에 약을 먹어도 무방하
다. 물론 구체적인 방침은 의사의 의견을 따라야 한다.

Q. 분유를 보충적으로 사용하면 어떠한가?

모유와 분유를 함께 먹이는 것도 괜찮다. 가능하면 대두단백질이 아닌 우
유 성분의 분유를 사용하라. 우유로 만든 분유가 모유에 더 가깝기 때문이
다. 전우유◆와 우유로 만든 분유 간에는 차이가 있음을 기억하라. 우유 성
분의 분유는 모유 성분에 가깝게 조제된 반면 전우유는 그렇지 않다. 미국
소아과학회 AAP는 전우유가 아기의 소화기에 부담을 줄 수 있기 때문에 생
후 12개월 전까지 전우유를 먹이지 않는 것을 권고한다.

◆　whole cow's milk, 생우유를 살균처리한 우유.

바꾸기 코너 엄마와 아기 모두에게 좋은 음식

OUT! 이건 빼자	IN! 이건 더하자
요오드가 함유되지 않은 소금	요오드 강화 소금. 요오드는 다양한 갑상선 호르몬과 기능을 강화하며 해산물과 해조류를 통해서도 섭취할 수 있다.
커피, 에너지드링크	허브차와 물. 카페인 섭취를 하루 150에서 300밀리그램 이하로 유지하라(커피 2~3잔, 홍차 6잔 정도). 카페인은 모유를 통해 아기에게 전달될 수 있어서 과다 섭취는 아기의 수면과 안정을 방해할 수 있다.
닭날개구이, 크루아상, 도넛	채소를 올리브오일 또는 후무스와 함께 먹으면 기름진 음식과 양념에 대한 열망을 진정시킬 수 있다. 고지방 고당분 식품은 아기에게 줄 수 있는 최적의 영양소가 아니다.

CHAPTER 28

생리전증후군과
생리통이 있을 때

세상은 온갖 종류의 주기로 채워져 있다. 일주기, 세탁주기, 모터사이클. 그리고 긴 설명 필요 없이 생리주기가 있다. 생리주기는 임신 과정과 관련 부작용에 영향을 미친다.

당신이 이 챕터를 읽고 있다면 우리가 자궁의 경련, 부기, 두통, 감정 문제, 복통 등 당신이 겪는 증상을 '맨스플레인mansplain' 할 필요가 없을 것이다. 생리통의 정도는 여러 요인에 따라 다른데, 생리통에 시달리는 여성들은 그러한 영향을 직접 경험해서 알 것이다. 생리통은 마치 매달 똑같은 노래와 춤처럼 반복된다.

통증에는 이유가 있다. 가령 자궁에 경련이 일어나면 자궁 또는 주변 근육이 수축되며, 근처의 신경이나 혈관이 압박을 받아 자궁으로 공급되는 산소가 차단된다. 이러한 현상이 경련으로 나타나는 것이다. 근육 수축은 프로스타글란딘이라는 물질 등 호르몬에 의해 발생하기도 한다. 프로스타글란딘은 자궁 혈류를 감소시켜서 산소 결핍과 통증, 경련을 일으킨다. 지나친 경련과 통증은 자궁내막증과도 관련이 있다. 자궁내막증은 생리주기에 따른 경련과는 다르며 아마도 음식으로는 해결하기 어려운 의학적 질환이다.

자궁근종의 예방과 치료를 위한 음식

자궁에서 비정상적인 세포의 증식이 발생할 때 일정한 증상이 있을 수도 있고 전혀 없는 경우도 있다. 근종이 지나치게 커지면 자궁의 구조를 변화시키고 난자의 착상을 방해하여 임신이 어려워질 수 있다. 자궁근종은 사라질 수도, 감염이나 출혈로 이어질 수도 있다. 보통 근종은 에스트로겐을 영양분으로 하여 자라므로 과다 에스트로겐이 근종을 자라나게 한다. 반대로 에스트로겐이 줄어들면 근종이 줄어들다가 사라진다. 따라서 자궁근종에는 음식이 중요한 작용을 할 수 있다.

무엇보다도 가공식품 및 붉은 고기처럼 자궁근종을 악화시킬 수 있는 음식을 피해야 한다. 가공식품과 붉은 고기는 염증을 악화하고 근종이 자라나도록 영양분을 공급하는 역할을 할 수 있다.[30] 자궁근종이 이미 있거나 예방에 관심이 있다면 녹색 잎채소, 십자화과 채소(브로콜리, 콜리플라워), 철분이 많은 음식(렌틸 등의 콩)이 모두 중요하다.[31] 자궁근종이 있으면 생리 시 과다출혈이 있을 수 있는데, 그때 부족해질 수 있는 철분을 보충할 필요도 있다. 에스트로겐이 자궁근종을 키울 수 있지만 식물성 에스트로겐은 체내의 에스트로겐 균형을 맞추고 근종의 크기를 줄이는 데 도움이 되는 것으로 알려져 있다.[32, 33] 따라서 식생활에 식물성 식품을 더 늘리는 것이 분명 해가 되지 않는다. 특히 식물성 에스트로겐이 풍부한 아마씨를 추천한다. 굵게 분쇄한 아마씨를 오트밀이나 샐러드 위에 뿌리거나 스무디에 넣어 먹으면 좋다.

생리주기의 여러 단계에 따라 호르몬의 변화로 두통에서 감정 기복까지 다른 증상들도 일어날 수 있다. 여성들은 통증을 잠재우기 위해 약국에서 판매하는 일반의약품, 피임약(호르몬 문제를 해결하는 데 도움을 준다)에서 뜨거운 탕 목욕까지 모든 종류의 의학적 접근법과 민간요법을 사용하고 있다. 물론 증상이 심각하면 의사의 진료를 받아야 하지만 어느 정도의 증상에 대해서는 매달 찾아오는 증상들을 해결하기 위해 음식의 역할을 배제하지 않도록 하자. 음식으로 통증의 강도를 줄이고 생리를 괴로운 기간으로 만드는 문제들을 완화할 수 있다.

😊 BEST! 후무스에 찍어먹는 셀러리

간식으로도 식사로도 자주 즐기도록 하자. 수분이 많은 셀러리는 부기를 가라앉게 하는 거의 0칼로리인 채소이며, 후무스에는 생리통을 방지하는 데 도움이 되는 단백질과 건강한 지방이 풍부하다. 셀러리-후무스 콤

보와 함께 물을 충분히 마셔야 한다. 하루 내내 물을 많이 마셔라. 수분 보충은 여드름, 경련, 부기 등 생리주기와 관련된 여러 부작용에 맞서는 데 매우 중요한 역할을 한다.

😐 GOOD!   다크초콜릿 몇 조각

어느 정도의 다크초콜릿을 집에 두자. 적당량의 다크초콜릿은 기분을 개선하는 데 도움을 주고 스트레스를 많이 받는 사람들의 경우 스트레스 호르몬 수치 감소를 기대할 수 있다.[21, 22] 무엇보다도 다크초콜릿은 생리기간 중 매우 강하게 찾아올 수 있는 식욕을 제어한다는 점에서도 매우 기특한 음식이다.[23] 다크초콜릿 몇 조각은 감자칩 한 봉지 또는 아이스크림 한 통에 굴복하여 염증과 통증이 악화될 위험에 빠지지 않도록 당신을 구해줄 것이다.

☹️ BAD!   알코올, 카페인

알코올과 카페인은 즐겨 마시는 음료로 관심을 전환할 수 있도록 하여 도움이 될 것 같지만 증상을 악화시킬 수 있다. 한번 생리기간 중이나 그 전에 술, 커피, 차를 줄여보고 어떤 차이가 있는지 직접 느껴보자. 만약 차이가 없다면 염분이나 당분이 첨가된 과자와 같이 통증을 악화시키는 다른 음식들을 끊어보는 실험도 해보자.

바꾸기 코너 생리통을 완화하는 음식

OUT! 이건 빼자	IN! 이건 더하자
크루통◆	깨. 깨의 식감을 즐겨보자. 깨에 들어있는 칼슘은 생리 시 발생하는 경련을 줄이는 것으로 나타났다.[24, 25] 체내에 수분이 정체되는 것을 막아주는 마그네슘이 함유된 호박씨에도 비슷한 효과가 있다.[26, 27]
디저트	열대과일. 파인애플과 바나나에는 망간이 풍부하다. 망간 결핍은 생리통 악화와 관련이 있다.[28]
커피	생강차. 생강은 생리기간 중 통증을 완화할 수 있는 것으로 나타났다.[29] 생강차를 만들려면 생강 껍질을 벗겨 얇게 썬 뒤 레몬 한 쪽과 함께 뜨거운 물에 5분간 우린다.

◆ 　 빵을 작게 썰어 튀기거나 구운 것. 주로 수프나 샐러드에 뿌려 먹는다.

CHAPTER 29

폐경기에 열감이
생길 때

호르몬은 모든 문제의 원인이라고 비난을 받는 억울한 천덕꾸러기 신세일 때가 많다. 그러나 모든 문제까지는 아닐지라도 여전히 호르몬은 체중 증가, 체중감소, 통증, 뇌기능 저하, 또는 성적 욕구 변화를 가져올 수 있다. 특히 폐경기 이전 또는 시작 후 여성들이 경험하는 열감과 식은땀의 원인도 호르몬에서 찾을 수 있다.

만약 폐경기 즈음에 놓여 있다면 갑자기 전신이 후끈거리고 식은땀이 흐르는 느낌을 경험해보았을 것이다. 이러한 강렬한 증상은 기분과 수면, 그리고 짜증이나 행복 같은 복합적 감정에도 영향을 준다.

열감은 에스트로겐 수치 변화로 발생한다. 에스트로겐은 신체의 많은 기능을 조절하며 2차 성징(가슴과 엉덩이 등) 발현에 영향을 미친다. 다른

섹션 5: 여성
FOR WOMEN

호르몬들과 상호작용하면서 여성의 임신과 출산과 같은 다양한 기능을 수행하기도 한다. 알다시피 에스트로겐 수치는 점프스틱처럼 위아래를 오간다.

에스트로겐의 변동은 혈관의 수축 또는 확장을 일으키므로, 신체가 꾸준히 혈류를 유지하는 능력을 방해한다. 에스트로겐 수치가 날뛸 때 혈관의 수축과 확장의 간격이 일정한 리듬을 타는 것이 아니기 때문에 피가 확 솟는 느낌이 들 수 있다. 이러한 점과 에스트로겐이 체온을 조율하는 역할을 한다는 점이 모두 열감의 원인이 된다.

섬유질은 모든 것을 안정화시키는 역할을 하므로 결국 충분한 과일과 채소의 섭취를 지향하는 웬웨이가 혈류를 정상화하는 데 도움을 줄 것이다. 심하게 얼굴이 붉어지고 몸에 열이 난다면 음식을 통해 증상을 완화해볼 것을 권한다. 물론 음식으로 모든 문제를 해결할 수 없기 때문에 열감으로 생활에 상당한 지장이 있다면 의사와 이를 상담해야 한다.

😊 BEST! 대두

대두는 일부 연구에 따르면 열감을 진정시키는 데 도움을 주는 것으로 나타난 성분(제니스테인과 다이드제인)을 함유하고 있다.[34] 두부와 대두 등의 음식에 있는 식물성 에스트로겐은 체내 에스트로겐의 기능을 모방하여 호르몬 수치를 조절하는 데 도움을 줄 수 있다. 풋콩을 포함하여 모든 종류의 콩이 긍정적인 효과를 지닌다는 좋은 소식이 있으니 식단에 콩을 적극적으로 포함시키자. 더 반가운 소식은 대규모 연구를 통해 적당한 대

두 섭취가 유방암 위험을 높이지 않는다는 점이 밝혀졌다는 것이다.[35]

😑 GOOD! 지중해식 식단

지중해식 식단은 열감을 다스리기 위한 장기적인 해결책이다. 한 연구는 많은 양의 채소, 통곡물 국수와 레드와인 등으로 구성된 지중해식 식단을 따른 여성들은 열감과 식은땀을 경험하는 비율이 20퍼센트 더 낮다고 발표했다.[36]

☹️ BAD! 커피

메이요클리닉은 연구를 통해 카페인 섭취가 열감의 악화와 관련이 있다는 것을 밝혔다.[37] 커피의 카페인은 심장박동수를 높이고 탈수를 유발하여 열감의 불편함을 강화할 수 있다. 만약 자꾸 카페인이 생각난다면 디카페인 제품과 적당한 양의 녹차로 금단 현상을 극복하도록 노력하라.

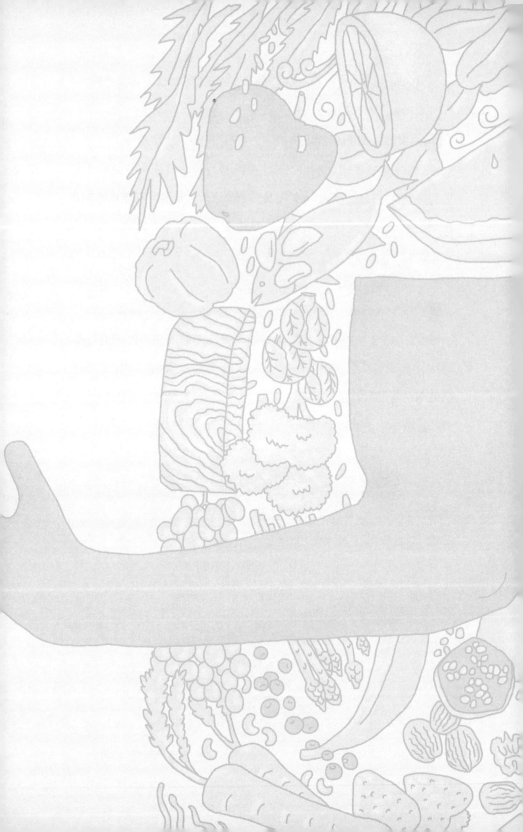

| CHAPTER 30 |

테스토스테론 수치를
높이고 싶을 때

'테스토스테론'으로 단어 연상 게임을 하면 아마 '근육,' '성욕' 등이 가장 먼저 등장할 것이다. 그럴만한 이유가 있다. 남성의 특징과 관련된 호르몬인 테스토스테론은 근육량부터 정력에 이르는 다양한 영역에 영향을 미친다. 우리는 분명 남성의 정체성, 만족감, 성적 건강에 있어서 가장 중요한 화학적 열쇠 중 하나가 테스토스테론이라고 주장할 수 있다. 그러나 테스토스테론에 대해 잘못 알려진 정보도 있다.

먼저 테스토스테론은 전적으로 남성의 호르몬이 아니다. 여성의 성욕도 적절한 양의 테스토스테론과 연관이 있다. 또한 어떤 사람들은 테스토스테론 보충제나 크림이 낮은 수치를 빠르게 해결해줄 것이라고 생각하지만 사실 근력 훈련이나 음식처럼 다양한 요소가 테스토스테론 수치에

섹션 6: 남성
FOR MEN

영향을 준다. 보충제가 어떤 사람들에게는 효과적이지만 피로, 발기부전, 저조한 성욕과 같은 증상을 일으키는 등 변수는 다양할 수 있다. 물론 다른 호르몬들의 역할도 중요하다.

어떤 사람들은 특정 나이에 특정 증상이 나타나면 자동적으로 테스토스테론 부족이라고 생각한다. 그러나 그러한 증상들에는 약물 부작용, 보기에 관련성이 없어 보이는 기저질환, 다른 호르몬 수치의 변동, 양질의 혈액 감소 등 다양한 원인이 있을 수 있다. 즉, 특정 연령에 이르렀다고 해서(가령 50세) 반드시 낮은 테스토스테론과 함께 '갱년기' 증상을 겪는 것이 아니다. 나이가 들면서 수치는 서서히 낮아진다. 그렇지만 단단했던 몸이 나이가 든다고 갑자기 젤리처럼 물컹해지는 것은 아니다.

침실에서 '기능 이상'을 경험하고 있거나 활력이 약간 떨어졌음을 느꼈다면 테스토스테론을 보충하기 위해 병원을 찾는 것이 먼저가 아니라 문제의 근본 원인을 찾기 위해 종합적인 건강검진을 받아야 한다.

그렇다고 할지라도 자연적인 방법으로 테스토스테론 수치를 높인다면 당신의 기분, 외모와 신체 기능이 향상될 수 있다. 물론 웬웨이는 당신의 테스토스테론을 강화할 수 있는 음식에도 초점을 맞추고 있다. 가령 과체중이 낮은 테스토스테론 수치와 관련이 있기 때문에 체중을 적정 수준으로 감량해야 하며 당신이 웬웨이를 따르고 있다면 이미 올바른 길로 가고 있는 것이다.[1]

아래에 테스토스테론을 증가시키는 데 효과적인 저녁식사 방법 3가지를 소개한다.

- **과일 한 접시:** 여기에는 포도, 석류, 수박이 들어가야 한다. 연구자들은 포도껍질과 레드와인에 있는 레스베라트롤이 테스토스테론 수치를 높이고 정자 운동성('모틸리티 motility'라는 용어를 사용한다)을 향상시킨다는 점을 발견했다.[2] 레스베라트롤 보충제는 음식을 통해 섭취하는 것만큼 활성 성분으로서 흡수되는 비율이 높지 않은 것으로 보인다. 한 시범 연구는 석류주스가 발기 문제가 있는 남성들이 시도해볼 만한 가치가 있음을 보여주었다.[3] 수박은 직접적으로 테스토스테론을 높이는 것은 아니지만 산화질소의 형성을 촉진하는 아미노산인 L-시트룰린을 많이 함유하고 있다.[4] 산화질소는 발기 과정의 중요한 부분을 차지하는 혈관 확장에 도움을 준다.

- **호박씨를 뿌린 양배추:** 양배추를 포함한 십자화과 채소는 에스트로겐 수치를 낮출 수 있는 물질을 함유하고 있으며 이는 전립선암의 예방에 좋은 영향을 줄 수 있다.[5] 아연 결핍은 테스토스테론 저하와 관련이 있기 때문에 아연이 풍부한 호박씨를 먹어라.[6] 취향에 따라 호박씨 대신 마늘을 사용해도 좋다. 일본에서의 연구결과, 마늘에 함유된 성분이 스트레스 호르몬인 코르티솔의 감소와 테스토스테론 수치의 증가를 가져왔다.[7]

- **연어:** 연어에는 비타민D가 많이 함유되어 있다. 소규모로 실시된 한 연구는 비타민D가 테스토스테론 증가에 핵심적 역할을 한다는 결론을 내렸다.[8] 여기에 더해 연어는 혈관을 깨끗하게 유지하여 음경이 원활하게 기능하도록 돕는다.

CHAPTER 31

생식능력을
개선하고 싶을 때

인생의 큰 기쁨 중 하나가 아이를 낳고 돌보는 일이다. 육아에는 기저귀와 색칠놀이, 첫 걸음마, 정다운 속삭임, 넘어짐, 학교 데려다주기 등 정신없이 이어지는 활동만이 있는 것이 아니다. 육아는 아이의 임신부터 졸업까지 엄청난 책임감, 생생한 감정, 절대적인 기적이 함께 따르며 경이로움이 이어지는 일이다.

생식 보건의 관점에서 난임 또는 불임은 사람이 겪을 수 있는 가장 큰 인생의 난관이다. 불임과 생식 보건과 관련된 복잡한 문제에는 여러 요인이 있기 때문에 우리가 다룰 수 있는 범위를 벗어난다. 따라서 이 챕터에서는 그중 한 가지 요인인 정자의 건강만을 이야기하고자 한다.

남성이 배출하는 정액 1밀리미터당 정자가 1,500만 마리 이상 있다면 수정 능력이 있을 가능성이 상당히 높다. 간단하게 말하자면 정자 수가 많을수록 그중 한 마리가 난자를 수정시킬 수 있으므로 양적 기준이 중요하다. 그렇지만 예루살렘 히브리대학교의 최근 연구결과에 따르면 남자들의 정자 수가 점차 감소하고 있다.[9] 전 북미, 유럽, 호주 남성의 평균 정자 수는 약 40년 전의 밀리미터당 3,000만 마리에서 현재 1,500만 마리로 감소했다. 이 분야의 전문가들은 감소 원인을 규명하지 못했지만 식생활 변화, 신체활동 감소, 스트레스 증가, 환경 내 독성물질이 모두 영양을 미쳤다고 생각하고 있다.

정자 수는 남성의 생식능력을 측정하는 가장 효과적인 수단으로 간주되고 있어서 많은 사람들이 이 소식에 크게 놀랐다. 그러나 정자 수 외에도 정자가 활발하게 움직일 수 있는가에 관한 정자 활동성과 같은 요인도 중요하다. 용어를 통해 짐작하겠지만 정자 활동성은 충분한 수의 정자가 여성의 자궁경부, 자궁과 난관을 거쳐 난자에 도달할 수 있는 힘과 속도를 갖추었는가를 나타낸다.

이것이 큰일이 아닌 것처럼 들릴 수도 있지만 왜 매우 어려운 과정이될 수 있는지를 설명하겠다. 어떤 정자들은 난자를 향해 헤엄치는 일에 전혀 관심을 두지 않는다. 다른 정자들의 수정을 방해하는 생물학적 차단제 역할을 하는 정자도 있다. 자신은 난자를 향해 가면서 다른 정자들의 활동을 막는 두 가지 일을 모두 하는 정자도 있다(진화학적으로 경쟁 수컷들의 정자들과 함께 있을 때 다른 정자들을 방해하는 것이 중요한 동물의 왕국과 관련이 있다고 생각된다).

여기서 음식은 어떤 역할을 할까. 우선 체중 증가와 수면 무호흡증(종종 전자가 원인일 때가 있다)이 정자 수에 영향을 미치는 것으로 보인다.[10, 11, 12] 따라서 식습관 개선을 통해 체중을 감량하는 남성은 정자의 수정 능력을 높일 수 있을 것이다. 정자 수와 활동성에 영향을 미치는 것으로 나타난 영양소들도 참고할 필요가 있다. 특정 음식을 먹으면 아기가 자동으로 생기는 것은 물론 아니겠지만 임신 가능성을 높이기 위해 좋은 음식을 선택한다면 도움이 될 것이다.

😊 BEST! 호두, 생선

호두와 생선은 정자의 질과 양을 개선하는 데 중요한 역할을 하는 것으로 파악된 ALA와 DHA 오메가-3 지방산의 훌륭한 공급원이다.[13, 14] 호두를 간식으로 먹고 저녁, 점심 또는 아침에 바다송어와 연어 등의 생선을 섭취하라. 생선의 원산지에 따라 수은 함량이 다를 수 있으므로 수은 함량이 낮은 생선을 찾도록 한다. 정제된 어유 제품으로 DHA 오메가-3 지방산을 보충할 수도 있다.[15] 오메가-3 지방산은 다가불포화지방으로 구성된 정자 세포막이 손상되어 정자의 질이 떨어지는 것을 막을 수 있다.[16] 호두는 나무에서 얻는 견과 중 유일하게 ALA가 풍부하며 하루 한 줌의 호두 섭취가 정자의 질, 활동성의 개선과 연관이 있었다는 자료를 볼 수 있다.[17]

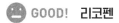 **GOOD!** **리코펜**

적정한 정자 수를 유지하기 위해 아연, 셀레늄, 엽산, 비타민C와 E 등 여러 영양소가 중요한 역할을 하고 있다. 음식으로는 플라보노이드 리코펜을 함유한 토마토가 매우 좋은 선택이다. 리코펜은 정자 활동성을 높이는 것으로 나타났다.[18] 리코펜은 익힌 상태에서 가장 효과적으로 얻을 수 있으므로 생토마토보다 토마토소스가 더 좋다. 리코펜의 체내 흡수를 높이려면 약간의 엑스트라 버진 올리브오일을 추가한다.

BAD! **붉은 고기, 유제품**

많은 연구들이 포화지방이 정자의 질 감소와 관련이 있음을 뒷받침하고 있다.[19, 20] 기본적으로 누구나 포화지방 섭취를 줄여야 하지만(코코넛 오일도 물론 그 대상이다) 아기를 갖기를 원한다면 특히 포화지방을 피하도록 노력해야 한다.

OUT! 이건 빼자	IN! 이건 더하자
감자칩	호박씨. 호박씨에는 정자 형성과 테스토스테론의 생성에 중요한 역할을 하는 아연이 많이 들어있다.
옥수수	렌틸콩은 엽산염 함유량이 높은 대표적인 식품이다. 엽산염 섭취가 부족한 남성은 정자에 유전적 결함이 생길 확률이 더 높다.[21]
우유	물. 포화지방을 줄이면서 물을 많이 마시는 것이 효과적이다. 수분은 정액의 주요 구성성분이며 물 섭취가 많을수록 배출되는 정액의 양과 이에 따른 정자 수가 늘어날 수 있다.
쿠키	석류와 블루베리 한 그릇. 블루베리에 든 쿼서틴은 동물실험에서 정자의 활발한 움직임을 돕는 것으로 나타났다.[22] 석류는 정액의 질에 영향을 미칠 수 있는 테스토스테론 수치를 증가시키는 것으로 밝혀졌다.[23]

CHAPTER 32

전립선 건강을
개선하고 싶을 때

'클수록 좋다'는 말은 월급의 액수, 텔레비전 화면 크기, 따스한 포옹에 적용될 수 있겠지만 우리 몸에서는 항상 맞는 말이 아니다. 아랫배, 부은 발목, 벌어져 있는 상처를 생각해보라. 이것들을 보면 오히려 클수록 좋지 않다. 남성의 소변 배출과 사정의 속도, 강도, 빈도를 조절하는 호두알 모양의 샘인 전립선도 마찬가지다.

전립선이 클수록 더 튼튼하다고 생각할 수도 있겠지만 사실은 정반대다. 의사는 직장수지검사를 통해 전립선의 크기가 커졌는지, 특히 전립선암을 의심할 수도 있는 결절이 있는지를 확인한다. 전립선이 균일하게 성장할지라도 요도를 누르며 소변과 정액의 배출 속도를 낮춘다. 암은 아니지만 전립선이 커지는 증상을 전립선비대증 BPH이라고 한다. 전립선비대

색션 6: 남성
FOR MEN

증의 유병률은 30세 이하의 남성에서는 약 10퍼센트이며 연령이 상승할수록 90퍼센트까지 이른다.[26] 남성들은 화장실이나 침실에서 통증을 느끼거나 체액을 몸 밖으로 배출하는 데 불편함을 느끼며 전립선비대증을 처음 접하게 된다. 증상이 악화되면 자다가도 자주 요의를 느끼고 소변을 원활하게 보지 못하는 느낌이 든다. 최악의 경우는 요도가 크게 눌려서 호스 중간을 막고 있는 상황이 된다. 그 결과 소변이 신장 쪽으로 역류하여 감염이나 신장기능 이상을 가져올 수 있다.

전립선비대증과 관련된 증상들은 암의 징후일 수도 있다. 전립선암은 오래 사는 거의 모든 남성들에게 생길 수 있는 흔한 질병이다. 전립선암의 공격성은 연령에 따라 달라서 연령이 증가할수록 암의 증식 속도가 느린 반면, 젊은 세대에서는 더욱 공격적인 형태가 발견된다. 여기서 핵심은 음경의 기능이 일정하지 않다고 느낀다면 확실한 진단을 위해 병원을 찾아야 한다는 것이다.

특정 약물은 전립선의 크기를 조절하고 요도를 짓누르는 근육을 느슨하게 만들어줄 수 있다. 또한 가벼운 시술이나 전립선의 일부를 제거하는 침습적 수술(전립선이 발기와 소변을 조절하는 신경과 가깝게 위치하기 때문에 위험이 따른다)이 비대증을 치료할 수 있는 방법이다.

전립선비대증을 음식을 이용해 완화할 수 있으니, 잘 따라 해보자. 가령 건강한 웬웨이 식단을 유지하고 하루 적어도 4회 분량의 채소를 먹고 규칙적인 신체활동을 할 필요가 있다. 여기에 더욱 좋은 효과를 바란다면 다음과 같은 음식들을 시도해보는 것이 좋다.

😊 BEST! 시금치

뽀빠이의 전립선이 그의 이두박근만큼 튼튼했음을 나타내는 증거는 없지만 이것이 터무니없는 추측은 아닐 것이다. 아연은 정상적인 전립선 기능에 중요한 비타민이다. 스웨덴의 전립선암 환자들을 대상으로 한 연구는 아연 함량이 높은 음식들을 먹은 피험자들이 전립선암으로 사망할 확률이 크게 낮았음을 확인했다.[25] 그러나 최근에 실시된 실험실 기반의 연구에서는 고농도 아연으로 인해 전립선 암세포의 치료 내성이 생길 수 있다는 결론이 내려졌다.[26] 이러한 연구들이 시사하는 바는 보충제가 아니라 음식을 통해 아연을 섭취해야 한다는 것이다. 따라서 시금치를 식단에 자주 등장시켜야 한다! 생시금치를 샐러드로 먹거나 스무디에 조금 넣어도 좋고 살짝 볶아서 먹어도 좋다.

😷 GOOD! 견과류, 씨앗류, 콩류

견과류, 씨앗류, 콩류는 전립선에 좋은 음식이다.[27, 28] 더 구체적으로는 강낭콩, 리마콩, 병아리콩, 땅콩, 호박씨, 참깨 모두 뛰어난 선택이다. 익힌 토마토에는 전립선 강화 성분으로 알려진 리코펜이 풍부하다.[29]

☹️ BAD! 포화지방, 붉은 고기

포화지방, 특히 붉은 고기와 관련된 포화지방을 줄여야 한다. 한 연구에 따르면, 포화지방 비중이 높은 식사가 공격적인 전립선암과 연관이 있으며, 생선과 견과류 등에 함유된 다가불포화지방을 더 많이 섭취한 남성들은 공격적 전립선암 발생 위험이 낮았다.[30] 그리고 전립선비대증 증상들을 악화할 수 있는 카페인 섭취를 줄여보며 몸 상태를 확인하라.

바꾸기 코너 전립선에 좋은 음식

OUT! 이건 빼자	IN! 이건 더하자
커피	녹차. 한 연구에서는 녹차와 홍차를 마신 남성들의 배뇨가 개선되고 염증이 줄어들었음이 관찰되었다.[31] 차는 커피에 비해 카페인 함량이 낮아서 전립선비대증 증상들을 완화시킨다.
옥수수	양배추나 방울 양배추 같은 십자화과 채소는 암 발생 위험을 낮춰줄 가능성이 있는 것으로 나타난 설포라판을 함유하고 있다.[32]
오렌지주스	석류주스. 석류주스는 전립선암의 진행을 늦추는 데 도움이 된다.[33]

CHAPTER 33

암 가족력이
있을 때

건강보건 분야 종사자들은 모든 의학적 문제가 똑같이 중요하다는 것을 알게 된다. 당신이 X라는 질병을 앓고 있다면 그것이 당신의 우선순위가 된다. 병은 당신의 세상과 당신을 둘러싼 사람들의 세상에 영향을 미친다. 우리가 유병률과 중증도에 대한 통계를 인용할 수 있지만 어떤 질병이 다른 질병보다 더 심각함을 암시하는 것은 위험한 게임이다. 물론 생명을 위협하는 병도 있고 그렇지 않은 병도 있다. 그러나 모든 병은 삶을 변화시킨다. 그렇기 때문에 우리는 이 책에서 많은 주제, 상황, 질병을 다루기로 했다. 우리 몸은 생물학적 칵테일로서 인생의 여러 단계에서 여러 가지 일이 발생할 수 있다.

우리는 암이 중대한 의학적 문제라는 것을 너무나도 잘 알고 있다. 암은 어떤 형태 또는 방식으로든 우리 모두에게 영향을 주는 괴롭고 어려우며 치명적일 수도 있는 질병이다. 암은 무서운 질병이기도 하다. 우리 모두는 암의 영향을 보거나 직접 경험하고 있으며, 암이 얼마나 빨리 또는 얼마나 서서히 우리의 삶을 바꿀 수 있는지 목격해왔다.

암은 복잡한 질병이다. 암의 종류, 진행단계, 위치, 치료방법, 이러한 요인이 각자의 몸과 상호작용을 하는 방식에 따라 다양한 양상을 보인다. 따라서 이 챕터를 특정 음식이 암을 치료하거나 완벽히 예방할 수 있다는 뜻으로 받아들이지 않기를 바란다. 매일 시금치 스무디를 많이 마신다고 암의 고통을 피할 수 있는 것이 아니다.

많은 질병처럼 유전적 소인부터 생활습관(물론 흡연과 지나친 햇빛 노출이 생활습관과 관련한 가장 주요한 원인들이다)까지 다양한 요인이 암의 발달에 영향을 미친다. 그리고 당연한 말이지만 대장암이나 유방암 검사처럼 정기적인 진단검사는 암을 조기에 발견할 수 있도록 한다. 검사로 암 자체를 예방할 수 있는 것은 아니지만 조기 발견은 암의 발달을 억제하는 데 도움이 된다.

그러나 우리가 말할 수 있는 것은 영양을 통해 암 위험을 낮추기 위한 노력을 기울일 수 있다는 것이다. 음식과 영양소는 몸에서 수행하는 역할이 있기 때문에 암 발생률 감소와 연관이 있다. 실제로 영국 암연구소가 분석한 여러 연구들은 건강 체중 유지, 건강한 식습관(웰웨이와 유사한 방식), 음주 절제, 금연, 안전하게 햇볕 쬐기, 신체활동 같은 몇 가지 생활습관의 변화만으로 10개 암 중에서 4개를 예방할 수 있음을 시사했다.[1]

2018년의 한 연구는 미국인들의 암 중에서 40퍼센트가 예방 가능한 것이며, 예방 가능한 암에 의한 사망 중 3분의 1 이상을 식생활과 신체활동의 변화를 통해 피할 수 있다고 밝혔다.[2]

단순히 이 두 가지 생활습관을 바꾸는 것만으로도 암으로 인한 사망 위험을 크게 줄일 수 있다. 예를 들어 유방암 환자가 하루 5회 분량 이상의 과일과 채소를 먹고 일주일에 6일은 30분간 운동을 한다면 10년간 사망 위험이 약 50퍼센트 줄어든다.[3] 그렇다. 50퍼센트다.

이것이 어떻게 가능한지 살펴보자. 체내의 몇 가지 시스템이 건강을 강화하여 암세포의 발달을 막는 역할을 한다. 가장 주된 동력은 면역체계의 효율과 힘이다. 면역세포들은 보안시스템과 같이 작동하며 몸을 채우고 있다. 면역세포의 역할은 몸속에 등장하는 외부세포를 식별하는 것이다.

면역체계는 아마도 우리가 이해하고 있는 방식으로 기능한다. 우리가 감기에 걸리거나 바이러스에 감염될 때 면역세포는 문제를 일으키는 못마땅한 침입자를 감지하고 면역세포를 보내 싸우도록 한다. 우리가 겪게 되는 기침, 콧물, 염증, 열과 같은 증상이 바로 그 싸움의 결과다. 상처가 나거나 발목을 접질렀을 때도 그 반응을 눈으로 확인할 수 있다. 피부가 붉어지거나 부어오르는 것은 면역세포가 문제를 감지하고 그 부분을 치료할 세포를 보낸 결과다.

암세포는 환경 및 유전 스트레스 인자로 인해 정상세포가 돌연변이를 일으킨 결과다. 면역세포가 암이나 암세포 표면의 단백질을 바이러스처럼 외부세포로 인식했을 때 면역세포는 암을 공격하여 파괴시킨다. 강력한 면역체계는 암세포를 사멸시킬 수 있지만 항상 그런 것은 아니다. 단백질을 숨길 수 있는 암세포들은 면역체계에 들키지 않고 빠르게 성장하고 퍼져 나간다. 면역체계를 최상으로 유지할 수 있는 방법 중 한 가지는 비타민D 수치를 높게 유지하는 것이다. 비타민D는 뼈를 튼튼하게 유지하는 역할로 가장 잘 알려져 있지만 해로운 세포를 찾아내고 뿌리 뽑는 면역체계의 능력에도 중요한 역할을 수행한다.[4]

암이 생길 수 있는 또 다른 요인은 체내 활성산소의 생성이다. 활성산소는 산소가 특정 분자들과 상호작용을 일으킬 때 형성된다. 활성산소는 DNA와 세포를 손상시키는 연쇄반응을 일으킨다. 활성산소에 맞서기 위해서는 활성산소와 결합하여 이를 제거하는 항산화효소가 세포들 내에 있어야 한다. 우리가 항산화물질을 섭취하면 세포 내의 결합력을 강화시킬 수 있는데, 다양한 음식과 영양소, 특히 과일과 채소를 통해 항산화물질을 공급받을 수 있다. 결합력의 일부는 세포 내의 항산화효소에서 나온다(슈퍼옥사이드 디스뮤타아제 SOD, 카탈라아제, 글루타치온이 대표적이다). 블루베리, 블랙베리, 라즈베리, 석류는 세포 내 항산화물질을 직접적으로 증가시킬 수 있는 최고의 과일이다.[5]

음식	효과
키위	키위에는 비타민C, 비타민E, 루테인, 구리와 같은 항암 성분이 많이 함유되어 있다.
베리류	베리류는 세포 내 항산화효소를 증가시킬 수 있는 최고 의 과일로 꼽힌다.
사과	연구들은 사과를 많이 먹는 사람들의 암 발생 위험이 낮 다는 것을 보여준다. 사과가 대장에서 발효되면서 암세 포의 형성을 막을 수 있는 성분을 만드는 것이 이유 중 하나다.
토마토	토마토의 리코펜은 항암 성분이 있는 것으로 알려진 강 력한 폴리페놀이다. 익혀 먹으면 더욱 좋다.
감귤류	감귤류를 매일 먹는 사람들은 구강암 및 후두암 위험을 절반으로 낮출 수 있는 것으로 나타났다.[22]
마늘	마늘은 종양의 성장을 저해할 수 있으며 일부 암들의 발 생률을 절반으로 낮출 수 있다는 연구들이 있다.[23, 24, 25]

십자화과 채소	한 연구에서 십자화과 채소인 양배추, 방울 양배추, 브로콜리, 콜리플라워, 물냉이, 루꼴라를 가장 많이 먹은 여성 집단이 가장 적게 먹은 집단에 비해 유방암 위험이 50퍼센트 낮았다고 보고했다.[26] 그러나 브로콜리를 전자레인지로 조리하지 않도록 주의하자. 스페인에서 실시된 한 연구에 따르면 그렇게 할 경우 브로콜리가 함유한 플라보노이드의 97퍼센트가 파괴될 수 있다고 한다.[27] 브로콜리 새싹 등의 새싹채소는 다 자란 채소보다 항암 성분인 설포라판을 최대 50배 더 많이 함유하고 있다. 그러나 새싹채소가 박테리아에 오염되기 쉽기 때문에 과학자들은 오염물질 없이 새싹채소의 효과를 누릴 수 있을지를 연구하고 있다.
버섯	버섯은 셀레늄의 좋은 공급원이다. 셀레늄은 몇몇 연구에서 암 위험을 낮출 수 있는 것으로 나타났다.

☺ BEST!   채소

채소는 자연이 준 최고의 예방약이다. 채소에는 유익한 성분과 영양소가 너무 많아서 각 성분마다 여러 쪽을 할애해서 설명하고 싶을 정도다. 암을 예방하고 관리하기 위해서는 채소를 날것 또는 가볍게 익힌 상태로 먹는 것이 가장 좋다(엑스트라 버진 올리브오일에 단시간에 볶는 소테 조리법을 가장 추천한다). 항암에 좋은 채소로는 알리움Allium 속 채소(마늘, 양파, 부추 등), 당근, 십자화과 채소(브로콜리와 콜리플라워), 가볍게 익힌 토마토 등이 있다. 이 채소들에는 모두 이소플라본, 리코펜, 셀레늄, 황 함유 성분,

플라보노이드와 같은 성분들이 풍부하며 물론 여러 비타민은 말할 필요도 없다! 각 채소가 암에 어떤 영향을 미치는지에 대해서는 269~270쪽의 표를 참고하자. 암 위험을 낮추기 위해 우리가 할 수 있는 한 가지가 있다면 그것은 바로 밥상에 더 많은 채소를 놓기 위해 의식적인 노력을 기울이는 것이다. 물론 과일도 마찬가지다!

😐 GOOD! 커피, 홍차

커피와 홍차는 모두 암과의 싸움에 도움을 줄 수 있다. 커피와 홍차에는 암 위험을 낮출 수 있는 것으로 알려진 항산화물질, 폴리페놀, 플라보노이드가 풍부하다. 실제로 여러 연구들이 커피 섭취가 간암 및 자궁내막암 위험 감소와 연관이 있음을 시사하고 있다.[6] 미국 암연구소의 연구자들은 하루에 커피 서너 잔을 마신 사람이(카페인 함유 여부는 관계없었으며 피험자들은 필터로 내린 블랙커피를 마셨다) 커피를 마시지 않은 사람보다 대장암 위험이 15퍼센트 낮았다고 발표했다.[7] 하루 홍차를 두 잔 이상 마신 여성이 한 잔을 마시거나 전혀 마시지 않은 여성에 비해 난소암 위험이 32퍼센트 낮았다는 연구들도 있다.[8]

☹ BAD! 붉은 고기, 가공육

붉은 고기와 가공육(햄, 베이컨, 살라미, 소시지, 돼지고기도 붉은 고기에 포함된다)은 암이 생길 확률을 크게 높일 수 있다는 근거들이 발견되는 데는 여러 가지 이유가 있다. 과학자들은 특히 붉은 고기와 가공육 내의 화학성분에 주목한다. 가령 붉은 고기에는 자연적으로 나타나는 붉은 색소 성분인 헴 heme이 있는데, 헴은 세포를 손상시켜 암의 생성과 관련이 있는 것으로 보인다. 가공육에 보존제로 사용되는 질산염은 다른 화학물질로 전환되어 발암물질로 작용할 수 있다. 또한 붉은 고기는 바비큐와 석쇠구이 등 고열에서 조리하는 경우가 많다. 이 과정은 아크릴아미드와 헤테로사이클릭 아민과 발암물질을 발생시킬 수 있다[9](고기를 올리브오일, 맥주 또는 와인에 재워두거나 함께 조리를 하면 발암물질의 생성을 줄일 수 있다[10, 11, 12]). 세계보건기구 WHO는 붉은 고기를 암을 유발할 가능성이 있는 음식으로 분류했다.[13]

한편 닭고기와 생선과 같은 가공하지 않은 '흰 고기'는 암 위험을 높이지 않는다. 그러나 콜린 함량이 높은 달걀은 전립선암과 관련성이 있으며 연구자들은 산화트리메틸아민 TMAO◆이라는 염증 유발 물질이 부분적인 원인인 것으로 의심하고 있다.[14, 15] 따라서 붉은 고기와 달걀 섭취를 줄이는 것이 좋은 습관이다. 장내 박테리아의 TMAO 생성을 막기 위해 프로바이오틱스를 섭취하는 것도 좋다.

◆　　장내 박테리아가 달걀의 콜린과 레시틴, 고기의 카르니틴을 전환하여 생성하는 물질.

바꾸기 코너 항암에 좋은 음식

OUT! 이건 빼자	IN! 이건 더하자
시리얼에 뿌려진 설탕	암세포는 단순당을 먹고 자란다. 시리얼(오트밀이 더욱 바람직하다)에 설탕 대신 블루베리를 넣으면 달콤해지면서도 건강한 항산화제를 추가하는 효과를 누릴 수 있다.
흰 밀가루로 만든 크래커	당근. 당근이 함유한 베타카로틴과 여러 영양소는 두경부암 발생률 감소와 연관성이 있다.[16] 얇게 썬 오이도 효과적인 대체 음식이다. 또한 십자화과 채소는 많이 먹을수록 암에 걸릴 가능성을 더욱 줄일 수 있다.
붉은 고기와 가공육 (소고기, 돼지고기, 소시지 등)	닭고기와 생선 등의 흰 고기.
차에 넣는 설탕	생강 한 쪽과 함께 차를 우린다. 많은 연구들은 생강에 항암 성분이 있음을 보여주고 있다.[17, 18]
베이컨 샌드위치	브랜 시리얼◆. 브랜 시리얼의 섬유질은 대장암 위험을 낮추는 데 도움을 준다.[19] 100퍼센트 통곡물 토스트에 얇게 썬 아보카도를 올려 먹으면 건강한 지방과 섬유질을 동시에 섭취할 수 있다.

◆　곡물 겨가 함유된 시리얼.

질병 7: 질병
AT RISK

시판 샐러드드레싱

발사믹 식초와 엑스트라 버진 올리브오일. 4,000명의 여성을 대상으로 실시한 한 연구에서 올리브오일을 많이 사용하는 지중해식 식단을 따른 여성들이 (포화지방을 통해 주로 지방을 섭취한) 저지방 식단을 따른 여성들에 비해 유방암 발생률이 68퍼센트 더 낮은 것으로 나타났다.[20]

CHAPTER 34

심장질환을
예방하고 싶을 때

당신은 음악 재생목록에서 노래 한 곡을 건너뛸 수 있다. 징검다리의 돌 하나를 뛰어넘을 수도 있다. 한 블록을 빼고 빙 돌아갈 수도 있다. 그러나 제발 이 장을 건너뛰지는 말아라.

이 책에서 다루는 일부 질환이 당신과 관련이 없을 수 있다. 이 책은 가볍게 넘겨보며 자신과 관련 있는 내용을 찾아 집중하는 것이 좋다고 생각하기도 한다. 하지만 당신이 심장질환 위험이 높다고 생각하든 아니든 심장을 보호하는 일은 모두에게 중요하기 때문에 이 부분만큼은 집중해서 봤으면 한다.

심장질환과 뇌졸중은 미국과 전 세계에서 모두 사망원인 1위다.[28] 따라서 당신에게 이미 심장에 일종의 문제가 생겼거나 전형적인 미국식 식사

섹션 7: 질병
AT RISK

를 하고 있다면 당신은 심장질환을 걱정해야 하고 이 장을 반드시 읽어야 한다. 게다가 유명 드라마인 〈왕좌의 게임〉의 반전보다 더욱 놀라운 사실이 있다. 식생활에서 운동까지 자신이 최고의 생활습관을 유지하고 있다고 생각할지라도 심장질환이 여전히 당신을 위협하고 있다는 것이다. 심장을 위해 우리 모두에게는 더욱 개선할 여지가 많다.

잘 알다시피 심장은 워커홀릭처럼 일하는 신체기관이다. 심장은 매일 24시간 내내 혈액 펌프질을 하며 다른 신체조직과 근육이 제 기능을 할 수 있도록 산소를 운반하고 있다. 심장에게도 혈액이 필요하기 때문에 심장의 표면을 덮고 있는 작은 관상동맥이 심장에 혈액을 공급한다. 그런데 관상동맥 내벽이 손상되면 몸은 콜레스테롤, 지방, 응고 인자들의 혼합물로 손상 부위를 복구하려 한다. 이사를 가면서 아파트 보증금을 돌려받기 위해 벽에 난 작은 구멍을 메꾸고 있는 상황을 생각해보자. 심장으로 돌아와서, 애초에 왜 관상동맥이 손상되었는지 정확히 알 수는 없지만 강력한 용의자들이 있다. 바로 고혈압, 고혈당, 흡연 아니면 일반적인 염증 등이다. 클리블랜드클리닉의 연구자들은 장내 박테리아가 카르니틴, 콜린, 레시틴을 함유한 고기와 달걀 등의 동물성 식품을 대사하면서 동맥에 손상을 입히는 물질을 생성한다는 것을 밝혔다.[29, 30, 31]

관상동맥에 침착된 플라크는 어린 시절부터 시작될 수 있으며 심장, 두뇌, 신장, 생식선, 피부의 동맥까지 영향을 줄 수 있다. 이것이 발기부전 또는 주름이 동맥 노화의 첫 번째 징후인 이유이다. 30대 이후에는 플라크가 더욱 빠르게 증가하며, 플라크가 커지면 혈관을 지나갈 수 있는 혈액의 양에 제약이 생기기 시작한다.

이미 당신도 알고 있겠지만 이것은 심각한 문제다. 열심히 일하면서 배가 고픈 심장은 혈액을 몸 전체로 보내기 위해 산소를 공급받아야 한다. 흉부 통증은 심장에 산소 부족이 발생할 때 일어날 수 있다. 그리고 매우 심각해지면 심장마비가 오는 것이다.

여기에 더해 플라크의 크기가 증가하면 복구 과정이 엉성해진다(무자격 수리공이 와서 공사를 대충 하는 것이다). 그 결과 플라크는 불안정해진다. 이것이 의미하는 바는 풀드 포크◆가 담긴 큰 접시를 비우거나 독감에 걸리면서 연속적인 염증이 일어나면 플라크가 찢어지거나 파열될 수 있다는 것이다.

그렇게 되면 플라크 아래의 조직이 노출되고 몸은 빠르게 노출된 표면을 복구하기 위한 노력을 펼친다(결국 손상된 혈관에 출혈이 시작될 수 있다). 이러한 상황에서 혈전이 빠르게 형성되고 혈전은 혈관을 완전히 막아, 그 혈관이 심장 근육을 담당할 경우 그 부분에 혈액이 전혀 공급되지 않을 수 있다. 이것이 심근경색이 발생하는 일반적인 시나리오다.

어떤 심장질환 위험은 유전적인 것이 사실이다. 그러나 대부분은 생활습관과 관련이 있다. 고혈압, 제2형 당뇨병, 높은 혈중 LDL 콜레스테롤, 흡연이 모두 위험을 크게 높일 수 있다. 이러한 위험요인은 (당신이 비흡연자라면) 모두 음식, 스트레스와 그 밖의 생활방식의 변화에서 원인을 찾을

◆　　　돼지고기를 덩어리로 오랜 시간 익힌 뒤 잘게 찢은 음식.

수 있다. 따라서 혈전을 제거하기 위해 수술을 할 수도 있지만 음식으로도 동맥질환의 진행을 뒤바꿀 수 있다.

먼저 자신이 심장질환의 스펙트럼에서 어디에 위치하는지를 파악한다면 가장 효과적인 음식 섭취 방법을 찾는 것이 쉬워진다. 다음의 질문에 답하면서 점수를 더한 후 자신의 위치를 파악해보자.

1. 심장마비가 온 적이 있는가?

   a. 없다 (0)

   b. 있다 (16)

2. 병원에서 협심증(안정 시 또는 운동 시 흉부 통증)을 진단받은 적이 있는가?

   a. 없다 (0)

   b. 있다 (16)

3. 과체중인가?

   a. 아니다 (0)

   b. 그렇다 (2)

4. 고혈압이 있는가?

   a. 아니다 (0)

   b. 그렇다 (4)

5. 당뇨병이 있는가?

    a. 아니다 (0)

    b. 그렇다 (4)

6. '나쁜' LDL 콜레스테롤이 높은가? (190㎎/㎗ 이상)

    a. 아니다 (0)

    b. 그렇다 (3)

7. 지난 10년간 매년 독감예방주사를 맞았는가? (최근 독감에 걸렸다면 위험 인자가 있는 것으로 본다)

    a. 그렇다 (0)

    b. 아니다 (3)

8. 지난 15년 동안 규칙적으로 흡연을 한 적이 있는가?

    a. 아니다 (0)

    b. 그렇다 (5)

9. 심장질환 가족력이 있는가?

    a. 없다 (0)

    b. 있다 (3)

웬웨이 식단: 웬웨이 식단은 지중해식 식단을 응용하고 있으며 무엇을 언제 먹는가에 초점을 맞추어 설계되었다. 웬웨이에서는 기본적으로 대부분의 열량을 식물, 건강한 식물성 지방(엑스트라 버진 올리브오일, 아보카도, 견과류 등), 연어와 바다송어를 포함한 생선에서 섭취한다. 또한 당과 붉은 고기, 유제품, 달걀노른자에 함유된 포화지방의 비중이 매우 적은 것이 특징이다. 당과 포화지방은 심장질환과 동맥질환 위험을 높이는 두 가지 주요 원인인 LDL 콜레스테롤과 염증 수치를 높이는 주범이다. 섬유질이 풍부한 채소로 포만감을 주고 당 첨가물을 피하며 동물성 단백질이 아니라 식물성 단백질에 집중한다면, 몸이 필요로 하는 모든 영양소를 섭취할 수 있다. 이러한 식습관은 음식에서 만족감을 높이고 건강한 체중을 유지하여 제2형 당뇨병, 고혈압, 염증 위험을 줄이는 데 핵심적인 역할을 한다.

올리브오일과 견과류 비중이 높은 지중해식 식단은 저지방 식단과 비교하여 고혈압, 나쁜 콜레스테롤 수치 상승, 당뇨병 위험을 줄일 수 있는 것으로 나타났다.[32, 33] 저명한 학술지 〈뉴잉글랜드저널오브메디슨〉에 발표된 지중해식 식단에 대한 중요한 연구 또한 이 식단이 심장마비, 뇌졸중, 그리고 심혈관질환(심장마비, 뇌졸중과 기타 동맥질환)으로 인한 사망 위험을 종합적으로 최대 30퍼센트 낮출 수 있다고 보고했다.[34] 또 다른 연구에서는 지중해식 식단이 심장 관련 질환으로 이미 약을 복용하고 있으며 약을 통해 최적으로 질환을 관리하고 있다고 판단되는 사람들의 건강 결과를 개선했음이 나타났다.[35] 사실 식단에 대한 고려와 식습관 변화 없이는 최적으로 질병을 관리할 수 없다.

웬웨이 플러스 식단: 1980년대에 저지방 식단이 일종의 의학적 정설이 된 이유는 포화지방이 심장질환의 주요 위험요인이라는 사실 때문이었다. 불행히도 저지방 식단의 개념은 지나치게 단순화되어 좋은 지방(엑스트라 버진 올리브오일의 오메가-9와 호두, 아마씨, 연어의 오메가-3)이든 나쁜 지방(동물성 지방)이든 모든 지방을 동일하게 취급하는 결과를 낳았다. 여기에 더해 지방에 치중한 나머지 당, 그리고 섬유질이 없는 탄수화물처럼 체내에서 당으로 빠르게 전환되는 음식과 같은 만성질환의 또 다른 주범을 소홀히 하는 경향이 나타났다. 웬웨이는 저지방 식단이 아니지만 심장질환 위험이 상당히 높은 사람들은 식단에서 지방이 차지하는 비중을 약 35퍼센트에서 약 10퍼센트로 줄여야 한다.

그 이유는 무엇일까? 심장질환 고위험군에게 아마도 저지방 채식식단이 가장 건강한 식단일 수 있기 때문이다. 여러 연구들에 따르면 저지방 채식식단은 병리학적으로 심장질환이 증명되고 여러 위험요인이 있는 사람들의 심장건강을 개선시켰다.[36, 37] 물론 웬웨이 플러스 식단을 실천하면서 맛을 살리려면 향신료를 활용하여 요리하는 법을 배워야 하기 때문에 어려움이 따를 수도 있다. 그러나 당신이 고위험군에 속한다면 자신과 사랑하는 가족들을 위해 도전할 가치가 있다. 딘 오니시와 콜드웰 에셀스틴이 제시하는 다음의 지침을 기억하라.

- **권장 음식:** 채소, 과일, 대두를 포함한 콩, 통곡물, 오메가-3을 위한 아마씨 가루 또는 치아시드 1~2테이블스푼, 또는 호두 30그램.
- **금지 음식:** 가금류를 포함한 육류, 유제품, 달걀, 생선, 기름, 설탕.

이해한다. 웬웨이 플러스 식단은 아이스하키 퍽처럼 생긴 스테이크 한 장을 구워먹는 것보다 어렵다. 그러나 우리는 이 식단을 실천하고 있는 사람들을 많이 알고 있다. 일단 익숙해지면 훨씬 쉬워진다. 게다가 이 식단의 대안들, 즉 수술 또는 죽음을 생각한다면 더 낫지 않은가. 오일은 요리를 할 때 음식을 촉촉하게 해주고 구울 때 타지 않도록 해주는 재료라고 생각하자. 그렇게 생각한다면 수프, 찜, 채소 오븐구이 또는 그릴구이를 포함한 많은 요리의 첫 단계, 그리고 심지어 재료를 볶을 때도 식용유 대신 와인, 채수, 식초 또는 물을 이용할 수 있을 것이다. 샐러드와 채소를 넣은 샌드위치를 먹을 때는 오일 대신 식초 또는 레몬과 라임 등의 새콤한 재료로 드레싱을 만들면 된다.

웬웨이 하이브리드 식단: 웬웨이 하이브리드 식단은 일주일에 4일은 웬웨이 플러스 식단, 3일은 기본 웬웨이 식단을 따르는 방법이다. 조금 유연한 방식의 이 식단은 한 주의 대부분을 채식으로 채울 수 있도록 도와준다.

CHAPTER 35

튼튼한
골격계통을 원할 때

만약 침대에서 일어날 때 관절이 19세기 농가 바닥처럼 삐걱거린다면 그다지 유쾌하지 않을 것이다. 골격계통은 우리의 생물학적 옷걸이 같은 것이다. 문자 그대로 뼈대를 제공하기 때문이다. 젊을 때는 자전거에서 떨어지거나 문에 손이 찧었을 때를 제외하면 뼈에 대해 그다지 생각할 일이 없다. 그러나 나이가 들면서 우리는 어떤 동작을 하면 아픈지를 점차 인식하게 된다. 보통 동작할 때의 문제는 근육(좌상, 통증, 약화)이나 뼈와 뼈 사이에 있는 관절과 관련이 있다. 무릎이 아프고 고관절이 쑤시며 예전처럼 발목이 잘 움직이지 않는다.

동작이란 두뇌를 지휘자로 두고 뼈, 관절, 근육, 인대와 그 외의 여러 연조직으로 구성된 복잡한 오케스트라다. 이러한 부위 중 한 군데라도 문제가 생기면 원활한 움직임이나 통증에 영향을 준다. 우리는 동작과 관련하여 특히 뼈와 관절을 중심으로 이야기를 하려고 한다.

우리 몸의 윤활유

연골에는 아그리칸이라는 복합분자가 있다. 아그리칸은 연골의 건중량에서 10퍼센트를 차지한다. 참고로 나머지는 거의 물이다. 아그리칸 분자는 연골이 제대로 기능할 수 있도록 수분을 공급하는 핵심적 역할을 한다. 우리가 앉았다 일어날 때 연골은 물을 흡수하고 짜내며 아코디언처럼 움직인다. 몸에 아그리칸이 많을수록 더욱 부드럽게 동작이 전환될 수 있다.
아보카도와 대두로 만든 기름은 아그리칸의 기능을 개선할 수 있을 뿐만 아니라 관절의 손상을 늦추거나 회복시키는 데 도움을 준다. 문제는 아보카도와 대두에서 직접 아그리칸을 섭취할 수 있는 것이 아니라 특정한 방식으로 추출한 기름을 통해 섭취해야 한다는 것이다. 아직 효능에 대해서는 의견이 갈리지만 하루에 아보카도소야 불검화추출물ASU 보충제 300밀리그램을 섭취해볼 수도 있다. 프랑스 정부는 ASU의 안전성을 15년간 추적해왔고 유의미한 부작용이 보고된 적은 없다.[41]

골다공증(뼈)과 골관절염(관절)은 모두 골격계통의 문제에 속하고 서로 유사하게 들리지만 실제로는 그렇지 않다. 골격의 큰 그림을 떠올리며 뼈가 어떻게 위치하고 기능하는지에 대해 알아보자.

• **뼈:** 우리 몸을 지지하고 중요 기관을 보호하는(특히 갈비뼈에 감사를!) 뼈는 영양소를 저장하고 혈액과 줄기세포를 생성하는 데 도움을 주는 중요한 화학적 역할도 담당한다. 뼈는 오래된 조직, 즉 오래된 뼈를 새로운 뼈로 재생하고 보충하는 살아있는 조직이다.

뼈는 그물눈과 같은 구조로 되어있다. 나이가 들면서 구조물은 약해지고 더 많은 구멍이 생기게 되어 쉽게 부러질 위험이 높아진다. 뼈 구조와 저장된 칼슘의 보충 과정이 손실 속도를 따라잡지 못하게 되어 골밀도가 낮아지면 골다공증이 생기는 것이다.

골절 자체보다 더 큰 문제는 그 이후에 일어난다. 골절은 혈전, 면역체계 약화와 같은 다양한 건강 문제를 일으킨다. 비타민D, 비타민K, 칼슘은 뼈 구조를 강화할 수 있는 영양소들이다.

• **관절:** 많은 사람들에게 관절은 뼈보다 더 골치 아픈 존재다. 뼈 사이에서 완충작용을 하는 물질이 퇴화하면 통증을 느끼게 된다. 관절은 문 경첩과 같은 역할을 하며 뼈들의 움직임을 돕는다. 만약 우리 몸이 딱딱한 하나의 뼈 구조로 되어있다면 어떻게 타이핑을 하고 뛰고 앉을 수 있을지 상상해보자. 인대와 연골로 구성된 관절에서 완충작용을 담당하는 두 가지 구성요소가 있다. 첫 번째는 연조직이다. 가령 무릎에는 상체의 무게를 받쳐주며 충격 흡수제 역할을 하는 반월상연골이 있다. 그리고 우리 몸에는 기계에 윤활유가 사용되듯 전체 골격구조가 서로 부드럽게 미끄러지며 움직이도록 하면서 완충작용을 하는 활액이 있다.

그러나 관절이 퇴화하면 이런 완충제들이 줄어들어 마찰을 일으킨다. 그래서 무릎이든 고관절이든 관절이 뻑뻑하게 변하게 되면 우리는 불편함과 통증을 느끼게 된다. 완충제가 사라지면 뼈가 연조직을 문지를 수 있고, 다른 쪽의 뼈와도 마찰을 일으킬 수 있다. 그러한 충돌은 염증 반응을 일으키고 때때로 괴로움에 소리를 지를 만큼 날카로운 통증을 동반하게 된다.

이것은 슬프게도 점점 우리 몸이 닳고 낡으면서 일어날 수밖에 없는 결과다. 85세가 되면 약 85퍼센트는 골관절염을 앓게 된다. 그중 많은 수는 훨씬 전부터 고관절 문제를 겪을 것이다. 당신의 주변에도 50대에 무릎이나 고관절 치환술을 받은 사람이 있지 않은가?

이런 복잡한 시스템에 음식은 어떤 역할을 할 수 있을까? 우선 웬웨이는 염증과 체중을 줄여서 관절의 부담을 조금이나마 덜 수 있도록 돕는다. 뼈 건강에도 웬웨이가 중요하다. 적절한 영양소의 공급은 골밀도를 증가시킴으로써 나이가 들어도 뼈를 튼튼하게 유지할 수 있도록 한다. 그러면 골절이 생기더라도 회복이 더 쉬워질 것이다.

뼈와 관절이 밀접한 관계가 있는 것은 분명 맞지만 그들은 이복형제 정도의 관계에 있다. 공통된 가족이 있기는 하지만 같은 방식으로 구성되거나 같은 기능을 하는 것이 아니라는 것이다. 그렇기 때문에 몸의 원활한 움직임과 튼튼한 뼈를 위해 영양소 섭취에 집중하는 한편 염증이 생기지 않도록 몸을 관리해야 한다. 웬웨이 식단에는 몸에 해부학적 갑옷을 만들어줄 수 있는 음식이 많다.

🙂 BEST! 진녹색 잎채소, 연어

이 지점에서 우유 이야기가 나오리라 기대하는 사람들도 있을 것이다. 유제품에는 뼈를 구성하는 칼슘, 비타민D, 비타민K가 함유되어 있다. 그러나 우리는 진녹색 잎채소로부터 필수 비타민을 섭취하기를 권장한다. 브로콜리, 콜라드, 케일, 시금치, 청경채는 칼슘과 비타민K의 훌륭한 공급원이다. 비타민D는 우리가 좋아하는 생선인 연어를 통해 섭취할 수 있다. 진녹색 잎채소에는 항염증효과도 있어서 관절질환 완화에 도움이 될 것이다.

😐 GOOD! 시금치, 오크라, 아티초크, 무화과 등

칼슘을 섭취할 수 있는 방법은 매우 많다. 무화과는 뼈에 좋은 포타슘과 마그네슘을 함유하고 있다. 건강한 지방은 골밀도를 개선하는 데 도움을 준다. 커피, 아보카도, 호두, 토마토와 같이 폴리페놀이 든 음식은 염증 완화에 효과가 있다. 최근 한 연구는 특정 프로바이오틱스(유익한 박테리아)가 골밀도 손실 예방에 도움이 된다고 보고했다.[38]

😞 BAD! 시판 샌드위치

몸에 해로운 가공육과 염증을 더 타오르게 하는 흰 밀가루 빵을 피하라. 샌드위치 대신 100퍼센트 통곡물빵과 지방이 많은 생선, 아보카도 또는 닭 가슴살을 먹는 것이 좋다.

바꾸기 코너 뼈와 관절을 위한 음식

OUT! 이건 빼자	IN! 이건 더하자
감자	고구마. 뼈의 형성에 필요한 마그네슘, 포타슘 등의 중요 미네랄이 들어있다. 차게 먹는 게 더 좋다는 것을 기억하라.
새우	연어와 정어리. 지방이 많은 생선들에는 뼈에 좋은 비타민D가 함유되어 있다.
버터	엑스트라 버진 올리브오일. 항산화제로 작용하는 식물영양소를 가득 함유하고 있으며 연구들에 따르면 뼈를 보호할 수 있다고 한다.[39]
주스	감귤류 과일. 감귤류 과일의 비타민C는 골손실 예방과 관련성이 있다.[40]
치즈 디핑소스	과카몰리. 아보카도가 함유하고 있는 건강한 지방과 폴리페놀은 관절 건강에 좋다.

CHAPTER 36

기억력이
저하됐을 때

간단한 퀴즈를 내보겠다. 음식이 소장에 들어가면 어떤 일이 일어나는가 (49쪽)? 우리 두 저자는 현재 어디서 근무하고 있는가(8~12쪽)? 정답을 맞혔는가? 훌륭하다! 답을 몰랐더라도 걱정할 필요 없다. 우리가 당신을 곤란하게 하려는 것이 아니라 뇌 신경세포에 조금 기름칠을 하고자 간단한 연습을 해본 것이다.

두뇌는 크고 강력하고 신비롭지만 우리가 읽고 보고 알아채고 듣고 배운 모든 것을 기억하지는 못한다. 많은 사람들이 초등학교 시절 선생님 한 분 이상의 성함을 기억하겠지만 (안녕하세요, 저드 선생님!) 3일 전 저녁메뉴를 떠올리려면 10분은 걸릴 것이다.

아마도 이러한 차이가 두뇌 문제가 복잡하게 다가오는 이유일 것이다.

인간은 지적 능력, 기억력, 비판적 사고능력과 관련하여 매우 다양한 능력을 갖고 있다. 그러나 뼈나 혈관건강처럼 두뇌의 건강을 가늠하기는 쉽지 않다. 머릿속이 뿌연 상태brain fog나 말이 헛나가는 실수brain fart가 나타날 수 있다. 그리고 처음에는 별일 아닌 것 같던 기억력 문제가 알고 보니 치매의 시작일 수도 있다. 사실 치매에는 다양한 종류가 있고 알츠하이머병은 그중 하나일 뿐이다. 열쇠를 어디 두었는지 생각이 나지 않거나, 사람의 얼굴을 기억하지 못하는 경우도 있다. 때로는 자신이 방금 무슨 말을 했는지 까먹기도 한다. 때로는 자신이 방금 무슨 말을 했는지 까먹기도 한다. 이렇게 방금 어떤 문장을 썼는지 까먹는 것처럼 말이다.

기억력 문제는 가볍게 넘길 일이 아니다. 누군가가 심각한 인지 쇠퇴를 보인다면 그것은 중대한 건강 위협이다. 돌봄제공자가 있다면 그에게도 신체적, 정신적으로 무거운 부담이 된다. 85세 이상 미국인의 약 30퍼센트는 인지기능 장애를 가지고 있다.[42] 이 사실은 우리 모두에게 두려움으로 다가온다. 실제로 30세 이상의 72퍼센트가 나이가 들면서 기억력이 약화되는 게 걱정된다고 답변한 바 있다.[43]

우리는 두뇌에 관해 알고 있는 것이 너무 적다. 두뇌는 의사결정, 신체 조직, 호르몬, 감정, 심장 리듬, 호흡 등 수없이 많은 분야를 담당하고 있는 생물학적, 화학적, 전기적 우주다. 그러나 우리는 노화에 의해 기억력이 어떻게 쇠퇴하는지 아주 조금밖에 알지 못한다.

기본적인 원리는 이렇다. 정보를 떠올릴 때 뇌 신경세포들은 서로 의사소통을 해야 한다. 신경세포는 다른 신경세포에 메시지를 보내고 메시지가 수신되었을 때 신경세포들이 연결되면 우리가 필요할 때 이용하고 꺼낼 수 있는 정보의 다리가 만들어진다.

그러면 무엇이 정보의 다리를 무너뜨릴까? 바로 사용 부족이다. 지속적으로 메시지를 보내고 받지 않으면 다리를 아무도 건너지 않고 관리도 소홀해진다. 그렇게 되면 결국 다리가 부스러져 파괴되는 것이다('사용하라, 그렇지 않으면 잃어버린다'라는 말이 정확히 적용될 수 있는 대목이다. 두뇌를 사용하지 않으면 뇌 신경세포 '근위축'이 온다).

또 다른 특징은 다리가 정보를 통해 세워지고 강화된다는 것이다. 여러 요인과 영향에 의해 다리가 더 좋아질 수도 있고 위태로워질 수도 있다. 그렇기 때문에 음식을 먹을 때도 두뇌에 좋은 음식을 잘 활용해야 한다.

두뇌에 좋지 않은 음식은 다리의 기둥을 부식시키는 악천후(또는 만화책 속의 무시무시한 악당)와 같은 역할을 하고 그 결과 염증 매개체가 다리를 파괴시킨다. 잘못된 음식 선택은 뇌 신경세포 사이에서 정보가 이동하는 것을 더욱 어렵게 만든다.

이와 반대로 두뇌에 좋은 음식은 다리를 건설하고 청소(녹슨 부위인 염증을 제거)하며 보호(구조물 표면을 두 번 페인트칠하기)하는 일꾼 역할을 한다. 즉 일꾼들은 신경세포들을 연결하는 길목을 깨끗하고 다니기 쉽게 만들고 있는 것이다.

하루 사과 한 개를 먹으면 알츠하이머병을 예방할 수 있다고 말하는 것이 아니다. 당연히 유전적 소인이 중요하기 때문이다. 그러나 최대한 음식을 유리하게 활용하는 것이 가능하고, 그렇다면 기꺼이 활용해야 한다. 특히 기억력 문제에 있어서 가족력이 있는 사람이라면 더욱 음식으로 두뇌에 영향을 미칠 수 있는 좋은 기회를 활용해야 한다.

😊 BEST!   연어 샐러드

웬웨이 식단을 따르고 있다면 이미 두뇌를 강화시키고 있는 것이다. 여기에 연어 샐러드를 충분히 먹는 습관이 있다면 더욱 두뇌가 튼튼해질 것이다. 연어와 바다송어에는 뇌를 구성하는 주요성분인 건강한 지방, 즉 DHA가 풍부하다. 많은 연구들이 건강한 지방을 꾸준히 섭취했을 때 뇌 기능 쇠퇴의 속도를 늦출 수 있음을 입증하고 있다.[44]

연어 샐러드의 '샐러드' 부분에도 주목할 필요가 있다. 매일 적정량의 잎채소를 먹는 것은 인지기능을 높게 유지하는 데 중요하다. 5년간 잎채소를 매일 1회 분량 이상 먹은 사람들을 관찰한 결과, 그들의 인지기능 저하 비율이 놀라울 정도로 낮았다는 연구도 있다. 이 연구는 연령, 성별, 운동을 포함한 여러 변수를 고려했기 때문에 특히 참고할 만한 가치가 있다.[45]

😐 GOOD!   호두 한 줌

연어 샐러드를 만들어 호두 조각을 뿌려 먹거나 호두 한 줌을 간식으로 먹어라. 호두에는 건강한 지방이 풍부하다. 특히 식물성 오메가-3 지방산인 알파-리놀렌산의 훌륭한 공급원이다(견과류 중 호두만이 알파-리놀렌산을 풍부하게 함유하고 있다). 낮은 오메가-3 수치는 성인의 경우 인지기능

장애 발생 확률의 증가와 관련성이 있다.[46] 또한 호두에 들어있는 성분들은 알츠하이머병과 관련이 있으며 두뇌 속 다리에 쌓이는 일부 노폐물로부터 세포들을 보호해주는 것으로 알려졌다.[47]

해가 떠있을 때만 음식을 먹고, 하루에 먹는 시간대를 줄일 필요도 있다(일종의 간헐적 단식으로, 관련 내용은 72~73쪽을 참고하라). 몇몇 역학적 연구에서 이른 시간의 식사는 인지기능 저하 방지와 관련이 있었으며, 동물실험에서도 시간제한식이 인지기능 저하를 예방하는 것으로 확인되었다. 연구자들은 포도당에서 케톤으로 뇌의 연료를 자주 교체하는 것이 앞의 동물실험 결과와 관련이 있을 것이라는 가설을 제기했다.[48]

😞 BAD!   당, 당, 당

정제식품과 가공식품은 두뇌로 향하는 다리에 불어오는 허리케인이 되어 정보가 이동하는 길을 막는다. 아주 많이 먹으면? '비상 1급' 폭풍이 다리 위를 떠돌며 절대 떠나지 않을 것이다. 밀크셰이크를 쭉 들이켜고 싶은 충동이 들 때 반드시 기억하자.

바꾸기 코너 두뇌 기능을 개선하는 음식

OUT! 이건 빼자	IN! 이건 더하자
탄산음료	커피. 커피에는 인지기능 개선 및 쇠퇴 위험 감소와 연관이 있는 것으로 나타났다.[49, 50] 역시 인지기능에 긍정적인 효과가 있는 것으로 밝혀진 홍차도 좋은 선택이다.[51]
식물성 기름	지방 함량을 생각해 올리브오일을 선택하라.
시리얼	블루베리 한 그릇. 베리류에 포함된 항염 성분이 두뇌 기능을 개선하는 것으로 나타났다.[52] 블루베리에 아마씨 가루를 뿌려 먹으면 건강한 지방을 보너스로 섭취할 수 있다.

CHAPTER 37

당뇨병을
예방하고 싶을 때

오늘날의 미디어 세계가 어떻게 움직이는지를 생각해보자. 정보, 동영상, 링크, 트윗 등 모든 것이 우리에게 초고속으로 홍수처럼 밀려온다. 휴대폰, 컴퓨터, 텔레비전, 수다스러운 동료 등 수많은 곳에서 정보가 들어온다. 우리들은 그러한 정보를 끊임없이 산소처럼 마시고 항상 연결되어 있는 상태에서 벗어나기가 어렵다. 두뇌는 종종 처리해야 할 일이 꽉 찼다고 받아들이고 이를 벅차게 느끼기도 한다.

이러한 상태가 수십 년 동안 체내에서도 일어난다. 두뇌에 소셜미디어 피드가 밀려들어오고 있다면 우리 몸은 진짜 '피드◆'의 공격을 받는다. 열

◆   'feed'의 원래 의미는 '먹이'다.

량 과다, 간편한 패스트푸드, 드라이브스루 지방 폭탄, 그리고 디저트의 꾸준한 섭취 등이 그것이다.

이러한 생활습관이 만연하게 되고, 손쉽게 이용할 수 있는 가공식품이 늘어나면서 미국은 비만의 대유행과 싸우고 있다. 미국은 전체 인구 중 70퍼센트가 과체중으로, 이러한 상황은 체중계에만 압박을 가하는 것이 아니라 복부비만이 야기하는 모든 문제점과 함께 보건의료 체계에도(그리고 우리의 목숨에도!) 부담을 준다.[53]

제2형 당뇨병은 과체중과 복부비만의 영향 중 한 가지로 인슐린 저항성이 증가하면서 혈당이 높아지는 질환을 특징으로 한다. 미국인의 약 9퍼센트가 제2형 당뇨병 진단을 받았으며 전체 인구의 3분의 1이 당뇨병에 걸릴 위험이 높다.[54] 미국인의 7번째 사망원인인 제2형 당뇨병은 눈, 신경, 신장 합병증을 포함하여 많은 문제를 일으킬 수 있다.[55] 심장과 뇌 기능 이상을 발생시킬 위험이 높기 때문에 당뇨는 무서운 병이다.

책의 전반부에서도 설명한 내용을 떠올려보자. 음식을 너무 많이 먹거나 몸에 해로운 음식을 먹으면 체내에서 순환하는 포도당이 증가한다. 인슐린을 만드는 췌장이 증가한 포도당을 감당하지 못하면 문제가 발생한다. 인슐린이 혈액에서 혈액 내의 포도당을 근육과 조직에 보내 에너지로 사용되도록 만드는 역할을 하기 때문이다. 갈 곳이 없어진 포도당은 혈액에서 순환하다가 단백질과 결합하고 단백질의 기능을 떨어뜨린다. 이에 따라 동맥의 세포 연결이 약화되며 손상되고 체내의 다양한 불안정한 환경을 만들어낸다.

당뇨를 예방하려면 건강하게 먹음으로써 허리둘레와 체중을 줄이는 것이 핵심이다. 허리둘레와 체중이 줄어들면 인슐린 저항성이 낮아진다. 양질의 음식을 섭취한다면 몸에서 처리해야 할 당과 포화지방도 줄어든다.

스트레스 관리도 같은 측면에서 중요하다. 스트레스로 인해 두뇌가 과도하거나 불량한 열량을 요구하지 않도록 해야 한다. 신체활동은 근육이 열심히 일하면서 인슐린을 사용하고 포도당을 흡수하는 능력을 개선할 수 있기 때문에 체중 감량이 된다. 운동과 건강한 식습관이 당뇨약보다 당뇨 위험을 낮추는 데 더 큰 효과가 있다는 연구도 있다.[56] 효과를 보기 위해 무대에서 처음 공개 연설을 하는 사람처럼 땀을 뻘뻘 흘릴 필요도 없다. 하루 1만 보 걷기는 인슐린 저항성을 낮출 수 있는 중요한 기준으로 보이며[57] 저항운동도 당뇨 위험을 줄일 수 있다.[58]

모든 점에서 당뇨병을 예방하기 위해 우리가 할 수 있는 최고의 방법은 웬웨이 접근법을 통해 제대로 먹고 적정 체중을 유지하는 것이다. 여기에 더해 다음과 같은 공격 계획에 집중한다면 더욱 좋은 효과를 기대할 수 있다.

😊 BEST! 커피

커피를 마셔라. 두 잔 또는 그 이상도 좋다! 커피 4잔(카페인 300밀리그램)은 제2형 당뇨병 위험을 약 25퍼센트 낮추는 것으로 나타났다(디카페인 커피에서도 결과가 비슷했다). 왜 그러한 효과가 나타나는지는 확실히 규명되지 않았으나 일부 연구자들은 커피에 인슐린 저항성을 줄이고 신진

대사를 개선할 수 있는 성분이 있는 것으로 추측하고 있다.[59] 커피와 카페인이 식욕 감소에 도움이 되기 때문이라고 생각하는 사람들도 있다. 단, 커피에 크림과 설탕을 넣어 마시는 것은 금물이다. 쓴맛을 완화하기 위해 무엇을 넣을지 고민이 된다면 아몬드밀크와 계피가루를 약간 뿌려보자. 몇몇 연구에 따르면 계피는 혈당 조절에 도움을 주는 것으로 나타났다.[60]

😐 GOOD! 건강한 지방, 건강한 곡물

건강한 지방과 건강한 곡물은 체중조절뿐만 아니라 당뇨 위험을 줄여주는 역할을 한다. 올리브오일, 아보카도, 호두 등에 풍부한 다가불포화지방산을 채소, 견과류, 씨앗류 등을 통해 섭취량을 늘릴 경우 제2형 당뇨병 위험을 줄일 수 있다는 연구들이 보고됐다.[61] 통곡물과 섬유질도 같은 역할을 한다. 하루에 통곡물을 평균 약 2회 분량 섭취한 여성들은 그렇지 않은 여성들에 비해 당뇨병 발생 가능성이 약 30퍼센트 더 낮았다.[62] 흰 밀가루 빵, 흰쌀밥, 일부 시리얼은 당지수가 높아 혈당을 급격히 높일 수 있다. 물론 건강한 지방과 곡물은 균형 잡힌 식단의 주인공이며 꾸준히 섭취해야 하는 음식이다. 섬유질이 풍부한 음식을 다양하게 섭취하면 당 조절 능력을 개선할 수 있다. 일부 장내 박테리아의 부산물이 인슐린 과다 분비를 촉진하는 잠재적으로 해로운 박테리아를 감소시킨다는 연구결과가 있다.[63]

😞 BAD! 붉은 고기, 가공육, 그리고 모든 가공식품
(특히 당이 잔뜩 첨가된 식품)

가장 주목해야 할 악당이다. 한 연구는 하루 1회 분량의 붉은 고기를 먹으면 제2형 당뇨병 발생 위험이 20퍼센트 증가하며, 가공육(그렇다. 베이컨을 말한다)을 조금만 섭취해도 그 위험이 50퍼센트 증가하는 것으로 보고했다. 이 연구는 붉은 고기와 가공육에 들어있는 어떤 물질이 인슐린을 생성하는 세포를 손상시켜 혈당 조절을 어렵게 한다는 이론을 제시했다. 좋은 소식을 전해준 연구들도 있다. 고기 대신 견과류 또는 통곡물 1회 분량을 먹으면 당뇨 위험을 35퍼센트 줄일 수 있다는 것이다.[64] 단순당 함량이 높은 음식을 피하는 것도 중요하다. 간편식과 가공식품 대부분에 있는 정제탄수화물의 단순당은 섭취 즉시 몸에 혈당 충격을 가할 수 있다. 몸은 소화가 느리게 되는 음식들을 처리하는 방식으로 밀려드는 혈당을 감당할 수 없다.

바꾸기 코너 당뇨병 극복을 위한 음식

OUT! 이건 빼자	IN! 이건 더하자
탄산음료	블랙커피 또는 당을 첨가하지 않은 녹차. 연구들에 따르면 이 음료들이 당뇨 위험을 줄일 수 있다고 한다.[65, 66]

감자칩	아삭한 채소와 바다소금. 기름기, 지방, 탄수화물 폭탄 없이도 만족스러운 식감을 느낄 수 있을 것이다.
감자튀김	구운 포테이토 스킨에 올리브오일, 마늘 또는 아스파라거스 구이를 먹는다. 당뇨 위험을 높이는 설탕과 지방이 들어있는 감자튀김보다 훨씬 맛있고 건강한 선택이다.
배달 피자	100퍼센트 통곡물 도우에 채소를 잔뜩 올려 직접 피자를 만들어 먹는다. 저지방이나 무지방 모짜렐라 치즈를 사용하면 된다. 직접 피자를 만들면 탄수화물, 설탕, 소금, 지방을 줄이기가 쉽다.
햄버거	연어버거 또는 채소버거에 양파 구이와 고추를 올리고 좋아하는 향신료를 뿌린다. 일반적인 햄버거에는 나쁜 포화지방이 많고 섬유질이 부족하다. 연어버거와 채소버거는 각각 건강한 지방과 섬유질을 보충할 수 있는 방법이다.
디저트	베리류에 다크초콜릿 몇 조각 또는 가루를 섞어 먹자. 단 음식에 대한 갈망을 해소하면서 혈당의 급격한 상승을 막을 수 있는 섬유질과 항산화제를 섭취할 수 있다. 레드와인 한 잔과도 잘 어울린다. 사실 적당한 음주는 당뇨 예방에 도움이 될 수 있다.

정크 푸드를 건강한 음식으로 바꿔나갈 때 맛은 양보해야 할 것 같아서 걱정이 되는가? 가공식품은 지방, 설탕, 인공향료를 잘 혼합하여 우리 혀에 즐거운 자극을 주고 중독성을 유발한다. 가공식품의 유혹과 맞서 싸울 수 있는 비밀의 무기는 주방 내의 향신료 선반에 있다. 마늘, 고수, 딜, 카레가루 등 새로운 향신료의 가능성은 무궁무진하다. 여러 향신료를 함께 사용하면 음식을 즐겁고 풍미 가득하며 색다르게 만들 수 있는 수백만 가지의 조합이 생겨나고, 음식을 즐기고자 하는 우리의 내재적 욕구를 충족시킬 수 있다. 향신료 선반을 적극 활용하다보면 당신의 미각과 몸이 당신에게 감사를 보낼 것이다.

CHAPTER 36

건강한 폐를
원할 때

의사 두 명을 한 곳으로 불러 '폐'라는 단어를 언급했을 때 그들의 입에서
가장 먼저 나올 말이 무엇일까? 아마 "그놈의 담배 좀 끊으세요!"가 될 것
이다. 우리가 여기서 금연운동을 펼치려는 것은 아니다. 왜냐하면 당신은
이미 담배의 유해성을 알고 있고, 굳이 죽음의 미니 막대기에서 연기를 들
이마시고 있다 해도 우리가 당신의 손목을 비틀러 갈 수도 없기 때문이다.
만약 금연을 위해 도움을 받고 싶다면 우리가 쓴《이제 다시 시작할 때 This
is Your Do-Over》또는《새로 만든 내 몸 사용설명서 You: The Owner's Manual》를 읽으며
금연 계획을 세우기를 바란다.

우리가 강조하고 싶은 점은 사람들이 무엇에 노출되었는지가 폐 건강
에 큰 영향을 미친다는 것이다. 부정적인 요인으로는 연기와 환경 독소,

긍정적인 요인으로는 폐 기능을 개선하는 심호흡과 강도 높은 운동이 있다. 우리는 폐에 주는 만큼 받게 될 것이다.

그런데 우리는 호흡을 휴지처럼 대하는 경향이 있다. 우리가 휴지를 어떻게 대하는지 생각해보자. 있는 걸 당연하게 여기다가 휴지가 다 떨어져서 곤란함에 처해야 그 소중함을 깨닫는다.

등산을 하거나 8층 정도를 계단으로 올라간 후가 아니라면, 폐에 대한 생각을 별로 하지 않을 수도 있다. 하지만 폐의 중요성은 분명 이미 알고 있을 것이다. 폐는 항상 움직이며 공기를 빨아들인다. 숨을 들이쉴 때 횡격막이 아래로 내려가면 폐가 확장된다. 들숨은 우리가 살기 위해 필요한 산소를 받아들이는 과정이지만 산소와 함께 미세한 오물과 때로는 벌레까지 같은 경로로 들어올 수 있다. 날숨에는 폐 조직이 이산화탄소와 오염물질을 제거한다. 나이가 들거나 잠이 들었을 때는 이러한 들숨-날숨 과정을 정확하게 수행하지 못한다. 따라서 산을 오르거나 25킬로미터를 자전거로 달릴 때 갑자기 산소가 필요하여 숨 가쁨과 헐떡거림을 느끼지 않도록 충분한 준비운동을 해야 한다.

폐는 기관지(기도 아래로 거꾸로 서 있는 나무와 나뭇가지 형태를 떠올려보라)의 작은 털들을 통해 외부로부터 몸을 보호하여 면역체계를 위해서도 중요한 기능을 수행한다. 섬모라고 하는 작은 털들은 숨을 들이마실 때 함께 들어온 오염물질을 걸러낸다. 그러나 섬모가 만약 담배연기 같은 것에 의해 손상되면 장기적으로 폐를 효과적으로 보호하기 어려워진다.

말할 것도 없이 금연이나 운동 같은 생활습관은 건강한 폐 기능과 폐질환의 예방에 매우 중요하다. 여기에 음식을 잘 활용한다면 폐 기능을 더욱 강화할 수 있다.

😊 BEST! 물 많이 마시기

물은 수분을 공급할 뿐만 아니라 폐에 혈액이 원활하게 들어가고 나갈 수 있도록 도와준다. 폐에 쌓인 점액이 오래 머물지 않고 자유롭게 움직이며 배출되는 과정에서 물의 역할이 중요하다. 점액이 제거되면서 독소, 오염물질, 미생물이 함께 제거되기 때문에 점액을 묽게 하여 노폐물 처리 시스템(림프계)으로 쉽게 이동할 수 있도록 하는 것이 중요하다. 수분섭취에 가장 좋은 음료는 물이다. 물을 충분히 마시면 폐 기능의 개선을 직접 느낄 수 있을 것이다.

😐 GOOD! 향신료 (마늘, 양파, 강황, 생강 등)

음식에 향을 입히자. 향신료는 어떤 점에서 좋을까? 많은 향신료는 체내 염증을 줄이는 데 도움을 준다. 외부의 침입자들이 폐에 진입하면 폐는 면역체계와 침입자들의 전쟁터가 되기 때문에 염증 제거는 폐 기능을 향상시키는 데 기여한다. 염증이 증가할 때 생성되는 활성산소는 기체 교환이 이루어지는 폐의 섬세한 조직들을 영구적으로 손상시키고 산소를 받아들이는 능력을 저하시킬 수 있다. 따라서 폐 건강을 위해 향신료를 자주 이용할 필요가 있다. 예를 들어 마늘, 양파, 강황은 염증 감소에 효과가 있는 것으로 확인되었고[67, 68], 생강은 기도의 작은 근육들을 이완(천식과 같은 폐질환에 중요한 기능이다)시키는 효과를 보였다.**69** 토마토도 빼놓을 수 없다. 하루 두 개 이상의 토마토를 먹으면 폐 기능 저하 속도가 줄어든다는 연구결과가 발표되었다.**70**

😞 BAD! 튀긴 음식

튀긴 음식을 절대 먹지 말라는 것은 아니다. 그러나 체중이 증가하면서 늘어나는 복부지방은 심호흡을 방해하고 폐에 감당하기 힘든 압력을 가한다. 그렇게 되면 숨을 쉴 때마다 폐는 더욱 힘겹게 일을 해야 하고 결국 폐 기능이 악화된다. 폐는 수분을 충분히 공급받고 지방의 방해 없이 자유롭게 움직일 수 있을 때 가장 효과적으로 기능한다. 아쉽지만 축제에 가면 퍼넬케이크˙를 그냥 지나쳐라.

◆　밀가루 반죽을 깔때기를 사용해 튀긴 후 토핑을 올려먹는 길거리 음식.

바꾸기 코너 잘 숨쉬기 위한 음식

OUT! 이건 빼자	IN! 이건 더하자
프레첼 스틱	셀러리 스틱. 셀러리는 염증 감소에 도움을 주기 때문에 종양 형성 가능성도 낮출 수 있다.[71]
옥수수	양배추, 콜리플라워, 브로콜리, 케일은 흡연을 한 적이 없는 사람들과 금연을 한 사람들의 폐암 발병위험을 각각 약 50퍼센트와 40퍼센트 줄여줄 수 있다.[72]
사탕	사탕 대신 사과를 한 개 먹는 것은 어떨까? 사과에 함유된 쿠어세틴, 비타민E, 비타민C는 폐를 보호할 수 있는 것으로 나타났다.[73, 74, 75] 오렌지와 자몽도 좋은 선택이다.
탄산음료	탄산이 없는 물을 마셔라. 탄산음료는 가스와 복부 팽창으로 폐를 밀어 올리며 압력을 가할 수 있기 때문에 폐 건강에 좋은 음료가 아니다.

CHAPTER 39

염증을
완화하고 싶을 때

부러진 뼈, 막힌 동맥, 찢어진 근육 등 건강에 대한 개념들을 이해하려고 할 때 체내를 직접 볼 수는 없어도 시각적으로 쉽게 떠올릴 수 있다. 그러나 화학적인 차원에서 체내에서 어떤 일이 일어나는지 보는 것은 꽤 까다로운 일이다. 건강에 관한 어떤 현상들은 그 규모와 중요성을 파악하기가 어렵다.

염증이 바로 대표적인 예다. 우리는 염증이라는 단어를 항상 듣고 있으며, 염증이 나쁘다고 생각하고 있을 것이다. 그렇다고 '오늘 여기에 염증이 좀 생기겠는걸'이라고 생각하는 사람은 아무도 없다. 염증이 무엇이며 왜 우리 몸에 심각한 위협이 될 수 있는지 정확히 알기란 매우 힘든 일이다. 컵케이크가 엉덩이를 살찌우고 담배가 폐를 태우고 있는 이미지를 떠올리는 방식으로는 염증을 전혀 이해할 수 없다. 컵케이크와 담배의 강력한 영향을 이해하는 것은 쉬운 반면, 많은 사람들에게 염증은 양자역학과 같은 영역이다. 심각하게 들리기는 하는데 도대체 무엇을 의미하는지 전혀 알 수 없다는 점에서 그렇다.

그러나 만성염증은 우리가 잘 알고 있어야 하는 중요한 건강 개념이다. 목 따가움이나 지끈거리는 두통과는 달리, 염증은 만성이 되어 매일 지속적으로 몸을 공격할 수 있기 때문이다. 염증은 많은 건강한 조직을 무너뜨리는 핵심적인 도미노 조각과 같다. 이제 염증이 어떠한 문제인지 살펴보도록 하자.

우선 염증은 우리 몸을 보호하기 위한 과정이다. 염증은 몸에 있어서는 안 될 무언가와 내 몸이 싸우고 있다는 소식을 알려준다. 감기에 걸리거나 알레르기가 생기거나 발을 찧었을 때(또는 청소용품에 사용될 수 있는 독소를 마셨을 때의 반응)를 생각해보자. 몸은 부상 또는 공격을 찾아내고 해부학적 알람을 울림으로써 면역세포들을 파견하여 문제 부위를 복구한다. 복구 과정에서 면역세포는 침입자 세포들과 몸싸움을 벌인다. 싸움의 결과로 나타나는 잔해, 파편, 혼란이 바로 염증이다. 염증은 목이 타들어가듯 아프고 발목이 부어오르며 피맺힌 딱지가 생기는 이유다. 이러한 급성 상황에서는 염증이 가라앉고 면역체계가 박테리아 또는 바이러스를 물리친 후 아팠던 부위가 낫는다. 딱지는 상처가 되고, 발목은 메론에서 자두 크기로 줄어든다.

이제 이 과정을 몸의 세포가 끊임없이 공격을 받는 만성 염증에 적용해보자. 가령 혈관에 지나치게 많은 혈당이 순환하고 있거나 포화지방 또는 동물성 단백질을 과다 섭취했다고 생각해보자. 몸은 도움이 필요하다는 신호를 보내며 병력증원을 요청한다. 몸은 지속적인 전투 모드이자 염증 모드로 들어가며 끊임없이 압박을 받는다.

염증은 폭우 후 길에 쌓인 눈을 치우는 과정과 같다. 눈은 침입자(또는 건강하지 않은 생활습관)이며 제설기와 염화칼슘은 면역체계다. 눈이 내리면 도시는 제설작업을 위해 제설기와 염화칼슘을 배치한다. 제설기와 염화칼슘은 눈 제거에 효과적이지만 도로가 함몰되고 식물이 죽는 등 주변 식생이 피해를 입는다. 그러나 차들이 안전하게 도로를 오가려면 그러한 피해를 감수할 수밖에 없다. 이후 눈이 그치면 시청은 복구 직원들을 보내 도로에 생긴 구멍을 복구하고 조경을 정비한다. 그러나 눈이 계속 내리면 제설인원이 계속 작업을 해야 하고 도로는 서서히 손상을 입는다. 복구 직원들은 도로 손상 속도를 따라갈 수가 없게 된다. 만약 움푹 파인 구멍이 제대로 복구되지 않는다면 도로의 꺼짐은 더욱 심해진다.

우리의 면역체계는 침입자로부터 몸을 지키기 위해 매일 24시간 내내 대기 상태에 있다. 그러나 면역세포들이 십자포화에 휩싸이는 경우가 때때로 발생한다. 몸에게는 스스로 복구할 시간이 필요하지만 보안 담당 세포들이 항상 일하고 있다면 몸이 지속적인 복구 작업을 할 수 없게 된다.

그 결과로 나타나는 것은 더 심각한 염증이다. 몸이 계속되는 악순환에 시달리면서 염증이 더욱 악화되는 것이다. 예컨대 중성지방 섭취가 많으면 염증을 일으키고 그 결과 발생하는 혈관 손상은 나쁜 LDL 콜레스테롤을 증가시킨다. 또한 몸이 손상된 부위를 복구하려고 하면서 혈관에 플라크가 형성된다. 이러한 악순환은 모든 신체기관, 세포 등 몸 전체에서 일어난다. 최종적인 결과는 무엇인가? 몸은 심장질환, 뇌졸중, 암, 관절염, 기억력 문제, 통증, 호르몬 이상, 신체기관 손상이 발생할 위험이 높아진다.

그러므로 튼튼하고 건강한 몸을 위해 염증을 잘 알고 관리하는 것이 중요하다. 조용히 증가하는 염증을 낮추기 위해서 우리는 많은 일을 하지 않아야 한다. 특히 금연, 가공식품 먹지 않기, 가공육 먹지 않기가 가장 우선적인 항염 수칙이다.

우리는 음식을 이용해서도 만성염증을 유발하는 면역반응을 잠재우는데 도움을 줄 수 있다.

언제 먹을 것인가 우리가 움직일 때 몸은 염증 발생 속도를 늦출 수 있다. 휴식기에는 염증의 불꽃이 날아다니고 있을 가능성이 높아진다. 이것이 바로 밤에 가공식품이나 당이 많이 들어간 음식처럼 염증 유발 음식을 먹는 것이 특히 나쁜 까닭이다. 이러한 야식을 먹고 잠이 들었을 때 염증의 진행이 극대화될 수 있다. 또한 스트레스가 클 때 염증 유발 음식을 먹는 것은 염증의 영향력을 확대하는 결과를 낳는다. 그렇기 때문에 스트레스 퇴치 전략을 식생활에 적용해야 한다(129쪽을 참고하라).

무엇을 먹을 것인가 웬웨이 접근법에 따라 먹는다면 이미 항염 음식을 선택하고 있는 것이다. 과일과 채소, 생선과 견과류의 건강한 지방은 염증과 싸울 수 있는 영양학적 전투력을 갖춘 것과도 같기 때문이다. 그중 특히 효과가 좋은 음식은 다음과 같다.

- **채소와 과일:** 서로 색이 다른 과일과 채소를 함께 먹으면 다양한 비타민과 영양소를 섭취할 수 있다. 특히 면역체계를 지지하는 비타민C가 풍부한 감귤류 과일을 충분히 섭취하라.

- **프리바이오틱스 섬유질:** 장내 박테리아가 염증 조절에 큰 역할을 하는 것으로 밝혀졌다. 장내 박테리아는 소화기관보다 먼저 음식을 소화하기 시작하여 위장관을 구성하는 세포와 위장관을 지나가는 음식 사이에 장벽이 형성되도록 한다. 아마도 전형적인 미국식 식습관을 유지하는 사람은 웬웨이 식단을 따르는 사람에 비해 장내 박테리아의 다양성이 제한적일 것이다. 유익한 박테리아를 증가시키려면 프리바이오틱 섬유질을 충분히 섭취해야 한다. 프리바이오틱 섬유질은 위장에서 다 소화되지는 않지만 건강한 장내 박테리아의 먹이가 된다. 프리바이오틱 섬유질이 풍부한 음식으로는 통곡물, 콩, 채소, 특히 잎채소와 아티초크가 있다. 김치나 멸균처리하지 않은 사우어크라우트 등 채소를 발효한 음식에는 프리바이오틱스와 프로바이오틱스가 모두 들어있는 보너스 음식이다.

- **생선, 견과류, 기름:** 건강한 지방은 염증을 줄여주는 강력한 음식이다.

그렇기 때문에 약간의 엑스트라 버진 올리브오일과 호두 몇 알을 곁들인 연어 샐러드는 염증 예방에 가장 효과적인 한 끼일 것이다.

- **요거트:** 발효음식인 그리스식 또는 아이슬란드식 요거트에 들어있는 박테리아는 건강한 장내 박테리아를 보충해줄 수 있다. 좋은 장내 박테리아를 죽이는 항생제를 복용하고 있다면 특히 더욱 요거트를 먹을 필요가 있다.

- **귀리:** 소화가 오래 걸리는 통곡물을 먹으면 염증을 촉진하는 과정을 느리게 만들 수 있다.

무엇을 먹지 않아야 하는가 당 첨가물, 시럽, 단순탄수화물, 껍질을 벗겨낸 곡물, 포화지방 또는 트랜스지방 음식은 모두 염증을 유발한다. 그러니 (콜린을 함유한) 달걀노른자가 염증을 일으키지 않는다고 말하는 사람이 있다면 책, 칼럼, 블로그 글을 쓰지 못하게 금지해야 한다! 달걀흰자는 괜찮다.

CHAPTER 40

호르몬 이상이
생겼을 때

몸은 세상에서 가장 환상적인 생태계다. 이 생태계 내에서 A계통이 B계통에 영향을 주며 C기관이 D화학물질과 상호작용하면서 A계통의 기능이 변화하는 등 여러 변화가 나타난다. 이것이 우리의 몸이 아름다운 이유며 몸과 같이 복잡한 주제를 간단하게 설명하는 것이 어려운 이유기도 하다.

우리 몸의 복잡성이 가장 분명하게 나타나는 영역이 호르몬 계통이다. 호르몬을 간단히 몇 쪽만을 할애하여 다루는 것은 3분짜리 유튜브 영상을 한 편 보고 자동차 엔진을 만들 수 있다고 말하는 것과 같다. 그러나 사실상 호르몬은 이 책의 이곳저곳에서 흘러나오고 있다. 우리는 폐경기 열감(249쪽), 성욕(253쪽), 전립선(261쪽) 등 여러 영역에서 호르몬 이상에 대해 논의했다.

여기에 더해 종합적으로 몇몇 호르몬 문제를 다룰 필요가 있었다. 많은 사람들이 괴롭고 복잡하며 치료하기 힘든 호르몬 기능 장애에 시달리고 있기 때문이다. 일부의 호르몬 문제는 약물과 생활습관 변화가 있어야 치료가 가능하다. 치료방법에 대한 내용은 이 책에서 다루기에 너무 복잡하지만, 보편적으로 나타나는 호르몬 장애들을 설명하며 어떻게 이러한 문제를 음식을 통해 개선할 수 있는지를 알아보는 것은 의미 있는 일이다.

내분비선에서 생성되어 전신으로 이동하는 화학적 전달자인 호르몬은 매일 우리의 기분에 영향을 미친다. 신진대사, 체온, 심박, 성욕, 감정 등이 모두 호르몬의 영향을 받는다. 뇌의 깊은 곳에 위치한 뇌하수체는 중앙 통제 기능을 담당하며, 어떤 사람들은 뇌하수체를 오케스트라의 지휘자로 비유하기도 한다. 갑상선이나 부신과 같은 내분비선은 뇌하수체가 분비한 호르몬의 신호를 받아 새로운 호르몬을 만들어 몸으로 전달한다. 호르몬이 다양한 장기, 계통, 화학물질과 어떻게 상호작용을 하는가는 우리가 느끼는 증상과 앞에서 언급한 몸의 기능을 결정하는 역할을 한다.

호르몬이 길거리 공연자의 카드게임보다 파악하기 어려운 이유가 있다. 호르몬 수치를 측정하고 호르몬을 조절하는 방법을 파악하는 과정에서 상당한 주관적 판단이 개입되기 때문이다. 혈액검사를 해서 특정 호르몬 수치를 확인할 수 있기는 하지만 그 같은 '숫자'가 사람마다 같은 정보를 의미하지 않는다. 수치를 통해 폐색 정도를 확인할 수 있는 동맥경화증과는 달리 호르몬 이상은 더욱 섬세한 평가가 필요하다. 따라서 증상을 약물 개입으로 치료할 수 있는지, 어떻게 치료해야 하는지를 파악하려면 좋은 내분비전문의가 필요하다.

우리가 호르몬에 대해 도움을 줄 수 있는 부분은 호르몬 계통이 안정되려면 무엇을 먹어야 하는가이다. 무엇을 먹는가는 호르몬의 기능을 최적화하는 데 기여할 수 있다. 물론 그 방법은 어떤 호르몬의 문제를 완화하고 싶은가에 따라 달라야 할 것이다.

갑상선 갑상선이 분비하는 호르몬은 심박수 증가, 불안증, 체중감소 또는 증가, 불면증 등의 증상과 관련이 있다. 갑상선의 과도한 활동(갑상선 기능항진증)과 활동 저하(갑상선 기능저하증) 모두 문제가 된다. 당신이 짐작하는 대로 두 질환은 서로 반대의 증상을 보인다. 일반적으로 갑상선 기능저하증은 모든 것을 느리게 하여 체중증가를 유발하는 반면, 갑상선 기능항진증은 모든 것의 속도를 높여서 심박의 불규칙적 증가와 불면증을 일으킨다. 갑상선 질환에 따라 웬웨이를 어떻게 응용할 수 있는가를 다음과 같이 간단히 설명해보겠다.

- **갑상선 기능항진증:** 갑상선이 몸에서 필요한 양보다 더 많은 호르몬을 만들면 신진대사가 빨라진다. 그 결과 나타나는 체중감소를 바라는 사람이 있을지 몰라도 갑상선 기능항진증은 체세포들의 활동을 증가시키므로 피부, 뼈, 머리카락, 심장, 여러 신체기관의 기능을 지지하기 위한 영양소 사용이 최대화된다는 것을 의미한다. 이러한 상태는 갑상선 심장질환이나 안질환과 같이 다른 기관들을 손상시킬 수 있

다. 갑상선 기능항진증을 앓고 있다면 웬웨이 방식에 따라 새로운 세 포가 형성될 수 있도록 식물성 단백질을 많이 먹고 뼈를 보호하는 칼 슘이 풍부한 케일, 브로콜리 등의 십자화과 채소를 섭취해야 한다. 십 자화과 채소에는 갑상선 호르몬 분비를 방해할 가능성이 높은 물질 이 들어있지만, 이미 갑상선 기능항진증이 있을 경우 큰 변화를 일으 킬 정도의 양은 아닌 것으로 보인다.[76] 섭취를 줄여야 할 성분은 요 오드다. 환자라면 병원에서 요오드 강화 소금, 해산물, 요오드가 다량 함유된 곡물을 피하라는 권고를 들었을 것이다.

- **갑상선 기능저하증:** 갑상선이 호르몬을 만들려면 요오드가 필요하기 때문에 느려진 갑상선에 약간의 요오드를 보충해야 한다. 이를 위해 가장 좋은 음식은 수은 농도가 낮은 생선, 해조류, 요오드 강화 소금 이다. 질산염이 있는 가공육을 피하는 것도 도움이 된다(질산염은 갑 상선의 요오드 흡수를 방해하여 갑상선 호르몬 분비를 감소시킨다). 한 연 구에서 질산염 섭취량이 많은 사람들의 갑상선암 위험이 높은 것으 로 나타났다.[77] 갑상선 기능저하증 치료제를 먹고 있다면 두유나 대 두 제품으로 약물을 씻어내지 않도록 주의해야 한다. 연구들에 따르 면 대두는 약물의 흡수를 방해할 수 있다. 어느 정도 시간이 지난 후 에 두유와 대두를 먹는 것은 괜찮다.[78]

부신 부신호르몬은 부신수질이 분비하는 에피네프린(아드레날린)과 노르에피네프린(노르아드레날린), 부신피질이 분비하는 코르티솔로 이루어져 있다. 이 호르몬들은 함께 신진대사, 에너지, 스트레스 반응, 혈압, 소화, 면역기능 등 신체의 다양한 기능을 조율한다.

그중 우리가 가장 걱정하는 영역은 스트레스 호르몬이라고도 불리는 코르티솔의 생성이다. 혈류에 코르티솔 농도가 높아지면 배가 고파지고 과식을 할 수 있으며, 코르티솔이 복부지방의 저장을 촉진할 수 있기 때문이다.[79] 복부지방은 중요한 장기들과 가까이 위치해있으며 심장질환뿐만 아니라 여러 문제를 일으킬 수 있다. 이것이 바로 스트레스를 받았을 때 모든 문제를 악화시키는 고당도 음식과 단순탄수화물 음식을 피해야 하는 까닭이다. 스트레스를 받았을 때 몸은 코르티솔 수치를 낮추기 위해 단 음식을 간절히 원하게 된다.[80] 이것이 잠시 도움이 될 수는 있어도 장기적으로 스트레스 폭식은 방금 설명했듯이 복부비만으로 이어진다.

따라서 스트레스를 받았을 때 '언제 무엇을 먹는가'에 대한 답은 '아무것도 먹지 않음'이다. 간식을 집는 대신(심지어 건강한 음식도 먹지 않아야 한다) 먹고 싶다는 감정의 반사작용을 떨치기 위한 짧은 명상을 추천한다. 명상은 호흡을 조절함으로써 스트레스를 풀기 위해 먹는 습관에서 멀어질 수 있도록 도와준다. 명상을 수련하려면 여러 가지 명상 앱을 이용해도 좋고, 간단히 다음과 같은 방법을 시도해보는 것도 좋다. 조용한 방에 앉아 눈을 감고 잡념이 생기지 않도록 한다. 만트라◆ 또는 몸에 진동을 주는

◆　　명상 시 외는 주문.

후음(예를 들어 길게 발성하는 '옴')을 골라 반복하며 느리고 규칙적인 호흡을 한다.

피부 피부를 분비선이나 기관으로 생각하지 않기 쉽다. 그러나 피부는 우리 몸의 가장 큰 분비선이며 가장 큰 기관이다! 피부가 생성하는 비타민D는 호르몬으로 간주할 수 있다. 다른 비타민들과 달리 비타민D는 유일하게 몸에서 합성되기 때문이다. 피부는 태양으로부터 자외선의 힘을 받아 7-디하이드로콜레스테롤을 비타민D3로 전환한다.

그러고 나서 비활성형 비타민D는 혈액을 타고 간으로 이동하고, 간에서 산소 및 수소가 더해져서 신장으로 이동한 후 마침내 활성화된 콜레스테롤인 칼시트리올로 전환된다.

활성 비타민D는 장에서 칼슘의 흡수를 촉진하여 뼈를 강화하고 세포 성장을 조절하여 암을 예방하며 심장질환으로부터 몸을 보호하는 등 몸 전체에서 많은 기능을 지원한다.[81]

그러나 현실이 어떠한지 생각해보라. 오늘날 많은 사람들은 하루에 15분도 햇볕을 쬐지 않으며 특히 겨울에는 상황이 더 심각하다. 또한 피부암 발생 위험을 이유로(햇빛 노출은 피부암의 큰 위험요인이다) 미국 피부과학회는 비타민D 생성을 위한 햇빛 노출을 피하는 대신 자연적인 성분에 의존할 것을 권고하고 있다.[82] 비타민D를 함유한 음식 중 상당수는 비타민D 강화우유, 치즈, 달걀노른자 등 당신이 웰웨이 방식을 따르고 있다면 아마 먹고 있지 않을 음식이다. 그러나 연어나 잎채소처럼 웰웨이가 추천하는 음식에서도 많은 비타민D를 얻을 수 있다. 닥터R처럼 거의 매일 연어를 먹는 것이 아니라면 보충제를 고려해도 좋다.

CHAPTER 41

다른 건강 문제가
있을 때

신문의 1면 헤드라인이나 트위터 피드의 최상단은 무엇이 가장 중요하고 지금 무엇에 관심을 가져야 하는지 알려주는 역할을 한다. 다양한 형태로 오는 건강 관련 소식도 우리는 같은 방식으로 받아들인다. 사람들은 각종 뉴스의 제목에서 언급된 질병이나 증상이 가장 많은 사람들이 앓고 있거나 가장 심각한 영향을 주기 때문이라고 생각하고, 가장 많은 관심을 기울이게 된다. 이 책도 다른 건강 관련 자료들과 마찬가지로 독자들이 우선적으로 치료하고 예방하고 싶어 하는 비만, 심장질환, 당뇨병, 암, 두뇌질환을 주로 다루고 있다.

그러나 작은 이야기들도 똑같이 중요하다는 말을 기억해야 한다. 특히 자신과 관련이 있는 질병이라면 더욱 그것에 집중해야 한다. 언론에서 통풍이나 백내장을 크게 다루는 일은 잘 없지만 수백만 명의 미국인이 통풍과 백내장을 앓고 있다. 그래서 이번 챕터에서는 당신이 현재 겪거나 앞으로 겪을 수 있는 여러 가지 건강문제를 음식을 통해 어떻게 완화할 수 있는지를 보여주고자 한다.

앞에서도 언급했듯이 어떤 의학적 문제를 치료하려면 종합적인holistic 접근법이 필요하다. 많은 경우 특정한 약물, 수술, 운동, 스트레스 관리, 독소 피하기와 그 외의 의학적 개입이 즉각적인 결과를 가져오는 장기적인 해결책으로 제시될 수 있다. 그러나 음식은 여전히 일부 질병의 치료와 예방에서 큰 역할을 담당한다. 예를 들어 대규모로 실시된 한 연구는 엑스트라 버진 올리브오일을 주된 지방 공급원으로 한 지중해식 식단을 따르는 것만으로도 유방암 위험을 60퍼센트 이상 줄일 수 있다는 결과를 발표했다.[83]

이 장에서 설명할 건강 문제들은 눈길을 사로잡는 헤드라인 거리, 가령 '갑상선종을 즉시 줄일 수 있는 확실한 방법 23가지!'는 아니다. 그러나 똑똑하게 먹는 전략을 통해 당신은 더욱 좋은 기분으로 건강하게 살 수 있을 것이다. 웰웨이를 실천하는 것만으로도 많은 건강 문제를 완화할 수 있다.

백내장

하늘에 있는 구름은 멋지지만 당신의 아름다운 눈에 구름이 껴서는 안 될 것이다. 수정체의 혼탁으로 시야가 흐릿해지는 백내장은 수정체를 제거하고 인공수정체를 삽입하는 수술로 치료할 수 있다. 그러나 애초에 음식의 선택은 백내장의 발생 위험을 높일 수도 있고 낮출 수도 있다. 백내장은 보통 노화의 일부로 발생하지만 외상을 경험하거나 당뇨와 같은 일부 대사질환이 있는 사람들에게도 나타날 수 있다.

- **무엇을 먹을 것인가:** 백내장 위험을 낮출 수 있는 영양소로는 다가불포화지방, 단백질, 비타민A, 비타민C와 E와 같은 항산화제, 다양한 미네랄과 비타민(망간, 니아신, 티아민, 리보플라빈) 등이 있다.[84, 85, 86, 87, 88] 이러한 영양소를 고려했을 때 백내장을 예방할 수 있는 최적의 식사는 연어 또는 바다송어에 브로콜리 또는 시금치(둘 다 백내장 위험을 감소시킬 수 있는 카로티노이드가 다량 함유되어 있다)일 것이다. 짐작 가능한 결과지만 몇몇 연구들은 단순당과 소금 섭취량이 많을수록 백내장 발생 위험이 높다는 것을 보여주었다.[89, 90]

담석증

세상에는 흥미로운 '스톤'이 많다. 롤링 스톤스, 올리버 스톤, 샤론 스톤 등. 그런데 담석 gallstone 은 그다지 흥미롭지 않다. 담석은 소화액의 성분이 굳어져서 형성되며, 작은 알갱이 상태로 소화관에 머무른다. 이 알갱이가 지방을 소화시키기 위해 담관으로 이동하다가 담관을 막으면 담낭의 압력이 높아진다. 담낭이 뚫리지 않고 막힌 상태가 지속되면 감염이 일어나고, 담낭이 완전히 막힐 경우 소화 과정이 중단되는 사태까지 일어날 수 있다. 자신의 몸에 담석이 있는지 알 수 있는 한 가지 방법은 프라이드치킨과 같이 기름진 음식을 먹고 통증이 느껴지는지를 보는 것이다. 통증의 범인이 담석일 수 있다. 여성이 남성보다 담석이 생길 가능성이 두 배 더 높다. 담석은 섬유질이 부족한 고지방 식사와도 관계가 있다.

- **무엇을 먹을 것인가:** 웬웨이의 효과는 담석 예방까지 이어진다. 더 주의를 기울이고 싶다면 카페인이 함유된 커피, 적당한 음주, 견과류(이 모든 것을 동시에 먹으라는 것은 아니다)가 위험을 낮출 수 있다는 점을 기억하라.[91, 92, 93, 94] 섬유질이 풍부한 식사도 매우 중요하다. 섬유질은 체내에서 지방의 이동을 촉진하므로 과일, 채소, 모든 종류의 콩에 집중하라.

통풍

관절염의 일종인 통풍은 순간의 강렬한 통증이 특징이며 보통 한 관절(많은 경우 엄지발가락)에서 시작된다. 통풍은 관절에서 요산이 결정을 형성하여 불편한 증상을 일으킨다. 요산은 음식과 음료에 있는 퓨린이라는 화학물질의 대사산물이다.

- **무엇을 먹을 것인가:** 웬웨이의 기본원칙은 줄어드는 허리둘레 이상의 효과를 선사한다. 지방이 적거나 식물성 식품에서 얻는 단백질, 건강한 지방, 통곡물 탄수화물로 3대 다량영양소를 섭취하면 요산 수치와 통풍 위험을 낮출 수 있다.[95, 96] 물을 많이 마시는 것도 통풍발작 위험 감소와 관련이 있다.[97] 통풍발작을 예방할 수 있는 것으로 밝혀진 커피와 체리의 섭취를 늘리는 것도 도움이 된다.[98, 99] 일반적으로 통풍발작 가능성을 높일 수 있는 퓨린 함량이 높은 음식을 피해야 한다. 특히 간, 콩팥과 같은 동물 내장 섭취를 피해야 하는데, 당신은 이미 웬웨이를 통해 이러한 건강에 나쁜 음식은 먹지 않고 있으리라 본다. 그러나 아스파라거스와 콩 등 퓨린을 함유한 과일과 채소가 통풍 위험을 증가시키지 않는 것으로 보고되었기 때문에 걱정 없이 먹어도 괜찮다.[100]

신장결석이 사람이 경험할 수 있는 가장 참기 힘든 급성 통증이라는 말을 들어보았을 것이다. 결석을 경험한 사람은 체내에서 결석이 움직이면서 느껴지는 허리의 통증이 10점 만점에 432점이라고 표현한다. 게다가 불행히도 결석이 한 번 생기면 재발 가능성이 상당히 높다.

신장결석은 칼슘, 요산, 수산과 같은 소변 내 물질들의 결정이 희석되지 못할 때 형성된다. 결정들이 서로 뭉쳐서 생기는 딱딱한 돌이 생기면 몸은 그 돌을 요도를 통해 배출하려고 한다. 그러나 돌보다 작은 직경의 관로에 돌을 억지로 밀어 넣으면 어떻게 될까? 참을 수 없는 극심한 고통이 찾아오게 된다.

- **무엇을 먹을 것인가:** 일반적인 예상과 달리 칼슘을 줄이는 것은 결석 예방에 도움이 되지 않는다. 결국 필요한 것은 물, 물, 그리고 물이다. 충분한 수분 섭취는 소변을 희석시키고 결정 성분의 분해가 쉬워진다. 당이 추가로 들어가지 않은 다이어트 라임에이드 또는 레몬에이드도 추천한다. 구연산염(시트르산염)이 다량 함유된 과일과 주스가 결석 형성을 예방하는 데 기여하기 때문이다.[101, 102, 103] 또 다른 전략으로 칼슘과 수산을 따로 섭취하는 것이 아니라 함께 섭취하도록 음식과 음료를 구성하는 방법이 있다(수산이 풍부한 음식으로는 땅콩, 비트, 초콜릿, 시금치, 고구마가 있다). 그렇게 한다면 두 물질이 각각 신

장에서 결석을 형성하지 않고 위와 장에서 서로 결합될 수 있다.

하지불안증후군

아, 침대의 아늑함이여. 어두운 방에서 따스한 이불에 몸을 맡기고 백색소음을 들으며 편안해진 당신은 잠에 빠져든다. 그러다 갑자기…… 다리에 불편한 통증이 느껴지면서 더 로케츠[*]처럼 다리를 차올리게 된다. 하지불안증후군은 침대 옆 파트너를 수없이 멍들게 할 뿐만 아니라 엄청난 다리 통증으로 수면 패턴을 방해한다. 수면 장애는 피로감뿐만 아니라 인지기능 쇠퇴와 불임 등 장기적이고 심각한 건강 문제들을 초래하는 심각한 문제다.

- **무엇을 먹을 것인가:** 인터넷을 찾아보면 토닉워터를 마셔서 다리 저림을 완화할 수 있다. 토닉워터 속에 있는 퀴닌을 섭취하면 좋다는 주장들이 있다. 그러나 미국 식품의약국은 그것은 과거의 연구결과라고 경고하고 있으며 토닉워터에 효과가 있을 만한 충분한 양의 퀴닌이 있지 않기 때문에 우리는 그 방법을 권하지 않는다.[104]
  하지불안증후군의 원인은 경련과 관련이 있는 비타민D3 또는 포타

◆　　The Rockettes, 다리를 높이 차올리는 하이 킥 군무로 유명한 미국의 무용단.

슙 등의 비타민과 미네랄 결핍일 가능성이 있다. 이러한 중요한 영양소들을 얻기 위해 시금치와 생선을 반드시 먹어야 한다.

하지불안증후군의 또 다른 원인은 철분 결핍인데, 이것은 더욱 심각한 문제다. 시금치, 해산물, 대부분의 콩, 통곡물 빵을 먹으면 (카르니틴에 의한) 잠재적 위험이 있는 붉은 고기의 철분 없이도 철분을 보충할 수 있다. 엽산염과 마그네슘의 섭취를 늘리는 것도 몇몇 소규모 연구들을 통해 하지불안증후군을 완화할 수 있는 것으로 나타났다.[105, 106] 엽산염과 마그네슘이 많은 음식으로는 렌틸, 풋콩을 포함한 콩, 진녹색 잎채소, 아몬드가 있다.

마지막으로 중요한 사항은 취침 전에 술과 카페인을 피해야 한다는 것이다. 술과 카페인은 수면을 방해하고 하지불안증후군을 악화시킬 수 있다.

음식으로 건강을 지킬 수 있는 다른 방법들

- **야간시력을 개선하려면:** 나이가 들면서 밤눈이 어두워졌다고 느끼는 사람들이 있을 것이다. 오렌지, 케일, 시금치를 더 많이 먹는다면 나이가 들어도 건강한 눈을 유지하는 데 도움이 되는 영양소들을 섭취할 수 있다.[107]

- **대기오염이 심각한 지역에 살고 있다면:** 올리브오일과 연어를 먹자. 두

음식은 항염 기능이 있으며 대기오염으로 인한 건강상의 문제를 완화해 줄 수 있다.[108, 109] 특히 엑스트라 버진 올리브오일은 특히 폐 기능을 증진시키는 비타민과 염증을 완화하는 건강한 지방을 함유하고 있다.

- **벌레에 잘 물린다면:** 팬들을 우르르 몰고 다니는 스타처럼 벌레를 끌어당기는 사람들이 있다. 벌레가 좋아하는 특정 냄새가 있다. 그런데 체취는 데오도란트의 문제가 아니라 어떤 음식을 먹고 땀과 피부로 어떤 냄새를 배출하는가와 관련이 있다. 모기는 림부르거 치즈(네덜란드, 벨기에 지역의 향이 강한 반연성 치즈)와 술 냄새를 너무나도 사랑한다.[110, 111] 따라서 유독 모기의 표적이 되기 쉬운 사람은 이 두 가지를 피해야 한다.

PART 4

마지막 메시지
웬웨이에서 승리하는 법

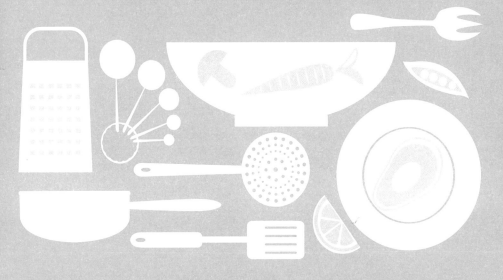

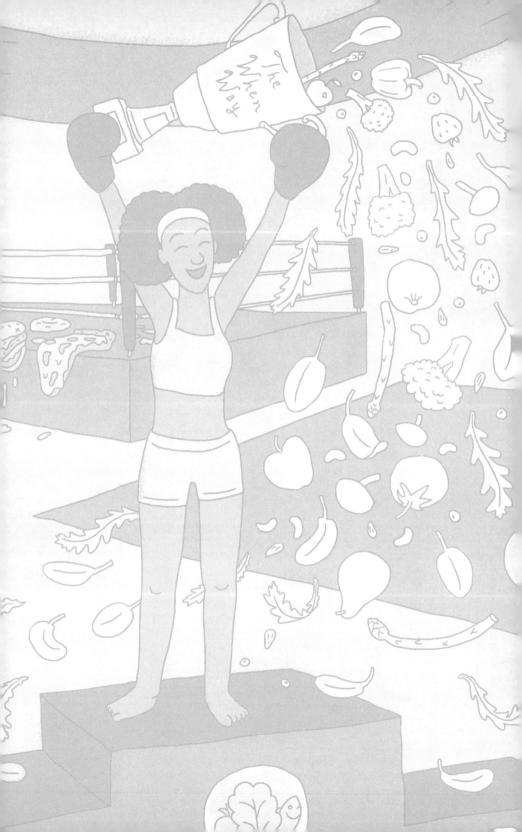

CHAPTER 42

음식의 유혹을 떨치는
4가지 원칙

이 책에서 마지막으로 다룰 내용은 바른 식습관을 유지하기 위한 힘겨운 노력에 관한 것이다. 이러한 고난의 대부분은 '유혹'과 관련이 있다. 건강을 위해 체중이나 음식과의 전투를 치러본 사람이라면 무슨 이야기인지 정확히 알 것이다. 음식의 매력은 주변에서 우리를 강하게 끌어당기고 있다. 우리는 정말 맛있어 보이지만 중요 장기, 조직, 계통에 파편이 되어 날아올 설탕, 지방, 각종 가공식품에 이끌린다.

웬웨이를 새로운 방식의 식생활로 받아들이려면 가게, 길거리, 사무실, 우리가 가는 모든 곳에서 접하는 음식들의 끊임없는 포격에 대처하는 법을 파악해야 한다.

많은 연구들은 더 나을 수 있는 판단을 저버리고 어떤 행위로 이끌리는 심리적 상태인 유혹에 집중하고 있다. 사실 유혹은 식생활에서 매우 다루기 어려운 측면 중 하나다. 어떻게 무릎 꿇지 않고 유혹을 다루는 법을 배울 수 있을까? 치즈 큐브의 고소한 냄새가 당신의 코를 스칠 때마다 "안 돼!"라고 외치는 단순한 방식으로는 유혹을 떨칠 수가 없다. 우리에게는 훨씬 섬세한 접근법이 필요하다. 하루에도 수시로 찾아오는 특정 음식의 유혹을 떨쳐버리려면 다음의 4가지 원칙을 명심하라.

이것은 당신의 잘못이 아니다: 두뇌의 감정적 측면과 집행기능에 대해 우리가 말한 내용을 기억하고 있는가? 우리는 감정적 반응이 우선 나오도록 설계되어 있다. 이것은 우리의 생존을 보장하기 위한 본능과 같은 반응이다. 우리는 산불이 나면 도망을 쳐야 하는지 하염없이 앉아서 고민하는 것이 아니라 본능과 감정에 따라 즉시 급히 달리기 시작한다. 같은 원칙이 여기서도 작용한다. 도넛이 보인다. 분홍색 설탕으로 코팅된 도넛이다. 스프링클이 박혀있다. 이런, 도넛이 아름답게 반짝인다. 당신은 도넛에 이끌리고 유혹을 느낀 즉시 두뇌는 본능적으로 당신에게 행동을 지시한다. 두뇌가 현명한 선택을 할 기회를 주기도 전에 당신은 이미 도넛으로 다가간다. 그렇다고 해서 본능을 이길 수 없다는 뜻은 아니다(여기에 대해서는 다시 설명하겠다). 우리의 몸이 충동에 굴복하도록 설계되어 있는 상황에서 유혹을 다루는 것은 언제나 불리한 싸움이다. 그러나 이것이 두 손을 들어 항복을 외치고 스파게티 통조림을 먹어치우게 된다는 의미는 아니다. 음식의 유혹에 굴복하는 것이 우리의 본능이라는 것을 안다면 이제 본능을 이길 수 있는 전략을 세울 수 있게 된다.

식품산업이 문제를 악화시켰다: 달콤한 디저트라고는 수풀 속의 산딸기밖에 없던 시절에는 어떤 생활을 했을까? 우리의 몸이 유혹에 굴복하도록 설계되어 있더라도 그날 사냥한 멧돼지로 푸짐한 식사를 한 후 산딸기 한 더미를 먹던 시절에는 무엇이 문제였겠는가? 오늘날 어디서든 구할 수 있는 설탕과 화학물질이 다량 함유된 가공식품과 포장식품은 몸이 생물학적으로 작동하는 방식을 교란하고 있다. 고당분 식품과 고도 가공식품 수가 증가하는 동시에 비만, 당뇨병, 대사증후군 유병률이 증가하는 현상은 우연이 아니다. 이것이 당신이 산업 시스템을 이기지 못한다는 의미는 아니지만 주변에 더 많아진 적을 조심해야 한다.

의지력은 과대평가 되어있다: 무조건 참고 극복하는 것이 의지력이라고 생각하는가? 맛있는 음식으로 즐거움과 에너지를 얻고 배고픔을 해소하려는 생물학적 욕구를 참는 것이 정말 의지력인가? 그렇지 않다. 음식을 먹는 일에 '의지력'이라는 용어를 사용하는 것은 부적절하다. 앞에서 설명했듯이 먹고자 하는 충동은 자연스러운 현상이다. 피곤할 때는 단 음식이 먹고 싶다. 맛있게 보이고 맛있는 냄새가 나는 무언가의 유혹에 그냥 넘어가고 싶다. 하지만 유혹을 떨칠 만한 강한 의지가 없다고 자신을 탓하기가 쉽다.

전략적으로 먹는 것은 의지가 강한 것이 아니라 단지 전략일 뿐이다. 즉, 우리 앞에 나타날 수 있는 많은 유혹 속에서 무엇을 해야 할지를 알고 있다면 크림이 잔뜩 든 빵에 굴복하지 않을 수 있다. 유혹에 대한 대책은 바로 준비다.

나만의 환경을 만들어라: 만약 사무실의 모든 직원들이 일주일에 3번 도넛을 들고 출근한다면 유혹을 참기 힘들 것이다. 만약 주방에 감자칩 9봉지가 항상 자리 잡고 있다면 유혹을 참기 힘들 것이다. 일주일에 여러 차례 드라이브스루로 패스트푸드를 사먹는 습관이 있다면 (당신에게 계획이 없을 때) 이것 또한 참기 힘들 것이다. 무슨 의미인지 알겠는가? 그러나 두려워할 필요 없다. 유혹을 관리하기 위한 다음 두 가지 방법을 실천해보자.

- **현명한 선택을 할 수 있는 환경을 만들자:** 사무실에 도넛을 가져오는 직원에게 맞서 웬웨이 간식(호두와 다크초콜릿 조각 등)을 챙겨둔다. 웬웨이 간식은 도넛이 먹고 싶을 때 의지할 수 있는 버팀목이 될 것이다. 직접 통제할 수 있는 환경에서는 유혹을 아예 제거하라. 집에 감자칩을 두지 않는다면 충동적으로 감자칩을 잔뜩 먹을 일도 없다.

- **미리 계획하자:** 곤란한 상황들에 대한 머릿속의 청사진을 그려본 적이 없다면 큰 어려움에 처하게 된다. 회사 동료들과 술집에 가서 그중 한 명이 나초를 주문하면 당신도 함께 먹게 될 것이다. 그런데 미

리 술집에 가게 될 것을 알았다면 어떨까? 술집에 가기 전에 섬유질이 풍부한 간식으로 배를 채우고 가면 나초의 유혹에서 어느 정도 벗어날 수 있다. 유혹이 있을 만한 모든 상황에서 이 방법을 사용해보자. 이를 위해서는 약간의 계획과 자기성찰이 필요하다. 자신의 약점을 알면 웬웨이 원칙들을 이용하여 해결방안을 찾을 수 있다. 그리고 때가 왔을 때 미리 계획한 지침을 그냥 따르면 된다. 같은 전략을 이용하여 식당에 들어가 앉기 전에 먼저 메뉴를 보는 것도 좋다. 이렇게 새로운 습관들을 만들면서 생물학적 본능을 이길 수 있다.

같은 맥락에서 웬웨이 음식을 집에 채워두는 것은 자신에게 선사하는 최고의 선물이라 할 수 있다. 그렇게 한다면 유혹이 찾아왔을 때 언제나 건강한 음식(79쪽에서 추천 음식을 확인하라)을 먹을 수 있고 외출 전략도 세울 수 있다(가방이나 차 안에 견과류 한 봉지를 두는 것은 전통적인 전략이다). 미리 준비해두면 웬웨이가 쉬워진다.

보너스 팁을 알려주자면 아군을 두세 명 두어라. 주변의 지지가 있을 때 계획을 세우고 유혹을 떨치기가 더 쉬워진다. 웬웨이 파트너 또는 팀은 계획을 지킬 수 있도록 서로 지원하며 건강한 음식을 함께 먹을 수 있다.

웬웨이를 따르는 것은 건강이라는 목표에 이르는 여정의 절반에 해당한다. 나머지 절반은 웬웨이를 더욱 쉽게 실천하기 위해 건강한 대체 재료를 적절하게 사용하는 법과 요리법을 배우는 과정이다. 유혹을 이기고 목표를 달성하는 데 도움이 되는 3가지 원칙을 소개한다.

- **아삭한 채소와 향신료:** 스트레스를 받거나 피곤하고 짜증이 날 때 감자칩 한 봉지를 외면하는 것이 쉬운 것처럼 말하지는 않을 것이다. 감자칩이 유혹적인 이유가 있다. 식품제조사들은 동맥을 틀어막는 이 가공식품에 소금, 지방, 여러 화학물질들을 첨가하여 우리의 내장이 "제발 좀 나가!"라고 외치더라도 입에서는 "바로 이거야!"라는 반응을 불러일으킨다. 감자칩에 대한 갈망과 맞서 싸우는 최고의 방법은 직접 아삭거리는 간식을 만드는 것이다. 재료는 생채소(당근, 셀러리, 콜리플라워, 래디쉬, 오이, 케일 등 여러 가지가 될 수 있다)지만 채소의 맛을 더욱 살리기 위해 창의력을 발휘할 필요가 있다. 바다소금, 올드베이시즈닝, 카레가루, 또는 자신이 좋아하는 향신료를 약간만 더해도 큰 차이가 있을 것이다. 이렇게 채소의 아삭함을 느끼고 (섬유질 덕분에) 배를 채운다면 허전함이 채워지고 감자칩에 대한 욕망을 가라앉힐 수 있다.

- **직접 만드는 건강 디저트:** 단 음식을 좋아한다면 밀크셰이크, 파이 등이 생각날 때가 많을 것이다. 디저트 같은 음식이 당기면 3단 크림 쿠키 외에 무엇을 먹을 수 있을까? 직접 디저트를 만들어보자. 그릇에 아몬드버터와 그리스식 요거트를 넣고 섞는다(크림 농도를 찾기 위해 적정 비율을 찾

아야 한다. 우선 아몬드버터 1테이블스푼, 요거트 3테이블스푼으로 시작하여 비율을 조정하라. 여기에 코코아 가루를 넣으면 맛이 더 좋아진다). 여기에 호두 몇 알과 다크초콜릿 칩이나 카카오닙스를 한 스푼 듬뿍 뿌리면 고당분 디저트의 건강한 대체 음식이 된다. 무엇보다도 이 디저트의 장점은 포만감이 들고 고급스러우며 약간의 달콤한 맛이 있기 때문에 굳이 푸딩을 찾을 필요가 없다.

- **마인드풀 이팅:** 당신은 이미 자신이 어떤 음식 앞에서 약해지는지 잘 알고 있다. 이제는 그 음식을 먹을 기회가 와도 제한 없이 마음껏 즐기던 습관을 없애도록 노력해야 한다. 따라서 몸에 나쁜 음식의 유혹에 가끔 굴복하더라도 섭취량을 관리해야 한다. 엑스트라 라지 사이즈를 주문하지 않고, 그 자리에서 다 먹지 않으며, 추가 주문을 하지 않도록 하는 것이다. 음식을 먹을 때는 음식량을 조절하고, 천천히 먹으며 맛을 음미하고 적절한 순간에 멈춘다. 친구인 닥터 오즈는 첫 번째 한 입, 두 번째 한 입이 당신을 죽이는 것이 아니라고 말한다. 당신을 죽이는 것은 15번째, 16번째, 150번째 한 입이다. 따라서 블루베리파이를 한 입 베어 먹었다면 나머지에 대해서는 걱정하지 말라. 남은 파이는 친구 또는 가족들과 나눠먹을 수 있고, 아니면 그냥 버려라. 이렇게 하다보면 충동을 조절하는 데 도움이 될 것이다. 그리고 가끔은, 특히 특별한 날에는 먹고 싶은 음식을 먹어도 괜찮다.

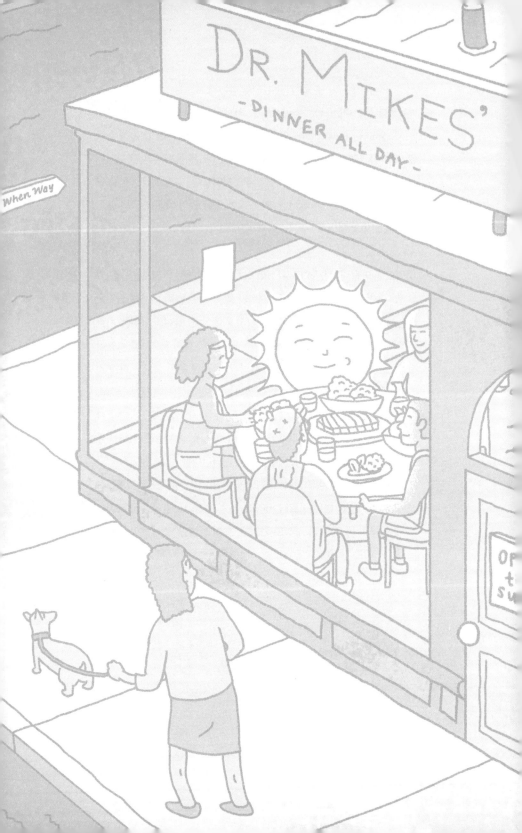

웬웨이 십계명

웬웨이 접근법을 따르는 것은 지시를 따르는 것과 다르다. 웬웨이는 '언제'와 '무엇'을 변화시키기 위해 시동을 거는 작업이다. 크게 보았을 때 그 변화는 식사의 전통적인 정의와 시간을 다시 생각하는 것을 의미한다. 또 현재 처한 상황에 맞게 음식 선택법을 아는 것을 의미한다.

웬웨이에는 복잡한 규칙이나 정해진 양이 없다. 웬웨이는 생각하고 느끼고 먹기 위한 수단이다. 따라서 새로운 여정에 나섰고 새로운 결정과 습관에 따라 몸의 변화를 느끼기 시작하는 당신을 위해 간단한 방향을 제시하고자 한다. 웬웨이 십계명은 우리가 식생활을 위해 외는 주문이다. 웬웨이 십계명을 냉장고, 식재료 선반, 욕실 거울에 붙여놓거나 해마 깊숙이 저장한 후 무엇을 언제 먹을지 항상 기억할 수 있기를 바란다.

1. 해가 떠있는 동안에만 먹자

연구들은 일주기 생활리듬에 따라 우리가 하루 중 먹는 시간이 짧고 공복 시간이 길 때 몸이 최적으로 기능하고 더 건강해질 수 있음을 보여준다.

2. 이른 시간에 많이 먹고 늦은 시간에 적게 먹자

하루 음식섭취량 중 4분의 3 이상을 오후 2시 이전에 먹고 나머지를 해가 지기 전까지 먹어라.

3. 음식에 대한 고정 관념을 버리자

샐러드나 연어는 좋은 아침식사가, 달걀흰자 프리타타와 채소는 멋진 저녁식사가 될 수 있다.

4. 영양소의 균형을 맞추자

탄수화물, 단백질, 지방 비율을 정확히 맞출 필요는 없다. 웬웨이 음식을 먹는다면 자연스럽게 영양소 균형을 이룰 수 있을 것이며 섬유질이 많은 채소와 통곡물은 과식을 방지해준다. 단, 지방 과다섭취는 피하도록 노력하자. 식용유를 마신다거나 과카몰리나 견과류를 큰 그릇에 가득 채워 먹어서는 안 된다.

5. 어떤 상황에 처해 있든 건강하게 먹을 수 있다

인생이 우리에게 커브볼을 던지더라도 여러 상황을 다룰 수 있는 전략이 있다면 헛스윙을 하지 않을 수 있다.

6. 실수를 했다고 좌절하지 말자

저녁에 과식을 하거나 하루이틀 웬웨이에서 벗어났더라도 걱정하지 말라. 내일 다시 제대로 하면 된다.

7. 웬웨이를 전파하자

친구와 가족들을 웬웨이의 여정에 함께하도록 이끌어라. 함께할 때 가장 맛있는 식사를 할 수 있다.

8. 물을 충분히 마시자

물을 마시면 건강해질 뿐만 아니라 포만감을 느낄 수도 있다.

9. 계획을 세우자

계획과 준비는 유혹에 맞설 수 있는 강력한 무기다.

10. 음식을 사랑하자

향신료, 맛, 건강한 음식을 만드는 새로운 방법을 다양하게 실험하라. 완전히 새로운 식생활이 펼쳐지고 이와 함께 완전히 새로운 몸을 얻을 것이다.

감사의 글

어떤 책에서든 표지에 이름이 실린 사람들만 모든 관심을 받는다. 그러나 책이 세상에 나오려면 소시지 엮기와 같은 여러 과정을 거쳐야 한다(잠깐, 웬웨이가 아닌 음식을 언급해버렸다). 함께 즐겁게 일할 수 있었던 내셔널지오그래픽 팀은 책의 초기 단계부터 모든 챕터와 문장에 힘을 실어주었고 셰프의 칼과 같은 예리한 편집 단계까지 이 책이 현실이 될 수 있도록 애써주었다. 특히 세상에 이 책이 필요하다는 점을 이해하고 비전을 보여준 내셔널지오그래픽파트너스의 최고 콘텐츠 담당자 수전 골드버그와 내셔널지오그래픽북스의 출간인 겸 발행인에게 감사드리고 싶다. 부편집장 힐러리 블랙과 시니어 편집 프로젝트 매니저 앨리슨 존슨은 이 책의 큰 그림에서 우리가 전하려는 메시지의 상세한 부분까지 우리의 비전을 날카롭게 만들어주었다. 크리에이티브 디렉터 멜리사 패리스, 시니어 포토 에디터 모이라 헤이니, 유능한 일러스트레이터 마이클 선을 포함한 뛰어난

아트팀은 보기에도 즐거운 책을 만들어주었다. 마케팅 이사 대닌 굿윈, 커뮤니케이션 매니저 켈리 포사이스, 매니징 에디토리얼 이사 제니퍼 손튼, 시니어 프로덕션 에디터 주디스 클라인은 독자들이 이 책을 손에 넣을 때까지 많은 노력을 기울여준 이들로, 우리는 이들 모두에게 감사를 표하고 싶다. 우리는 세상에 영감을 주고 교육을 제공해주는 내셔널지오그래픽 가족의 일원인 것이 자랑스럽다.

_ 마이클 로이젠, 마이클 크러페인

취업 면접을 앞두고 있을 때, 폐경기 열감을 해결하고 싶을 때, 또는 장수를 위한 습관을 실천하고자 할 때 (1) 좋은 음식을 선택하고 (2) 몸 상태를 최적화하는 것만큼 건강을 위해 중요한 일은 없다. 나는 이 철학을 세상에 전하기 위해 지금까지 17권의 책을 썼는데, 선구안을 가진 놀라운 편집자이며 에이전트인 캔디스 퍼먼이 아니었다면 그 어떤 책도 세상에 나올 수 없었을 것이다. 우리가 《내 몸은 언제 먹는가로 결정된다》의 비전을 구체화할 수 있도록 도움을 아끼지 않았고 집필 과정 내내 비판적인 피드백을 제공해준 캔디스에게 감사를 전한다.

나는 맛있고 건강한 음식을 독자들에게 추천하기 위해 많은 이들의 도움을 받았다. 도움을 준 클리블랜드클리닉의 많은 동료, 임상가, 과학자, 전문가들, 그리고 웰니스연구소의 동료들에게 감사하고 싶다. 지금까지 많은 스승들의 가르침도 중요했다. 존 라 푸마는 나에게 어떻게 요리를 하고 어떻게 음식을 더욱 즐길 수 있는지, 어떻게 즐겁게 수업을 이끌 수 있는지(의대생들도 이것을 배우도록)를 가르쳐준 슈퍼 닥터이자 슈퍼 셰프다. 그에게 많은 찬사를 보낸다. 그의 방대한 지식을 전할 수 있도록 도나 시만스키와 댄 재크리가 도움을 주었다.

나는 기존의 틀을 깨고 클리블랜드클리닉을 가장 일하기 좋은 직장이자 환자들을 위한 최고의 병원으로 만든 많은 의료전문가들, 특히 웰니스를 문화이며 장기적인 결과로서 추구하는 분들과 함께 일하게 되어 행운이라고 생각한다. 전 CEO인 토비 코스그로브와 현 CEO인 톰 미할예비치는 클리블랜드클리닉이 질병 치료를 위한 최고의 병원으로 알려져 있지만 우리 병원이 가장 뛰어난 분야는 모든 직원과 우리가 만나는 모든 환자들을 위한 웰니스(달리 말하면 건강 보증을 연장해주는 일)라고 말해왔다.

나는 몸이 만족할 만한 건강하고 맛있는 요리법을 개발해온 웰니스연구소의 수석셰프 짐 퍼코와 수석영양사 크리스틴 커크패트릭에게 많은 빚을 졌다. 그리고 지난 몇 년간 뛰어나고 창의적인 동료들과 일할 수 있었던 것은 나에게 행운이라고 생각한다. 마틴 해리스, 브리짓 더피, 마이크 오도넬, 데니스 케니, 리치 랭, 라울 세바요스, 스티븐 페인립, 바버라 메신저-라포트, 록산 수콜, 미라 일리치, 세라 발저, 캐런 태버, 캐런 존스,

짐 영에게 감사드린다. 뿐만 아니라 전 공중위생보건국장 리처드 카르모나 박사와 도심지역 학교교사부터 수석코치들까지 캐넌 랜치*의 전문가들에게도 감사를 표한다.

이 책을 만드는 과정에서 우리 가족의 적극적인 참여가 있었다. 펜실베이니아 아동병원의 내분비내과 전문의/의학박사인 아들 제프 로이젠, 의사/의학박사인 그의 아내 시드니 섀퍼, 장모님 질, 듀크대학교 화학과 교수인 딸 제니퍼 로이젠은 표지를 포함하여 이 책에 큰 기여를 해주었다. 맛있는 수프를 만들어주신 장모님 매리언, 비판적인 독자가 되어준 아내 낸시, 여동생 마샤와 처남 리처드 로우리에게도 감사의 말을 전한다.

앞에서 언급한 직계가족뿐만 아니라 때때로 나의 '대가족'인 카츠 일가, 우노브스키 일가, 캄포도니코스 일가도 책에 대한 의견을 제공해주었다. 나에게 응원을 보내주고 이 책의 개념에 대한 비판적 의견을 제공해준 메멧 오즈와 리사 오즈 부부와 그들의 딸이며 저명한 셰프 대프니 오즈, 존 몰딘, 잭 와서만에게도 감사한다.

과학적인 측면에서 이 책에 기여해준 사람들이 수없이 많지만 특히 이 책의 정확성을 위해 각 부문을 검토한 키스 로치, 애니타 쉬리브, 많은 노인의학 전문가와 내과전문의들에게 감사의 마음을 전한다. 건강에 대한 내용을 검증하며 이 책에 전문성을 더해준 리얼에이지 팀원들에게도 감사한다.

◆　클리블랜드클리닉과 협력하여 웰니스를 추구하는 리조트와 휴양시설.

나의 행정직원들인 베스 그러브와 특히 재키 프레이가 이 작업을 가능하게 해주었다. 전 직원인 앤-마리 프린스와 다이앤 래버랜드에게도 특별한 감사를 보낸다. 다이앤은 나에게 의료계의 다른 동료들의 반응을 걱정하지 말라고 말해주며 집필 과정을 시작해주었다. 과학적 근거가 확실하게 제시되는 한 우리가 독자들에게 자신의 유전자를 관리할 수 있도록 동기를 부여하고 정보를 주는 일을 하고 있음을 동료들이 알아주리라 생각한다.

그리고 물론 공동저자인 테드 스파이커와 마이클 크러페인 덕분에 정확하면서도 즐거운 과학, 음식, 글이 탄생할 수 있었다. 독자들은 책을 읽으며 내가 뜻하는 정확성과 재미가 무엇인지 분명 알게 될 것이다.

매일 스트레스를 덜어주는 훌륭한 동반자가 곁에 있다면 '리얼에이지'가 낮아지고 건강 보증 기간도 연장될 수 있다. 나는 낸시를 바라보기만 해도 기쁨을 느끼고 그녀 덕분에 매일 밤 나의 텔로미어가 길어지고 있음을 확신한다.

마지막으로 이 책을 믿어준 독자 모두에게 감사드린다. 이 책은 당신이 건강한 음식을 사랑하고 멋진 선택을 하며 어떤 상황에서도 최적의 몸 상태를 유지하고 젊고 더 오래 살 수 있도록 도와줄 것이다. 이를 통해 병을 치료하기 위해 우리 의료시스템을 오랜 기간 이용해야 하는 사람의 수가 줄어들 수 있다면 그것은 모든 의사들이 바라는 최고의 보상일 것이다.

_ 마이클 로이젠, 의사 M.D. (닥터R)
클리블랜드클리닉 최고 웰니스 책임자

'성공의 비결'은 여러 가지 요소로 구성된다. 적절한 시기에 적절한 곳에 있어야 하고, 끈질기게 노력해야 하며, 기회를 포착할 수 있는 열린 눈과 계산된 위험을 감수하는 자세가 필요하다. 여기에 약간의 행운이 있다면 더 좋다. 그런데 몇 년 전 나에게 이 모든 일이 함께 일어났다. 헬스코어*의 모금 행사에서 마이클 로이젠에게 나에게 여유 시간이 좀 있으며 그와 프로젝트를 하고 싶다고 말을 꺼낸 것이다. 그 결과 이렇게 우리는 책을 쓰게 되었다! 마이클은 매우 똑똑하고 열정적이면서도 다정한 사람이며 그가 나에게 이 프로젝트를 제안해주어 매우 감사하게 생각한다. 프로젝트를 하며 나는 그와 친구이자 공동 저자가 되었을 뿐만 아니라 책과 산화트리메틸아민의 세계에 대해 배울 수 있었다. 당연히 테드 스파이크에게도 큰 감사의 뜻을 전하고 싶다. 그는 훌륭한 파트너이자 우리가 어떻게 생각을 정리하고 공동의 목소리를 낼 수 있는지를 알려준 유능하고 현명한 작가다.

나는 여기서 메멧 오즈의 공로를 언급하지 않을 수 없다. 나는 지난 몇 년간 그와 함께 일할 수 있는 영광을 누렸다. 먼저 그의 집필 파트너를 훔

◆　　HealthCorps, 메멧 오즈와 리사 오즈가 청소년들에게 영양, 신체건강, 정신 회복력을 가르치기 위해 설립한 자선단체.

쳐온 것을 죄송하게 생각한다. 두 번째로 내가 그를 통해 기존 관념에 의문을 제기하고 열린 마음을 가지는 법을 배울 수 있어서 감사하다. 마이클과 이 프로젝트를 시작하면서 나는 건강에서 '언제'의 역할에 대해 회의적인 입장이었다. 그러나 열린 마음을 유지했던 나는 '언제'가 얼마나 중요한지 놀라운 깨달음을 얻었다. 마이클을 소개해주고 내가 더 많은 것을 이룰 수 있도록 언제나 격려해준 메멧에게 감사드린다. 〈닥터 오즈쇼〉의 에이미, 스테이시, 캐시, 크리스틴, 알리, 티나, 셰릴, 재클린, 제시카, 리사, 니콜, 앤, 마티, 그리고 복잡한 의학 정보를 대중에게 효과적으로 알려줄 수 있도록 가르침을 준 모든 이들에게 감사한다. 마이클 선에게도 감사의 마음을 전한다. 현재 내과 레지던트 과정에 있는 그는 내 부서의 연구원으로 일했으며 이 책의 이해를 돕는 참신한 일러스트를 그린 아티스트다.

〈닥터 오즈쇼〉에 합류하기 전 나는 〈컨슈머리포트〉에서 3년을 보냈다. 그곳에서 우르바시 란간 박사는 나에게 엄격한 연구자이면서 좋은 커뮤니케이터가 되는 법을 가르쳐주었다. 공중보건을 개선하기 위해 (불완전한 정보를 두고도) 연구를 해석하고 좋은 결정을 내리는 법은 내가 우르바시에게 배운 중요한 기술이다. 나는 이 기술을 이 프로젝트에서 매우 요긴하게 사용했다. 이밖에도 내가 더 좋은 글을 쓰고 소비자 보건을 옹호할 수 있도록 도와준 〈컨슈머리포트〉의 젠 쉐터, 진 핼로랜, 마이클 핸슨, 앤드리아 록, 트리샤 칼보에게 감사한다.

내가 존스홉킨스대학교 블룸버그 공중보건대학에서 예방의학 레지던트였을 때 프로그램 디렉터였던 미리암 알렉산더 박사는 내 인생에 지대한 영향을 미친 인물이다. 미리암이 이례적인 지원자였던 나에게 기회를 준 덕분에 나는 음식과 의학을 결합한다는 꿈을 이룰 수 있었다. 그녀는 좋은 친구이자 멘토가 되어주었고 그녀의 격려와 지도로 본 프로젝트의 발판을 닦을 수 있었다. 공중보건대학의 또 다른 멘토인 밥 로렌스와 살기 좋은 미래 센터Center for a Livable Future의 동료들에게도 감사드린다. 밥은 의학과 공중보건 분야에서 진정한 선구안을 갖춘 리더이며 나에게 왜 음식과 농업이 의학 영역에 들어갈 수 있는지를 처음으로 보여준 사람이다.

내가 음식과 요리에 대한 열정을 찾고 이를 다음 단계로 끌어올릴 수 있도록 해준 놀라운 페이스트리 셰프 월터 루크에게도 감사한다. 진정한 지중해식 식단은 무엇이며 꿈을 좇는 것이 얼마나 중요한지를 알려준 친구 실베스트로 실베스토리에게도 많은 신세를 졌다. 내가 주방에서 함께 요리할 수 있도록 해준 내가 좋아하는 셰프들인 수 토레스와 브은 뵈트허에게 감사드린다. 무엇보다도 내가 요리를 하거나 미식의 세계를 소개할 수 있도록 허락해준 가까운 친구들과 가족에게 감사의 마음을 표한다.

마지막으로 나에게 이 삶뿐만 아니라 어떤 상황에서도 사랑과 지지를 보내주신 부모님 다이앤 크러페인과 대니얼 크러페인에게 감사드린다. 음식과 건강을 사랑할 수 있도록 영감을 주신 부모님께 감사하는 마음을 영원히 간직할 것이다.

_ 마이클 크러페인, 의사 M.D., 공중보건학 석사 M.P.H.(닥터C)
〈닥터 오즈쇼〉 의학 부문 책임자

고당지수 식품 high-glycemic food **:** 먹었을 때 빠르게 혈당을 상승시키는 당지수가 높은 식품.

글리코겐 glycogen **:** 포도당에서 전환된 에너지 저장의 한 형태. 몸은 체내에 포도당이 남아있지 않을 때 글리코겐을 사용할 수 있다.

다량영양소 macronutrients **:** 몸에 다량으로 필요한 주요 영양소. 탄수화물, 단백질, 지방을 가리킨다.

당지수 glycemic index **:** 탄수화물 음식을 먹었을 때 혈당에 영향을 주는 정도를 평가한 지수

대사증후군 metabolic syndrome **:** 인슐린 저항성, 고혈압, 과체중, 높은 혈중 지질 등의 심장 질환 및 당뇨병과 관련 있는 증상들의 집합체.

마이크로바이옴 microbiome **:** 내장을 포함한 체내 생태계에 존재하는 박테리아. 체내에서 네트워크처럼 작용하는 마이크로바이옴은 먹는 음식을 포함하여 다양한 복합적인 요인이 박테리아의 구성에 영향을 미치면서 지속적으로 변화한다.

미량영양소 micronutrients **:** 거대영양소보다 미량으로 존재하지만 최적의 신체 기능을 위해 필요한 영양소. 비타민과 미네랄이 대표적인 미량영양소다.

시간영양학 chrononutrition **:** 식습관이 24시간 주기 내의 최적의 시간과 일치해야 최적의 건강에 이를 수 있다는 개념.

시교차상핵 suprachiasmatic nucleus **:** 뇌에서 일주기 생체시계를 조절하는 부위.

식물영양소 phytonutrient **:** 식물 속에 함유된 화학물질로 건강에 유익한 것으로 알려져 있다.

염증 inflammation **:** 신체의 손상을 방지하기 위해 설계된 반응체계이나 만성 염증은 오히려 건강을 위협한다.

인슐린 insulin**:** 췌장에서 분비되는 호르몬. 체세포가 당(포도당)을 사용할 수 있도록 당을 혈액에서 세포로 이동시키는 역할을 담당한다.

인슐린 민감성 insulin sensitivity**:** 체세포가 인슐린에 반응하는 정도를 나타낸 수치.

인슐린 저항성 insulin resistance**:** 체세포가 인슐린에 반응하지 않는 정상을 벗어난 상태.

일주기 생체시계 circadian rhythm**:** 24시간 주기로 움직이며 수면, 기상, 음식 섭취를 하도록 신호를 보내는 우리 몸의 시계.

콜레스테롤 cholesterol**:** 몸의 기능을 돕는 분자. LDL은 몸에 해로운 콜레스테롤이고 HDL은 유익한 콜레스테롤이다.

포도당 glucose**:** 혈당. 몸이 기능하기 위해 사용하는 주요 에너지원이지만 혈액 내 과다한 포도당은 몸과 두뇌의 기능을 둔화시킨다.

항산화제 antioxidant**:** 항염증 물질의 일종.

항염증 물질 anti-inflammatory**:** 체내에서 염증을 줄여주는 물질.

들어가며

1 Cardenas, Diana. "Let Not Thy Food Be Confused With Thy Medicine: The Hippocratic Misquotation." *European Society for Clinical Nutrition and Metabolism* 8, no. 6 (2013): e262. doi://doi.org/10.1016/j.clnme.2013.10.002.

2 Sawyer, Bradley, and Cynthia Cox. "How Does Health Spending in the U.S. Compare to Other Countries?" Peterson–Kaiser, accessed July 28, 2018. www.healthsystemtracker. org/chart–collection/health–spending–u–s–compare–countries/.

3 Meisler, Laurie. "Americans Die Younger Despite Spending the Most on Health Care." Bloomberg.com, Aug. 2, 2017. www.bloomberg.com/graphics/2017–health–care–spending/.

4 Choi, Sang–Woon, and Simonetta Friso. "Epigenetics: A New Bridge Between Nutrition and Health." *Advances in Nutrition* 1, no. 1 (Nov. 2010): 8–16. doi:10.3945/an.110.1004.

5 Micha, Renata, Jose L. Peñalvo, Frederick Cudhea, Fumiaki Imamura, Colin D. Rehm, and Dariush Mozaffarian. "Association Between Dietary Factors and Mortality From Heart Disease, Stroke, and Type 2 Diabetes in the United States." *JAMA* 317, no. 9 (Mar. 7, 2017): 912–24. doi:10.1001/jama.2017.0947.

6 American Cancer Society. "Lifetime Risk of Developing or Dying From Cancer." Accessed July 28, 2018. www.cancer.org/cancer/cancer–basics/lifetime–probability–of–de-veloping–or–dying–from–cancer.html.

7 Anand, Preetha, Ajaikumar Kunnumakara, Chitra Sundaram, Kuzhuvelil Harikumar, Sheeja Tharakan, Oiki Lai, Bokyung Sung, and Bharat Aggarwal. "Cancer Is a Preventable Disease That Requires Major Lifestyle Changes." *Pharmaceutical Research* 25, no. 9 (Sept. 2008): 2097–116. doi:10.1007/s11095–008–9661–9.

CHAPTER 01

1 Mohawk, Jennifer A., Carla B. Green, and Joseph S. Takahashi. "Central and Peripheral

Circadian Clocks in Mammals." *Annual Review of Neuroscience* 35, no. 1 (2012): 445–62. doi:10.1146/annurev-neuro-060909-153128.

2   Herculano-Houzel, Suzana. "The Human Brain in Numbers: A Linearly Scaled-Up Primate Brain." *Frontiers in Human Neuroscience* 3 (Nov. 9, 2009). doi:10.3389/neuro.09.031.2009.

3   Freeman, G. Mark, Rebecca M. Krock, Sara J. Aton, Paul Thaben, and Erik D. Herzog. "GABA Networks Destabilize Genetic Oscillations in the Circadian Pacemaker." *Neuron* 78, no. 5 (June 5, 2013): 799–806. doi:10.1016/j.neuron.2013.04.003.

4   Hastings, Michael H., Akhilesh B. Reddy, and Elizabeth S. Maywood. "A Clockwork Web: Circadian Timing in Brain and Periphery, in Health and Disease." *Nature Reviews Neuroscience* 4, no. 8 (Aug. 2003): 649–61. doi:10.1038/nrn1177.

5   NIOSH. "CDC—Work Schedules: Shift Work and Long Hours: NIOSH Workplace Safety and Health Topic." Accessed July 28, 2018. www.cdc.gov/niosh/topics/workschedules/default.html.

6   Givens, Marjory L., Kristen C. Malecki, Paul E. Peppard, Mari Palta, Adnan Said, Corinne D. Engelman, Matthew C. Walsh, and F. Javier Nieto. "Shiftwork, Sleep Habits, and Metabolic Disparities: Results From the Survey of the Health of Wisconsin." *Sleep Health* 1, no. 2 (June 2015): 115–20. doi:10.1016/j.sleh.2015.04.014.

7   Zhao, Isabella, Fiona Bogossian, and Catherine Turner. "Does Maintaining or Changing Shift Types Affect BMI? A Longitudinal Study." *Journal of Occupational and Environmental Medicine* 54, no. 5 (May 2012): 525–31. doi:10.1097/JOM.0b013e31824e1073.

8   McHill, Andrew W., Edward L. Melanson, Janine Higgins, Elizabeth Connick, Thomas M. Moehlman, Ellen R. Stothard, and Kenneth P. Wright. "Impact of Circadian Misalignment on Energy Metabolism During Simulated Nightshift Work." *Proceedings of the National Academy of Sciences of the United States of America* 111, no. 48 (Dec. 2, 2014): 17302–307. doi:10.1073/pnas.1412021111.

9   Mosendane, T., and F. J. Raal. "Shift Work and Its Effects on the Cardiovascular System." *Cardiovascular Journal of Africa* 19, no. 4 (July–Aug., 2008): 210–15.

10   Bechtold, David A., and Andrew S. I. Loudon. "Hypothalamic Clocks and Rhythms in Feeding Behaviour." *Trends in Neurosciences* 36, no. 2 (Feb. 2013): 74–82. doi:10.1016/j.tins.2012.12.007.

11   Scheer, Frank A. J. L., Christopher J. Morris, and Steven A. Shea. "The Internal Circadian Clock Increases Hunger and Appetite in the Evening Independent of Food Intake and Other Behaviors." *Obesity* (Silver Spring, MD) 21, no. 3 (Mar. 2013): 421–23. doi:10.1002/oby.20351.

12 Mendoza, J. "Circadian Clocks: Setting Time by Food." *Journal of Neuroendocrinology* 19, no. 2 (Feb. 2007): 127–37. doi:10.1111/j.1365-2826.2006.01510.x.

13 Shi, Shu-qun, Tasneem S. Ansari, Owen P. McGuinness, David H. Wasserman, and Carl Hirschie Johnson. "Circadian Disruption Leads to Insulin Resistance and Obesity." *Current Biology: CB* 23, no. 5 (Mar. 4, 2013): 372–81. doi:10.1016/j.cub.2013.01.048.

14 Saad, Ahmed, Chiara Dalla Man, Debashis K. Nandy, James A. Levine, Adil E. Bharucha, Robert A. Rizza, Rita Basu, et al. "Diurnal Pattern to Insulin Secretion and Insulin Action in Healthy Individuals." *Diabetes* 61, no. 11 (Nov. 2012): 2691–700. doi:10.2337/db11-1478.

15 Morgan, L. M., F. Aspostolakou, J. Wright, and R. Gama. "Diurnal Variations in Peripheral Insulin Resistance and Plasma Non-Esterified Fatty Acid Concentrations: A Possible Link?" *Annals of Clinical Biochemistry* 36 (Pt. 4) (July 1999): 447–50. doi:10.1177/000456329903600407.

16 Bandín, C., F. A. J. L. Scheer, A. J. Luque, V. Ávila-Gandía, S. Zamora, J. A. Madrid, P. Gómez-Abellán, and M. Garaulet. "Meal Timing Affects Glucose Tolerance, Substrate Oxidation and Circadian-Related Variables: A Randomized, Crossover Trial." *International Journal of Obesity* (2005) 39, no. 5 (May 2015): 828–33. doi:10.1038/ijo.2014.182.

17 Van Cauter, E., K. S. Polonsky, and A. J. Scheen. "Roles of Circadian Rhythmicity and Sleep in Human Glucose Regulation." *Endocrine Reviews* 18, no. 5 (Oct. 1997): 716–38. doi:10.1210/edrv.18.5.0317.

18 Carrasco-Benso, Maria P., Belen Rivero-Gutierrez, Jesus Lopez-Minguez, Andrea Anzola, Antoni Diez-Noguera, Juan A. Madrid, Juan A. Lujan, et al. "Human Adipose Tissue Expresses Intrinsic Circadian Rhythm in Insulin Sensitivity." *FASEB Journal: Official Publication of the Federation of American Societies for Experimental Biology* 30, no. 9 (Sept. 2016): 3117–123. doi:10.1096/fj.201600269RR.

19 Bray, M. S., W. F. Ratcliffe, M. H. Grenett, R. A. Brewer, K. L. Gamble, and M. E. Young. "Quantitative Analysis of Light-Phase Restricted Feeding Reveals Metabolic Dyssynchrony in Mice." *International Journal of Obesity* (2005) 37, no. 6 (June 2012): 843–52. doi:10.1038/ijo.2012.137.

20 Bray, M. S., J. -Y Tsai, C. Villegas-Montoya, B. B. Boland, Z. Blasier, O. Egbejimi, M. Kueht, and M. E. Young. "Time-of-Day-Dependent Dietary Fat Consumption Influences Multiple Cardiometabolic Syndrome Parameters in Mice." *International Journal of Obesity* (2005) 34, no. 11 (Nov. 2010): 1589–98. doi:10.1038/ijo.2010.63.

21 Garaulet, M., P. Gómez-Abellán, J. J. Alburquerque-Béjar, Y. -C Lee, J. M. Ordovás, and F. A. J. L. Scheer. "Timing of Food Intake Predicts Weight Loss Effectiveness."

International Journal of Obesity (2005) 37, no. 4 (Apr. 2013): 604–11. doi:10.1038/ ijo.2012.229.

22 Bandín et al. "Meal Timing Affects Glucose Tolerance, Substrate Oxidation and Circadian-Related Variables."

23 Thaiss, Christoph A., David Zeevi, Maayan Levy, Gili Zilberman–Schapira, Jotham Suez, Anouk C. Tengeler, Lior Abramson, et al. "Transkingdom Control of Microbiota Diurnal Oscillations Promotes Metabolic Homeostasis." Cell 159, no. 3 (Oct. 23, 2014): 514–29. doi:10.1016/j.cell.2014.09.048.

24 Thaiss et al. "Transkingdom Control of Microbiota Diurnal Oscillations."

25 Ibid.

CHAPTER 02

1 Sacks, Frank M., Alice H. Lichtenstein, Jason H. Y. Wu, Lawrence J. Appel, Mark A. Creager, Penny M. Kris–Etherton, Michael Miller, et al. "Dietary Fats and Cardiovascular Disease: A Presidential Advisory From the American Heart Association." Circulation 136, no. 3 (July 18, 2017): e23. doi:10.1161/CIR.0000000000000510.

2 Devkota, Suzanne, Yunwei Wang, Mark W. Musch, Vanessa Leone, Hannah Fehlner–Peach, Anuradha Nadimpalli, Dionysios A. Antonopoulos, et al. "Dietary–Fat–Induced Taurocholic Acid Promotes Pathobiont Expansion and Colitis in Il10–/– Mice." Nature 487, no. 7405 (July 5, 2012):104–08. doi:10.1038/nature11225.

3 Hernández, Elisa Álvarez, Sabine Kahl, Anett Seelig, Paul Begovatz, Martin Irmler, Yuliya Kupriyanova, Bettina Nowotny, et al. "Acute Dietary Fat Intake Initiates Alterations in Energy Metabolism and Insulin Resistance." The Journal of Clinical Investigation 127, no. 2 (Feb. 1, 2017):695–708. doi:10.1172/JCI89444.

4 Devore, Elizabeth E., Meir J. Stampfer, Monique M. B. Breteler, Bernard Rosner, Jae Hee Kang, Olivia Okereke, Frank B. Hu, and Francine Grodstein. "Dietary Fat Intake and Cognitive Decline in Women With Type 2 Diabetes." Diabetes Care 32, no. 4 (Apr. 2009): 635–40. doi:10.2337/dc08–1741.

5 Okereke, Olivia I., Bernard A. Rosner, Dae H. Kim, Jae H. Kang, Nancy R. Cook, JoAnn E. Manson, Julie E. Buring, et al. "Dietary Fat Types and 4–Year Cognitive Change in Community–Dwelling Older Women." Annals of Neurology 72, no. 1 (July 2012): 124–34. doi:10.1002/ana.23593.

6 Brennan, Sarah F., Jayne V. Woodside, Paula M. Lunny, Chris R. Cardwell, and Marie

M. Cantwell. "Dietary Fat and Breast Cancer Mortality: A Systematic Review and Meta-Analysis." *Critical Reviews in Food Science and Nutrition* 57, no. 10 (July 3, 2017): 1999 – 2008. doi:10.1080/10408398.2012.724481.

7 Yang, Jae Jeong, Danxia Yu, Yumie Takata, Stephanie A. Smith–Warner, William Blot, Emily White, Kim Robien, et al. "Dietary Fat Intake and Lung Cancer Risk: A Pooled Analysis." *Journal of Clinical Oncology: Official Journal of the American Society of Clinical Oncology* 35, no. 26 (Sept. 10, 2017): 3055 – 64. doi:10.1200/JCO.2017.73.3329.

8 Sacks et al. "Dietary Fats and Cardiovascular Disease."

9 Paniagua, J. A., A. Gallego de la Sacristana, I. Romero, A. Vidal–Puig, J. M. Latre, E. Sanchez, P. Perez–Martinez, et al. "Monounsaturated Fat–Rich Diet Prevents Central Body Fat Distribution and Decreases Postprandial Adiponectin Expression Induced by a Carbohydrate–Rich Diet in Insulin–Resistant Subjects." *Diabetes Care* 30, no. 7 (July 2007): 1717 – 23. doi:10.2337/dc06–2220.

10 Mozaffarian, Dariush, and Jason H. Y. Wu. "Omega–3 Fatty Acids and Cardiovascular Disease: Effects on Risk Factors, Molecular Pathways, and Clinical Events." *Journal of the American College of Cardiology* 58, no. 20 (Nov. 8, 2011): 2047 – 67. doi:10.1016/j.jacc.2011.06.063.

11 Lukaschek, Karoline, Clemens von Schacky, Johannes Kruse, and Karl–Heinz Ladwig. "Cognitive Impairment Is Associated With a Low Omega–3 Index in the Elderly: Results From the KORA–Age Study." *Dementia and Geriatric Cognitive Disorders* 42, no. 3 – 4 (2016): 236 – 45. doi:10.1159/000448805.

12 Pasiakos, Stefan M., Sanjiv Agarwal, Harris R. Lieberman, and Victor L. Fulgoni. "Sources and Amounts of Animal, Dairy, and Plant Protein Intake of US Adults in 2007 – 2010." *Nutrients* 7, no. 8 (Aug. 21, 2015): 7058 – 69. doi:10.3390/nu7085322.

13 Le, Michael H., Pardha Devaki, Nghiem B. Ha, Dae Won Jun, Helen S. Te, Ramsey C. Cheung, and Mindie H. Nguyen. "Prevalence of Non–Alcoholic Fatty Liver Disease and Risk Factors for Advanced Fibrosis and Mortality in the United States." *PloS One* 12, no. 3 (2017): e0173499. doi:10.1371/journal.pone.0173499.

14 Centers for Disease Control and Prevention. National Diabetes Statistics Report, 2017. Atlanta, GA: Centers for Disease Control and Prevention, U.S. Department of Health and Human Services, 2017.

15 Lee, Jane J., Alison Pedley, Udo Hoffmann, Joseph M. Massaro, and Caroline S. Fox. "Association of Changes in Abdominal Fat Quantity and Quality With Incident Cardiovascular Disease Risk Factors." *Journal of the American College of Cardiology* 68, no. 14 (Oct. 4, 2016): 1509 – 21. doi:10.1016/j.jacc.2016.06.067.

16 Wang, Fei, Liyuan Liu, Shude Cui, Fuguo Tian, Zhimin Fan, Cuizhi Geng, Xuchen Cao, et al. "Distinct Effects of Body Mass Index and Waist/Hip Ratio on Risk of Breast Cancer by Joint Estrogen and Progestogen Receptor Status: Results From a Case–Control Study in Northern and Eastern China and Implications for Chemoprevention." *The Oncologist* 22, no. 12 (Dec. 2017): 1431–43. doi:10.1634/theoncologist.2017–0148.

17 von Hafe, Pedro, Francisco Pina, Ana Perez, Margarida Tavares, and Henrique Barros. "Visceral Fat Accumulation as a Risk Factor for Prostate Cancer." *Obesity Research* 12, no. 12 (Dec. 2004): 1930–35. doi:10.1038/oby.2004.242.

18 Swainson, Michelle G., Alan M. Batterham, Costas Tsakirides, Zoe H. Rutherford, and Karen Hind. "Prediction of Whole–Body Fat Percentage and Visceral Adipose Tissue Mass From Five Anthropometric Variables." *PloS One* 12, no. 5 (2017): e0177175. doi:10.1371/journal.pone.0177175.

CHAPTER 03

1 Melkani, Girish C., and Satchidananda Panda. "Time–Restricted Feeding for Prevention and Treatment of Cardiometabolic Disorders." *The Journal of Physiology* 595, no. 12 (June 15, 2017): 3691–3700. doi:10.1113/JP273094.

2 Hatori, Megumi, Christopher Vollmers, Amir Zarrinpar, Luciano DiTacchio, Eric A. Bushong, Shubhroz Gill, Mathias Leblanc, et al. "Time–Restricted Feeding Without Reducing Caloric Intake Prevents Metabolic Diseases in Mice Fed a High–Fat Diet." *Cell Metabolism* 15, no. 6 (June 6, 2012): 848–60. doi:10.1016/j.cmet.2012.04.019.

3 Gill, Shubhroz, and Satchidananda Panda. "A Smartphone App Reveals Erratic Diurnal Eating Patterns in Humans That Can Be Modulated for Health Benefits." *Cell Metabolism* 22, no. 5 (Nov. 3, 2015): 789–98. doi:10.1016/j.cmet.2015.09.005.

4 St–Onge, Marie–Pierre, Jamy Ard, Monica L. Baskin, Stephanie E. Chiuve, Heather M. Johnson, Penny Kris–Etherton, and Krista Varady. "Meal Timing and Frequency: Implications for Cardiovascular Disease Prevention: A Scientific Statement From the American Heart Association." *Circulation* 135, no. 9 (Feb. 28, 2017): e121. doi:10.1161/CIR.0000000000000476.

5 Scully, T. *The Art of Cookery in the Middle Ages.* Suffolk, UK: The Boydell Press, 1995.

6 Rupp, Rebecca. "Cereal: How Kellogg Invented a 'Better' Breakfast." *National Geographic,* Jan. 26, 2015.

7 Nicklas, T. A., L. Myers, C. Reger, B. Beech, and G. S. Berenson. "Impact of Breakfast

Consumption on Nutritional Adequacy of the Diets of Young Adults in Bogalusa, Louisi-ana: Ethnic and Gender Contrasts." *Journal of the American Dietetic Association* 98, no. 12 (Dec. 1998): 1432–38. doi:10.1016/S0002–8223(98)00325–3.

8   Bi, Huashan, Yong Gan, Chen Yang, Yawen Chen, Xinyue Tong, and Zuxun Lu. "Breakfast Skipping and the Risk of Type 2 Diabetes: A Meta–Analysis of Observa-tional Studies." *Public Health Nutrition* 18, no. 16 (Nov. 2015): 3013–19. doi:10.1017/ S1368980015000257.

9   Lee, Tae Sic, Jai Soon Kim, Yoo Jung Hwang, and Yon Chul Park. "Habit of Eating Breakfast Is Associated With a Lower Risk of Hypertension." *Journal of Lifestyle Medi-cine* 6, no. 2 (Sept. 2016): 64–67. doi:10.15280/jlm.2016.6.2.64.

10   Cahill, Leah E., Stephanie E. Chiuve, Rania A. Mekary, Majken K. Jensen, Alan J. Flint, Frank B. Hu, and Eric B. Rimm. "Prospective Study of Breakfast Eating and Incident Coronary Heart Disease in a Cohort of Male US Health Professionals." *Circulation* 128, no. 4 (July 23, 2013): 337–43. doi:10.1161/CIRCULATIONAHA.113.001474.

11   Cho, Sungsoo, Marion Dietrich, Coralie J. P. Brown, Celeste A. Clark, and Gladys Block. "The Effect of Breakfast Type on Total Daily Energy Intake and Body Mass Index: Re-sults From the Third National Health and Nutrition Examination Survey (NHANES III)." *Journal of the American College of Nutrition* 22, no. 4 (Aug. 2003): 296–302.

12   Wennberg, Maria, Per E. Gustafsson, Patrik Wennberg, and Anne Hammarstrom. "Poor Breakfast Habits in Adolescence Predict the Metabolic Syndrome in Adulthood." *Public Health Nutrition* 18, no. 1 (Jan. 2015): 122–29. doi:10.1017/S1368980013003509.

13   Schlundt, D. G., J. O. Hill, T. Sbrocco, J. Pope–Cordle, and T. Sharp. "The Role of Breakfast in the Treatment of Obesity: A Randomized Clinical Trial." *The American Jour-nal of Clinical Nutrition* 55, no. 3 (Mar. 1992): 645–51. doi:10.1093/ajcn/55.3.645.

14   Farshchi, Hamid R., Moira A. Taylor, and Ian A. Macdonald. "Deleterious Effects of Omit-ting Breakfast on Insulin Sensitivity and Fasting Lipid Profiles in Healthy Lean Women." *The American Journal of Clinical Nutrition* 81, no. 2 (Feb. 2005): 388–96. doi:10.1093/ ajcn.81.2.388.

15   Jakubowicz, Daniela, Julio Wainstein, Bo Ahren, Zohar Landau, Yosefa Bar–Dayan, and Oren Froy. "Fasting Until Noon Triggers Increased Postprandial Hyperglycemia and Im-paired Insulin Response After Lunch and Dinner in Individuals With Type 2 Diabetes: A Randomized Clinical Trial." *Diabetes Care* 38, no. 10 (Oct. 2015): 1820–26. doi:10.2337/ dc15–0761.

16   Chowdhury, Enhad A., Judith D. Richardson, Geoffrey D. Holman, Kostas Tsintzas, Dylan Thompson, and James A. Betts. "The Causal Role of Breakfast in Energy Balance

and Health: A Randomized Controlled Trial in Obese Adults." *The American Journal of Clinical Nutrition* 103, no. 3 (Mar. 2016): 747–56. doi:10.3945/ajcn.115.122044.

17 Betts, James A., Judith D. Richardson, Enhad A. Chowdhury, Geoffrey D. Holman, Kostas Tsintzas, and Dylan Thompson. "The Causal Role of Breakfast in Energy Balance and Health: A Randomized Controlled Trial in Lean Adults." *The American Journal of Clinical Nutrition* 100, no. 2 (Aug. 2014): 539–47. doi:10.3945/ajcn.114.083402.

18 Kobayashi, Fumi, Hitomi Ogata, Naomi Omi, Shoichiro Nagasaka, Sachiko Yamaguchi, Masanobu Hibi, and Kumpei Tokuyama. "Effect of Breakfast Skipping on Diurnal Variation of Energy Metabolism and Blood Glucose." *Obesity Research & Clinical Practice* 8, no. 3 (May–June 2014): 201. doi:10.1016/j.orcp.2013.01.001.

19 Baron, Kelly G., Kathryn J. Reid, Andrew S. Kern, and Phyllis C. Zee. "Role of Sleep Timing in Caloric Intake and BMI." *Obesity* 19, no. 7 (July 2011): 1374–81. doi:10.1038/oby.2011.100.

20 Bo, Simona, Giovanni Musso, Guglielmo Beccuti, Maurizio Fadda, Debora Fedele, Roberto Gambino, Luigi Gentile, et al. "Consuming More of Daily Caloric Intake at Dinner Predisposes to Obesity. A 6-Year Population-Based Prospective Cohort Study." *PloS One* 9, no. 9 (2014): e108467. doi:10.1371/journal.pone.0108467.

21 Jakubowicz, Daniela, Maayan Barnea, Julio Wainstein, and Oren Froy. "High Caloric Intake at Breakfast vs. Dinner Differentially Influences Weight Loss of Overweight and Obese Women." *Obesity* 21, no. 12 (Dec. 2013): 2504–12. doi:10.1002/oby.20460.

22 Garaulet, M., P. Gomez-Abellan, J. J. Alburquerque-Bejar, Y. -C Lee, J. M. Ordovas, and F. A. J. L. Scheer. "Timing of Food Intake Predicts Weight Loss Effectiveness." *International Journal of Obesity* (2005) 37, no. 4 (Apr. 2013a): 604–11. doi:10.1038/ijo.2012.229.

23 Leidy, Heather J., Mandi J. Bossingham, Richard D. Mattes, and Wayne W. Campbell. "Increased Dietary Protein Consumed at Breakfast Leads to an Initial and Sustained Feeling of Fullness During Energy Restriction Compared to Other Meal Times." *The British Journal of Nutrition* 101, no. 6 (Mar. 2009): 798–803.

24 Foley, Nicholas C., David C. Jangraw, Christopher Peck, and Jacqueline Gottlieb. "Novelty Enhances Visual Salience Independently of Reward in the Parietal Lobe." *The Journal of Neuroscience: The Official Journal of the Society for Neuroscience* 34, no. 23 (June 4, 2014): 7947–57. doi:10.1523/JNEUROSCI.4171–13.2014.

25 Pot, G. K., R. Hardy, and A. M. Stephen. "Irregular Consumption of Energy Intake in Meals Is Associated With a Higher Cardiometabolic Risk in Adults of a British Birth Cohort." *International Journal of Obesity* (2005) 38, no. 12 (Dec. 2014): 1518–24.

doi：10.1038/ijo.2014.51.

26 Farshchi, H. R., M. A. Taylor, and I. A. Macdonald. "Regular Meal Frequency Creates More Appropriate Insulin Sensitivity and Lipid Profiles Compared With Irregular Meal Frequency in Healthy Lean Women." *European Journal of Clinical Nutrition* 58, no. 7 (July 2004): 1071–77. doi：10.1038/sj.ejcn.1601935.

27 Farshchi, Hamid R., Moira A. Taylor, and Ian A. Macdonald. "Beneficial Metabolic Effects of Regular Meal Frequency on Dietary Thermogenesis, Insulin Sensitivity, and Fasting Lipid Profiles in Healthy Obese Women." *The American Journal of Clinical Nutrition* 81, no. 1 (Jan. 2005): 16–24. doi：10.1093/ajcn/81.1.16.

28 Longo, Valter D., and Mark P. Mattson. "Fasting: Molecular Mechanisms and Clinical Applications." *Cell Metabolism* 19, no. 2 (Feb. 4, 2014): 181–92. doi：10.1016/j.cmet.2013.12.008.

29 Brandhorst, Sebastian, In Young Choi, Min Wei, Chia Wei Cheng, Sargis Sedrakyan, Gerardo Navarrete, Louis Dubeau, et al. "A Periodic Diet That Mimics Fasting Promotes Multi–System Regeneration, Enhanced Cognitive Performance, and Healthspan." *Cell Metabolism* 22, no. 1 (July 7, 2015): 86–99. doi：10.1016/j.cmet.2015.05.012.

30 Soeters, Maarten R., Peter B. Soeters, Marieke G. Schooneman, Sander M. Houten, and Johannes A. Romijn. "Adaptive Reciprocity of Lipid and Glucose Metabolism in Human Short–Term Starvation." *American Journal of Physiology—Endocrinology and Metabolism* 303, no. 12 (Dec. 15, 2012): 1397. doi：10.1152/ajpendo.00397.2012.

31 Klein, S., Y. Sakurai, J. A. Romijn, and R. M. Carroll. "Progressive Alterations in Lipid and Glucose Metabolism During Short–Term Fasting in Young Adult Men." *The American Journal of Physiology* 265, no. 5 Pt. 1 (Nov. 1993): 801. doi：10.1152/ajpendo.1993.265.5.E801.

32 Mattson, Mark P., Keelin Moehl, Nathaniel Ghena, Maggie Schmaedick, and Aiwu Cheng. "Intermittent Metabolic Switching, Neuroplasticity and Brain Health." *Nature Reviews Neuroscience* 19, no. 2 (Feb. 2018): 63–80. doi：10.1038/nrn.2017.156.

CHAPTER 04

1 Keenan, Michael J., June Zhou, Maren Hegsted, Christine Pelkman, Holiday A. Durham, Diana B. Coulon, and Roy J. Martin. "Role of Resistant Starch in Improving Gut Health, Adiposity, and Insulin Resistance." *Advances in Nutrition* 6, no. 2 (Mar. 2015): 198–205. doi：10.3945/an.114.007419.

2   Neale, Elizabeth P., Linda C. Tapsell, Allison Martin, Marijka J. Batterham, Cinthya Wibisono, and Yasmine C. Probst. "Impact of Providing Walnut Samples in a Lifestyle Intervention for Weight Loss: A Secondary Analysis of the HealthTrack Trial." *Food & Nutrition Research* 61, no. 1 (2017): 1344522. doi:10.1080/16546628.2017.1344522.

3   Estruch, Ramón, Emilio Ros, Jordi Salas—Salvadó, Maria—Isabel Covas, Dolores Corella, Fernando Arós, Enrique Gómez—Gracia, et al. "Primary Prevention of Cardiovascular Disease With a Mediterranean Diet Supplemented With Extra—Virgin Olive Oil Or Nuts." *The New England Journal of Medicine* 378, no. 25 (June 21, 2018): e34. doi:10.1056/NEJMoa1800389.

4   Guasch—Ferré, Marta, Mònica Bulló, Miguel Ángel Martínez—González, Emilio Ros, Dolores Corella, Ramon Estruch, Montserrat Fitó, et al. "Frequency of Nut Consumption and Mortality Risk in the PREDIMED Nutrition Intervention Trial." *BMC Medicine* 11, (July 16, 2013): 164. doi:10.1186/1741—7015—11—164.

5   Holscher, Hannah D., Heather M. Guetterman, Kelly S. Swanson, Ruopeng An, Nirupa R. Matthan, Alice H. Lichtenstein, Janet A. Novotny, and David J. Baer. "Walnut Consumption Alters the Gastrointestinal Microbiota, Microbially Derived Secondary Bile Acids, and Health Markers in Healthy Adults: A Randomized Controlled Trial." *The Journal of Nutrition* 148, no. 6 (June 1, 2018): 861 – 67. doi:10.1093/jn/nxy004.

6   United States Department of Agriculture Economic Research Service. "Food Availability and Consumption." www.ers.usda.gov/data—products/ag—and—food—statistics—charting—the—essentials/food—availability—and—consumption/.

7   Vinjé, Sarah, Erik Stroes, Max Nieuwdorp, and Stan L. Hazen. "The Gut Microbiome as Novel Cardio—Metabolic Target: The Time Has Come!" *European Heart Journal* 35, no. 14 (Apr. 2014): 883 – 87.

8   Zhu, Weifei, Jill C. Gregory, Elin Org, Jennifer A. Buffa, Nilaksh Gupta, Zeneng Wang, Lin Li, et al. "Gut Microbial Metabolite TMAO Enhances Platelet Hyperreactivity and Thrombosis Risk." *Cell* 165, no. 1 (Mar. 24, 2016): 111 – 24. doi:10.1016/j.cell.2016.02.011.

9   Fogelman, Alan M. "TMAO Is Both a Biomarker and a Renal Toxin." *Circulation Research* 116, no. 3 (Jan. 30, 2015): 396 – 97. doi:10.1161/CIRCRESAHA.114.305680.

10   Xu, Rong, QuanQiu Wang, and Li Li. "A Genome—Wide Systems Analysis Reveals Strong Link Between Colorectal Cancer and Trimethylamine N—Oxide (TMAO), a Gut Microbial Metabolite of Dietary Meat and Fat." *BMC Genomics* 16 Suppl. 7, (2015): S4. doi:10.1186/1471—2164—16—S7—S4.

11   Li, Hao, Tao Qi, Zhan—Sen Huang, Ying Ying, Yu Zhang, Bo Wang, Lei Ye, Bin Zhang, Di—Ling Chen, and Jun Chen. "Relationship Between Gut Microbiota and Type 2 Dia-

betic Erectile Dysfunction in Sprague–Dawley Rats." *Journal of Huazhong University of Science and Technology* [Medical Sciences] 37, no. 4 (Aug. 2017): 523 – 30. doi:10.1007/s11596–017–1767–z.

12 Reicks, Marla, Satya Jonnalagadda, Ann M. Albertson, and Nandan Joshi. "Total Dietary Fiber Intakes in the US Population Are Related to Whole Grain Consumption: Results From the National Health and Nutrition Examination Survey 2009 to 2010." *Nutrition Research* 34, no. 3 (Mar. 2014): 226 – 34. doi:10.1016/j.nutres.2014.01.002.

CHAPTER 05

1 Carrière, K., B. Khoury, M. M. Gunak, and B. Knäuper. "Mindfulness–Based Interventions for Weight Loss: A Systematic Review and Meta–Analysis." *Obesity Reviews: An Official Journal of the International Association for the Study of Obesity* 19, no. 2 (Feb. 2018): 164 – 77. doi:10.1111/obr.12623.

2 Dunn, C., O. Olabode–Dada, L. Whetstone, C. Thomas, and S. Aggarwal. "Mindful Eating and Weight Loss, Results From a Randomized Trial." *Journal of Family Medicine and Community Health* 5, no. 3 (2018): 1152.

3 Dunn, Carolyn. "Study Suggests Using a Mindfulness Approach Helps Weight Loss." Accessed July 28, 2018. www.eurekalert.org/pub_releases/2017–05/eaft–ssu051717.php.

4 Yamaji, Takayuki, Shinsuke Mikami, Hiroshi Kobatake, Koichi Tanaka, Yukihito Higashi, and Yasuki Kihara. "Abstract 20249: Slow Down, You Eat Too Fast: Fast Eating Associate With Obesity and Future Prevalence of Metabolic Syndrome." *Circulation* 136, no. A20249 (June 9, 2018).

5 Kokkinos, Alexander, Carel W. le Roux, Kleopatra Alexiadou, Nicholas Tentolouris, Royce P. Vincent, Despoina Kyriaki, Despoina Perrea, et al. "Eating Slowly Increases the Postprandial Response of the Anorexigenic Gut Hormones, Peptide YY and Glucagon–Like Peptide–1." *The Journal of Clinical Endocrinology and Metabolism* 95, no. 1 (Jan. 2010): 333 – 37. doi:10.1210/jc.2009–1018.

6 Patel, Zara M. "The Evidence for Olfactory Training in Treating Patients With Olfactory Loss." *Current Opinion in Otolaryngology & Head and Neck Surgery* 25, no. 1 (Feb. 2017): 43 – 46. doi:10.1097/MOO.0000000000000328.

7 Temmel, Andreas F. P., Christian Quint, Bettina Schickinger–Fischer, Ludger Klimek, Elisabeth Stoller, and Thomas Hummel. "Characteristics of Olfactory Disorders in Relation to Major Causes of Olfactory Loss." *Archives of Otolaryngology—Head & Neck*

Surgery 128, no. 6 (June 2002): 635 – 41.

8   Schubert, Carla R., Karen J. Cruickshanks, David M. Nondahl, Barbara E. K. Klein, Ron-
     ald Klein, and Mary E. Fischer. "Association of Exercise With Lower Long—Term Risk of
     Olfactory Impairment in Older Adults." *JAMA Otolaryngology—Head & Neck Surgery* 139,
     no. 10 (Oct. 2013): 1061 – 66. doi:10.1001/jamaoto.2013.4759.

섹션 1: 인생의 난관

CHAPTER 07 ~ 10

1   Nassauer, Sarah. "Using Scent as a Marketing Tool, Stores Hope It—and Shoppers—
     Will Linger." *Wall Street Journal*, May 21, 2014. www.wsj.com/articles/using—scent—as—
     a—marketing—tool—stores—hope—it—and—shoppers—will—linger—1400627455.

2   Albrecht, Leslie. "How McDonald's Uses Interior Design Tricks to Keep Customers
     Wanting More." MarketWatch, April 30, 2018. Accessed Jul 29, 2018. www.marketwatch.
     com/story/how—mcdonalds—uses—interior—design—tricks—to—keep—customers—want-
     ing—more—2018—03—23.

3   Avant, Mary. "Mind Over Matter." *QSR Magazine*, June 20, 2014.

4   Bushman, Brad J., C. Nathan Dewall, Richard S. Pond, and Michael D. Hanus. "Low
     Glucose Relates to Greater Aggression in Married Couples." *Proceedings of the Na-
     tional Academy of Sciences of the United States of America* 111, no. 17 (Apr. 29, 2014):
     6254 – 57. doi:10.1073/pnas.1400619111.

5   MacCormack, Jennifer. "Feeling 'Hangry': When Hunger Is Conceptualized as Emotion."
     Thesis. University of North Carolina at Chapel Hill.

6   Jenkins, David J. A., Cyril W. C. Kendall, Livia S. A. Augustin, Sandra Mitchell, Sandhya
     Sahye—Pudaruth, Sonia Blanco Mejia, Laura Chiavaroli, et al. "Effect of Legumes as Part
     of a Low Glycemic Index Diet on Glycemic Control and Cardiovascular Risk Factors in
     Type 2 Diabetes Mellitus: A Randomized Controlled Trial." *Archives of Internal Medicine*
     172, no. 21 (Nov. 26, 2012): 1653 – 60. doi:10.1001/2013.jamainternmed.70.

7   Li, Siying S., Cyril W. C. Kendall, Russell J. de Souza, Viranda H. Jayalath, Adrian I.
     Cozma, Vanessa Ha, Arash Mirrahimi, et al. "Dietary Pulses, Satiety and Food Intake: A
     Systematic Review and Meta—Analysis of Acute Feeding Trials." *Obesity* 22, no. 8 (Aug.
     2014): 1773 – 80. doi:10.1002/oby.20782.

8   Kristensen, Marlene D., Nathalie T. Bendsen, Sheena M. Christensen, Arne Astrup, and
     Anne Raben. "Meals Based on Vegetable Protein Sources (Beans and Peas) Are More

Satiating Than Meals Based on Animal Protein Sources (Veal and Pork)—A Randomized Cross—Over Meal Test Study." *Food & Nutrition Research* 60 (2016): 32634.

9 Carvalho, A. C., R. S. Lees, R. A. Vaillancourt, R. B. Cabral, and R. W. Colman. "Activation of the Kallikrein System in Hyperbetalipoproteinemia." *The Journal of Laboratory and Clinical Medicine* 91, no. 1 (Jan. 1978): 117–22.

10 Markus, C. R., G. Panhuysen, A. Tuiten, H. Koppeschaar, D. Fekkes, and M. L. Peters. "Does Carbohydrate—Rich, Protein—Poor Food Prevent a Deterioration of Mood and Cognitive Performance of Stress—Prone Subjects When Subjected to a Stressful Task?" *Appetite* 31, no. 1 (Aug. 1998): 49–65. doi:10.1006/appe.1997.0155.

11 Cherian, Laurel, Yamin Wang, Thomas Holland, Puja Agarwal, Neelum Aggarwal, and Martha Clare Morris. "Dietary Approaches to Stop Hypertension (DASH) Diet Associated With Lower Rates of Depression." Abstract, AAN 70th ANNUAL MEETING (February 25, 2018).

12 "DASH—Style Diet Associated With Reduced Risk of Depression." Accessed July 29, 2018. www.rush.edu/news/press—releases/dash—style—diet—associated—reduced—risk—depression.

13 Grosso, Giuseppe, Fabio Galvano, Stefano Marventano, Michele Malaguarnera, Claudio Bucolo, Filippo Drago, and Filippo Caraci. "Omega—3 Fatty Acids and Depression: Scientific Evidence and Biological Mechanisms." *Oxidative Medicine and Cellular Longevity* 2014 (2014): 313570. doi:10.1155/2014/313570.

14 Kimura, Kenta, Makoto Ozeki, Lekh Raj Juneja, and Hideki Ohira. "L—Theanine Reduces Psychological and Physiological Stress Responses." *Biological Psychology* 74, no. 1 (Jan. 2007): 39–45. doi:10.1016/j.biopsycho.2006.06.006.

15 Norton, Michael I., and Francesca Gino. "Rituals Alleviate Grieving for Loved Ones, Lovers, and Lotteries." *Journal of Experimental Psychology General* 143, no. 1 (Feb. 2014): 266–72. doi:10.1037/a0031772.

섹션 2: 집에서

CHAPTER 11~15

1 National Heart, Lung, and Blood Institute. "Sleep Deprivation and Deficiency—Why Is Sleep Important?" National Heart, Lung, and Blood Institute. Accessed July 29, 2018. www.nhlbi.nih.gov/node/4605.

2 Xie, Lulu, Hongyi Kang, Qiwu Xu, Michael J. Chen, Yonghong Liao, Meenakshisundaram

Thiyagarajan, John O'Donnell, et al. "Sleep Drives Metabolite Clearance From the Adult Brain." *Science* 342, no. 6156 (Oct. 18, 2013): 373–77. doi:10.1126/science.1241224.

3 Irwin, Michael R. "Why Sleep Is Important for Health: A Psychoneuroimmunology Perspective." *Annual Review of Psychology* 66 (Jan. 3, 2015): 143–72. doi:10.1146/annurev-psych-010213-115205.

4 Wilson, Stephanie J., Lisa M. Jaremka, Christopher P. Fagundes, Rebecca Andridge, Juan Peng, William B. Malarkey, Diane Habash, et al. "Shortened Sleep Fuels Inflammatory Responses to Marital Conflict: Emotion Regulation Matters." *Psychoneuroendocrinology* 79, (May 2017): 74–83. doi:10.1016/j.psyneuen.2017.02.015.

5 St-Onge, Marie-Pierre, Amy Roberts, Ari Shechter, and Arindam Roy Choudhury. "Fiber and Saturated Fat Are Associated With Sleep Arousals and Slow Wave Sleep." *Journal of Clinical Sleep Medicine* 12, no. 1 (Jan. 2016): 19–24. doi:10.5664/jcsm.5384.

6 St-Onge et al. "Fiber and Saturated Fat Are Associated With Sleep Arousals and Slow Wave Sleep."

7 Hansen, Anita L., Lisbeth Dahl, Gina Olson, David Thornton, Ingvild E. Graff, Livar Frøyland, Julian F. Thayer, and Staale Pallesen. "Fish Consumption, Sleep, Daily Functioning, and Heart Rate Variability." *Journal of Clinical Sleep Medicine* 10, no. 5 (May 15, 2014): 567–75. doi:10.5664/jcsm.3714.

8 Bravo, R., S. Matito, J. Cubero, S. D. Paredes, L. Franco, M. Rivero, A. B. Rodríguez, and C. Barriga. "Tryptophan-Enriched Cereal Intake Improves Nocturnal Sleep, Melatonin, Serotonin, and Total Antioxidant Capacity Levels and Mood in Elderly Humans." *Age* 35, no. 4 (Aug. 2013): 1277–85. doi:10.1007/s11357-012-9419-5.

9 Abbasi, Behnood, Masud Kimiagar, Khosro Sadeghniiat, Minoo M. Shirazi, Mehdi Hedayati, and Bahram Rashidkhani. "The Effect of Magnesium Supplementation on Primary Insomnia in Elderly: A Double-Blind Placebo-Controlled Clinical Trial." *Journal of Research in Medical Sciences* 17, no. 12 (Dec. 2012): 1161–69.

10 St-Onge, Marie-Pierre, Anja Mikic, and Cara E. Pietrolungo. "Effects of Diet on Sleep Quality." *Advances in Nutrition* 7, no. 5 (Sept. 2016): 938–49. doi:10.3945/an.116.012336.

11 Martin, Vincent T., and Brinder Vij. "Diet and Headache: Part 1." *Headache* 56, no. 9 (Oct. 2016): 1543–52. doi:10.1111/head.12953.

12 Zaeem, Zoya, Lily Zhou, and Esma Dilli. "Headaches: A Review of the Role of Dietary Factors." *Current Neurology and Neuroscience Reports* 16, no. 11 (Nov. 2016): 101. doi:10.1007/s11910-016-0702-1.

13 Menon, Saras, Rodney A. Lea, Sarah Ingle, Michelle Sutherland, Shirley Wee, Larisa M. Haupt, Michelle Palmer, and Lyn R. Griffiths. "Effects of Dietary Folate Intake on Mi-

graine Disability and Frequency." *Headache* 55, no. 2 (Feb. 2015): 301 – 09. doi:10.1111/head.12490.

14 Lea, Rod, Natalie Colson, Sharon Quinlan, John Macmillan, and Lyn Griffiths. "The Effects of Vitamin Supplementation and MTHFR (C677T) Genotype on Homocysteine–Lowering and Migraine Disability." *Pharmacogenetics and Genomics* 19, no. 6 (June 2009): 422 – 28. doi:10.1097/FPC.0b013e32832af5a3.

15 Martin, Vincent T., and Brinder Vij. "Diet and Headache: Part 2." *Headache* 56, no. 9 (Oct. 2016): 1553 – 62. doi:10.1111/head.12952.

16 Schoenen, J., J. Jacquy, and M. Lenaerts. "Effectiveness of High–Dose Riboflavin in Migraine Prophylaxis. A Randomized Controlled Trial." *Neurology* 50, no. 2 (Feb. 1998): 466 – 70.

17 Food Composition Database: Egg, White, Raw, Fresh. Accessed July 29, 2018. https://ndb.nal.usda.gov/ndb/foods/show/01124?fgcd=&manu=&format=&count=&max=25&offset=&sort=default&order =asc&qlookup=egg+white&ds=&qt=&qp=&qa=&qn=&q=&ing=.

18 "Riboflavin Fact Sheet for Health Professionals." Accessed July 29, 2018. https://ods.od.nih.gov/factsheets/Riboflavin–HealthProfessional/.

19 Mauskop, Alexander, and Jasmine Varughese. "Why all Migraine Patients Should Be Treated With Magnesium." *Journal of Neural Transmission* 119, no. 5 (May 2012): 575 – 79. doi:10.1007/s00702–012–0790–2.

20 Peikert, A., C. Wilimzig, and R. Kohne–Volland. "Prophylaxis of Migraine With Oral Magnesium: Results From a Prospective, Multi–Center, Placebo–Controlled and Double–Blind Randomized Study." *Cephalalgia: An International Journal of Headache* 16, no. 4 (June 1996): 257 – 63. doi:10.1046/j.1468–2982.1996.1604257.x.

21 Teigen, Levi, and Christopher J. Boes. "An Evidence–Based Review of Oral Magnesium Supplementation in the Preventive Treatment of Migraine." *Cephalalgia: An International Journal of Headache* 35, no. 10 (Sept. 2015): 912 – 22. doi:10.1177/0333102414564891.

22 Krymchantowski, Abouch Valenty, and Carla da Cunha Jevoux. "Wine and Headache." *Headache* 54, no. 6 (June 2014): 967 – 75. doi:10.1111/head.12365.

23 Ramsden, Christopher E., Keturah R. Faurot, Daisy Zamora, Chirayath M. Suchindran, Beth A. Macintosh, Susan Gaylord, Amit Ringel, et al. "Targeted Alteration of Dietary N–3 and N–6 Fatty Acids for the Treatment of Chronic Headaches: A Randomized Trial." *Pain* 154, no. 11 (Nov. 2013): 2441 – 51. doi:10.1016/j.pain.2013.07.028.

24 Lea et al. "The Effects of Vitamin Supplementation and MTHFR (C677T) Genotype."

25 van den Brink, Gijs R., Danielle E. M. van den Boogaardt, Sander J. H. van Deventer,

and Maikel P. Peppelenbosch. "Feed a Cold, Starve a Fever?" *Clinical and Diagnostic Laboratory Immunology* 9, no. 1 (Jan. 2002): 182–83.

26 Wang, Andrew, Sarah C. Huen, Harding H. Luan, Shuang Yu, Cuiling Zhang, Jean–Dominique Gallezot, Carmen J. Booth, and Ruslan Medzhitov. "Opposing Effects of Fasting Metabolism on Tissue Tolerance in Bacterial and Viral Inflammation." *Cell* 166, no. 6 (Sept. 8, 2016): 1525.e12. doi:10.1016/j.cell.2016.07.026.

27 Saketkhoo, K., A. Januszkiewicz, and M. A. Sackner. "Effects of Drinking Hot Water, Cold Water, and Chicken Soup on Nasal Mucus Velocity and Nasal Airflow Resistance." *Chest* 74, no. 4 (Oct. 1978): 408–10.

28 Rennard, B. O., R. F. Ertl, G. L. Gossman, R. A. Robbins, and S. I. Rennard. "Chicken Soup Inhibits Neutrophil Chemotaxis in Vitro." *Chest* 118, no. 4 (Oct. 2000): 1150–57.

29 Lavine, J. B. "Chicken Soup or Jewish Medicine." *Chest* 119, no. 4 (Apr. 2001): 1295.

30 Lissiman, Elizabeth, Alice L. Bhasale, and Marc Cohen. "Garlic for the Common Cold." *The Cochrane Database of Systematic Reviews*, no. 11 (Nov. 11, 2014): CD006206. doi:10.1002/14651858.CD006206.pub4.

31 Chang, Jung San, Kuo Chih Wang, Chia Feng Yeh, Den En Shieh, and Lien Chai Chiang. "Fresh Ginger *(Zingiber officinale)* Has Anti–Viral Activity Against Human Respiratory Syncytial Virus in Human Respiratory Tract Cell Lines." *Journal of Ethnopharmacology* 145, no. 1 (Jan. 9, 2013): 146–51. doi:10.1016/j.jep.2012.10.043.

32 Dai, Xiaoshuang, Joy M. Stanilka, Cheryl A. Rowe, Elizabethe A. Esteves, Carmelo Nieves, Samuel J. Spaiser, Mary C. Christman, et al. "Consuming *Lentinula edodes* (Shiitake) Mushrooms Daily Improves Human Immunity: A Randomized Dietary Intervention in Healthy Young Adults." *Journal of the American College of Nutrition* 34, no. 6 (2015): 478–87. doi:10.1080/07315724.2014.950391.

33 Hemilä, Harri. "Zinc Lozenges May Shorten the Duration of Colds: A Systematic Review." *The Open Respiratory Medicine Journal* 5 (2011): 51–58. doi:10.2174/1874306401105010051.

34 Hemilä, Harri, and Elizabeth Chalker. "Vitamin C for Preventing and Treating the Common Cold." *The Cochrane Database of Systematic Reviews*, no. 1 (Jan. 31, 2013): CD000980. doi:10.1002/14651858.CD000980.pub4.

35 Hemilä, Harri. "Zinc Lozenges May Shorten the Duration of Colds."

36 Veronese, Nicola, Brendon Stubbs, Marianna Noale, Marco Solmi, Claudio Luchini, Toby O. Smith, Cyrus Cooper, et al. "Adherence to a Mediterranean Diet Is Associated With Lower Prevalence of Osteoarthritis: Data From the Osteoarthritis Initiative." *Clinical Nutrition* 36, no. 6 (Dec. 2017): 1609–14. doi:10.1016/j.clnu.2016.09.035.

37 Beauchamp, Gary K., Russell S. J. Keast, Diane Morel, Jianming Lin, Jana Pika, Qiang Han, Chi-Ho Lee, Amos B. Smith, and Paul A. S. Breslin. "Phytochemistry: Ibuprofen-Like Activity in Extra-Virgin Olive Oil." *Nature* 437, no. 7055 (Sept. 1, 2005): 45–46. doi:10.1038/437045a.

38 Terry, Rohini, Paul Posadzki, Leala K. Watson, and Edzard Ernst. "The Use of Ginger *(Zingiber officinale)* for the Treatment of Pain: A Systematic Review of Clinical Trials." *Pain Medicine* 12, no. 12 (Dec. 2011): 1808–18. doi:10.1111/j.1526-4637.2011.01261.x.

39 Rayati, Farshid, Fatemeh Hajmanouchehri, and Elnaz Najafi. "Comparison of Anti-Inflammatory and Analgesic Effects of Ginger Powder and Ibuprofen in Postsurgical Pain Model: A Randomized, Double-Blind, Case-Control Clinical Trial." *Dental Research Journal* 14, no. 1 (Jan–Feb, 2017): 1–7.

40 Wilson, Patrick B. "Ginger *(Zingiber officinale)* as an Analgesic and Ergogenic Aid in Sport: A Systemic Review." *Journal of Strength and Conditioning Research* 29, no. 10 (Oct. 2015): 2980–95. doi:10.1519/JSC.0000000000001098.

41 Bartels, E. M., V. N. Folmer, H. Bliddal, R. D. Altman, C. Juhl, S. Tarp, W. Zhang, and R. Christensen. "Efficacy and Safety of Ginger in Osteoarthritis Patients: A Meta-Analysis of Randomized Placebo-Controlled Trials." *Osteoarthritis and Cartilage* 23, no. 1 (Jan. 2015): 13–21. doi:10.1016/j.joca.2014.09.024.

42 Chainani-Wu, N. "Safety and Anti-Inflammatory Activity of Curcumin: A Component of Turmeric *(Curcuma longa)*." *The Journal of Alternative and Complementary Medicine* 9 no. 1 (Feb. 2003): 161–68.

43 Dickinson, Scott, Dale P. Hancock, Peter Petocz, Antonio Ceriello, and Jennie Brand-Miller. "High-Glycemic Index Carbohydrate Increases Nuclear Factor-kappaB Activation in Mononuclear Cells of Young, Lean Healthy Subjects." *The American Journal of Clinical Nutrition* 87, no. 5 (May 2008): 1188–93. doi:10.1093/ajcn/87.5.1188.

44 Jameel, Faizan, Melinda Phang, Lisa G. Wood, and Manohar L. Garg. "Acute Effects of Feeding Fructose, Glucose and Sucrose on Blood Lipid Levels and Systemic Inflammation." *Lipids in Health and Disease* 13 (Dec. 16, 2014): 195. doi:10.1186/1476-511X-13-195.

45 Buyken, Anette E., Victoria Flood, Marianne Empson, Elena Rochtchina, Alan W. Barclay, Jennie Brand-Miller, and Paul Mitchell. "Carbohydrate Nutrition and Inflammatory Disease Mortality in Older Adults." *The American Journal of Clinical Nutrition* 92, no. 3 (Sept. 2010): 634–43. doi:10.3945/ajcn.2010.29390.

46 Baratloo, Alireza, Alaleh Rouhipour, Mohammad Mehdi Forouzanfar, Saeed Safari, Marzieh Amiri, and Ahmed Negida. "The Role of Caffeine in Pain Management: A Brief

Literature Review." *Anesthesiology and Pain Medicine* 6, no. 3 (June 2016): e33193. doi:10.5812/aapm.33193.

47 Vitale, Kenneth C., Shawn Hueglin, and Elizabeth Broad. "Tart Cherry Juice in Athletes: A Literature Review and Commentary." *Current Sports Medicine Reports* 16, no. 4 (Jul/Aug, 2017): 230 – 39. doi:10.1249/JSR.0000000000000385.

48 Whitehead, Anne, Eleanor J. Beck, Susan Tosh, and Thomas M. S. Wolever. "Cholesterol–Lowering Effects of Oat β–Glucan: A Meta–Analysis of Randomized Controlled Trials." *The American Journal of Clinical Nutrition* 100, no. 6 (Dec. 2014): 1413 – 21. doi:10.3945/ajcn.114.086108.

49 Hu, Ming–Luen, Christophan K. Rayner, Keng–Liang Wu, Seng–Kee Chuah, Wei–Chen Tai, Yeh–Pin Chou, Yi–Chun Chiu, et al. "Effect of Ginger on Gastric Motility and Symptoms of Functional Dyspepsia." *World Journal of Gastroenterology* 17, no. 1 (Jan. 7, 2011): 105 – 10. doi:10.3748/wjg.v17.i1.105.

섹션 3: 직장생활

CHAPTER 16 ~ 20

1 Micha, Renata, Peter J. Rogers, and Michael Nelson. "Glycaemic Index and Glycaemic Load of Breakfast Predict Cognitive Function and Mood in School Children: A Randomised Controlled Trial." *The British Journal of Nutrition* 106, no. 10 (Nov. 2011): 1552 – 61. doi:10.1017/S0007114511002303.

2 Nehlig, A. "Are We Dependent upon Coffee and Caffeine? A Review on Human and Animal Data." *Neuroscience and Biobehavioral Reviews* 23, no. 4 (Mar. 1999): 563 – 76.

3 Paiva, C. L. R. S., B. T. S. Beserra, C. E. G. Reis, J. G. Dorea, T. H. M. Da Costa, and A. A. Amato. "Consumption of Coffee or Caffeine and Serum Concentration of Inflammatory Markers: A Systematic Review." *Critical Reviews in Food Science and Nutrition* (Oct. 2, 2017): 1 – 12. doi:10.1080/10408398.2017.1386159.

4 Chacko, Sabu M., Priya T. Thambi, Ramadasan Kuttan, and Ikuo Nishigaki. "Beneficial Effects of Green Tea: A Literature Review." *Chinese Medicine* 5 (Apr. 6, 2010): 13. doi:10.1186/1749–8546–5–13.

5 Leone, María Juliana, Diego Fernandez Slezak, Diego Golombek, and Mariano Sigman. "Time to Decide: Diurnal Variations on the Speed and Quality of Human Decisions." *Cognition* 158, (Jan. 2017): 44 – 55. doi:10.1016/j.cognition.2016.10.007.

섹션 4: 여가생활

CHAPTER 21~25

1 McKay, Gretchen. "PNC Park Takes Crazy Foods to New Level With Cracker Jack & Mac Dog." *Pittsburgh Post-Gazette*, April 2, 2016. www.post-gazette.com/life/food/2016/04/02/PNC-Park-takes-crazy-foods-to-new-level-with-Cracker-Jack-Mac-Dog/stories/201604020027.

2 Tal, Aner, Scott Zuckerman, and Brian Wansink. "Watch What You Eat: Action-Related Television Content Increases Food Intake." *JAMA Internal Medicine* 174, no. 11 (Nov. 2014): 1842 – 43. doi:10.1001/jamainternmed.2014.4098.

3 Pase, Matthew P., Andrew B. Scholey, Andrew Pipingas, Marni Kras, Karen No-lidin, Amy Gibbs, Keith Wesnes, and Con Stough. "Cocoa Polyphenols Enhance Positive Mood States but Not Cognitive Performance: A Randomized, Place-bo-Controlled Trial." *Journal of Psychopharmacology* 27, no. 5 (May 2013): 451 – 58. doi:10.1177/0269881112473791.

4 Bennard, Patrick, and Eric Doucet. "Acute Effects of Exercise Timing and Breakfast Meal Glycemic Index on Exercise-Induced Fat Oxidation." *Applied Physiology, Nutrition, and Metabolism* 31, no. 5 (Oct. 2006): 502 – 11. doi:10.1139/h06-027.

5 De Bock, K., E. A. Richter, A. P. Russell, B. O. Eijnde, W. Derave, M. Ramaekers, E. Koninckx, B. Léger, J. Verhaeghe, and P. Hespel. "Exercise in the Fasted State Facil-itates Fibre Type-Specific Intramyocellular Lipid Breakdown and Stimulates Glycogen Resynthesis in Humans." *The Journal of Physiology* 564, no. Pt. 2 (Apr. 15, 2005): 649 – 60. doi:10.1113/jphysiol.2005.083170.

6 Rederstorff, M., A. Krol, and A. Lescure. "Understanding the Importance of Selenium and Selenoproteins in Muscle Function." *Cellular and Molecular Life Sciences: CMLS* 63, no. 1 (Jan. 2006): 52 – 59. doi:10.1007/s00018-005-5313-y.

7 Kamanna, Vaijinath S., and Moti L. Kashyap. "Mechanism of Action of Niacin." *The American Journal of Cardiology* 101, no. 8A (Apr. 17, 2008): 26B. doi:10.1016/j.amj-card.2008.02.029.

8 Paulsen, Gøran, Kristoffer T. Cumming, Geir Holden, Jostein Hallen, Bent Ronny Røn-nestad, Ole Sveen, Arne Skaug, et al. "Vitamin C and E Supplementation Hampers Cellular Adaptation to Endurance Training in Humans: A Double-Blind, Randomised, Controlled Trial." *The Journal of Physiology* 592, no. 8 (Apr. 15, 2014): 1887 – 1901. doi:10.1113/jphysiol.2013.267419.

9 Bryer, S. C., and A. H. Goldfarb. "Effect of High Dose Vitamin C Supplementation on Muscle Soreness, Damage, Function, and Oxidative Stress to Eccentric Exercise." *In-*

ternational Journal of Sport Nutrition and Exercise Metabolism 16, no. 3 (June 2006): 270–80.

10 Ding, Eric L., Susan M. Hutfless, Xin Ding, and Saket Girotra. "Chocolate and Prevention of Cardiovascular Disease: A Systematic Review." *Nutrition & Metabolism* 3 (Jan. 3, 2006): 2. doi:10.1186/1743-7075-3-2.

섹션 5: 여성

CHAPTER 26~29

1 Vutyavanich, T., S. Wongtra-ngan, and R. Ruangsri. "Pyridoxine for Nausea and Vomiting of Pregnancy: A Randomized, Double-Blind, Placebo-Controlled Trial." *American Journal of Obstetrics and Gynecology* 173, no. 3 Pt. 1 (Sept. 1995): 881–84.

2 Gaskins, Audrey J., and Jorge E. Chavarro. "Diet and Fertility: A Review." *American Journal of Obstetrics and Gynecology* 218, no. 4 (Apr. 2018): 379–89. doi:10.1016/j.ajog.2017.08.010.

3 Nehra, Deepika, Hau D. Le, Erica M. Fallon, Sarah J. Carlson, Dori Woods, Yvonne A. White, Amy H. Pan, et al. "Prolonging the Female Reproductive Lifespan and Improving Egg Quality With Dietary Omega-3 Fatty Acids." *Aging Cell* 11, no. 6 (Dec. 2012): 1046–54. doi:10.1111/acel.12006.

4 Lazzarin, Natalia, Elena Vaquero, Caterina Exacoustos, Elena Bertonotti, Maria Elisabetta Romanini, and Domenico Arduini. "Low-Dose Aspirin and Omega-3 Fatty Acids Improve Uterine Artery Blood Flow Velocity in Women With Recurrent Miscarriage Due to Impaired Uterine Perfusion." *Fertility and Sterility* 92, no. 1 (July 2009): 296–300. doi:10.1016/j.fertnstert.2008.05.045.

5 Al-Safi, Zain A., Huayu Liu, Nichole E. Carlson, Justin Chosich, Mary Harris, Andrew P. Bradford, Celeste Robledo, et al. "Omega-3 Fatty Acid Supplementation Lowers Serum FSH in Normal Weight but Not Obese Women." *The Journal of Clinical Endocrinology and Metabolism* 101, no. 1 (Jan. 2016): 324–33. doi:10.1210/jc.2015-2913.

6 Robbins, Wendie A., Lin Xun, Leah Z. FitzGerald, Samantha Esguerra, Susanne M. Henning, and Catherine L. Carpenter. "Walnuts Improve Semen Quality in Men Consuming a Western-Style Diet: Randomized Control Dietary Intervention Trial." *Biology of Reproduction* 87, no. 4 (Oct. 2012): 101. doi:10.1095/biolreprod.112.101634.

7 Attaman, Jill A., Thomas L. Toth, Jeremy Furtado, Hannia Campos, Russ Hauser, and Jorge E. Chavarro. "Dietary Fat and Semen Quality Among Men Attending a Fertility

Clinic." *Human Reproduction* 27, no. 5 (May 2012): 1466−74. doi:10.1093/humrep/des065.

8 U.S. Food and Drug Administration. *A Quantitative Assessment of the Net Effects on Fetal Neurodevelopment From Eating Commercial Fish (as Measured by IQ and also by Early Age Verbal Development in Children)*, 2014.

9 Chavarro, J. E., J. W. Rich−Edwards, B. Rosner, and W. C. Willett. "A Prospective Study of Dairy Foods Intake and Anovulatory Infertility." *Human Reproduction* 22, no. 5 (May 2007): 1340−47. doi:10.1093/humrep/dem019.

10 Choy, Christine M. Y., Christopher W. K. Lam, Lorena T. F. Cheung, Christine M. Briton−Jones, L. P. Cheung, and Christopher J. Haines. "Infertility, Blood Mercury Concentrations and Dietary Seafood Consumption: A Case−Control Study." *BJOG: An International Journal of Obstetrics and Gynaecology* 109, no. 10 (Oct. 2002): 1121−25.

11 *Consumer Reports.* "Which Fish Are Safe for Pregnant Women?" *Consumer Reports,* January 27, 2017.

12 Chavarro, Jorge E., Janet W. Rich−Edwards, Bernard A. Rosner, and Walter C. Willett. "Diet and Lifestyle in the Prevention of Ovulatory Disorder Infertility." *Obstetrics and Gynecology* 110, no. 5 (Nov. 2007): 1050−58. doi:10.1097/01.AOG.0000287293.25465.e1.

13 Hester, James M., and Francisco Diaz. "Growing Oocytes Need Zinc: Zinc Deficiency in the Preantral Ovarian Follicle." *The FASEB Journal* 32, no. 1_supplement (Apr. 20, 2018): 882.1. doi:10.1096/fasebj.2018.32.1_supplement.882.1.

14 Duncan, Francesca E., Emily L. Que, Nan Zhang, Eve C. Feinberg, Thomas V. O'Halloran, and Teresa K. Woodruff. "The Zinc Spark Is an Inorganic Signature of Human Egg Activation." *Scientific Reports* 6 (Apr. 26, 2016): 24737. doi:10.1038/srep24737.

15 Akinboro, A., M. A. Azeez, and A. A. Bakare. "Frequency of Twinning in Southwest Nigeria." *Indian Journal of Human Genetics* 14, no. 2 (2008): 41−47. doi:10.4103/0971−6866.44104.

16 Chavarro et al. "Diet and Lifestyle in the Prevention of Ovulatory Disorder Infertility."

17 Xia, Wei, Yu−Han Chiu, Paige L. Williams, Audrey J. Gaskins, Thomas L. Toth, Cigdem Tanrikut, Russ Hauser, and Jorge E. Chavarro. "Men's Meat Intake and Treatment Outcomes Among Couples Undergoing Assisted Reproduction." *Fertility and Sterility* 104, no. 4 (Oct. 2015): 972−79. doi:10.1016/j.fertnstert.2015.06.037.

18 Weiser, Michael J., Christopher M. Butt, and M. Hasan Mohajeri. "Docosahexaenoic Acid and Cognition Throughout the Lifespan." *Nutrients* 8, no. 2 (Feb. 17, 2016): 99. doi:10.3390/nu8020099.

19 Martin, Camilia R., Pei-Ra Ling, and George L. Blackburn. "Review of Infant Feeding: Key Features of Breast Milk and Infant Formula." *Nutrients* 8, no. 5 (May 11, 2016): 279. doi:10.3390/nu8050279.

20 American College of Obstetricians and Gynecologists. "Frequently Asked Questions FAQ 29 Labor Delivery and Postpartum Care." Accessed July 29, 2018. www.acog.org/-/media/For-Patients/faq029.pdf.

21 Scholey, Andrew, and Lauren Owen. "Effects of Chocolate on Cognitive Function and Mood: A Systematic Review." *Nutrition Reviews* 71, no. 10 (Oct. 2013): 665–81. doi:10.1111/nure.12065.

22 Martin, Francois-Pierre J., Serge Rezzi, Emma Pere-Trepat, Beate Kamlage, Sebastiano Collino, Edgar Leibold, Jurgen Kastler, et al. "Metabolic Effects of Dark Chocolate Consumption on Energy, Gut Microbiota, and Stress-Related Metabolism in Free-Living Subjects." *Journal of Proteome Research* 8, no. 12 (Dec. 2009): 5568–79. doi:10.1021/pr900607v.

23 Massolt, Elske T., Paul M. van Haard, Jens F. Rehfeld, Eduardus F. Posthuma, Eveline van der Veer, and Dave H. Schweitzer. "Appetite Suppression Through Smelling of Dark Chocolate Correlates With Changes in Ghrelin in Young Women." *Regulatory Peptides* 161, no. 1–3 (Apr. 9, 2010): 81–86. doi:10.1016/j.regpep.2010.01.005.

24 Zarei, Somayeh, Sakineh Mohammad-Alizadeh-Charandabi, Mojgan Mirghafourvand, Yousef Javadzadeh, and Fatemeh Effati-Daryani. "Effects of Calcium-Vitamin D and Calcium-Alone on Pain Intensity and Menstrual Blood Loss in Women With Primary Dysmenorrhea: A Randomized Controlled Trial." *Pain Medicine* 18, no. 1 (Jan. 1, 2017): 3–13. doi:10.1093/pm/pnw121.

25 Penland, J. G., and P. E. Johnson. "Dietary Calcium and Manganese Effects on Menstrual Cycle Symptoms." *American Journal of Obstetrics and Gynecology* 168, no. 5 (May 1993): 1417–23.

26 Walker, A. F., M. C. De Souza, M. F. Vickers, S. Abeyasekera, M. L. Collins, and L. A. Trinca. "Magnesium Supplementation Alleviates Premenstrual Symptoms of Fluid Retention." *Journal of Women's Health* 7, no. 9 (Nov. 1998): 1157–65.

27 Ebrahimi, Elham, Shiva Khayati Motlagh, Sima Nemati, and Zohreh Tavakoli. "Effects of Magnesium and Vitamin B6 on the Severity of Premenstrual Syndrome Symptoms." *Journal of Caring Sciences* 1, no. 4 (Dec. 2012): 183–89. doi:10.5681/jcs.2012.026.

28 Penland and Johnson. "Dietary Calcium and Manganese Effects on Menstrual Cycle Symptoms."

29 Chen, Chen X., Bruce Barrett, and Kristine L. Kwekkeboom. "Efficacy of Oral Ginger *(Zingiber officinale)* for Dysmenorrhea: A Systematic Review and Meta–Analysis." *Evidence–Based Complementary and Alternative Medicine: eCAM* 2016 (2016): Article 6295737. doi:10.1155/2016/6295737.

30 Chiaffarino, F., F. Parazzini, C. La Vecchia, L. Chatenoud, E. Di Cintio, and S. Marsico. "Diet and Uterine Myomas." *Obstetrics and Gynecology* 94, no. 3 (Sept. 1999): 395 – 98.

31 Shen, Yang, Yanting Wu, Qing Lu, and Mulan Ren. "Vegetarian Diet and Reduced Uterine Fibroids Risk: A Case–Control Study in Nanjing, China." *The Journal of Obstetrics and Gynaecology Research* 42, no. 1 (Jan. 2016): 87 – 94. doi:10.1111/jog.12834.

32 Atkinson, Charlotte, Johanna W. Lampe, Delia Scholes, Chu Chen, Kristiina Wahala, and Stephen M. Schwartz. "Lignan and Isoflavone Excretion in Relation to Uterine Fibroids: A Case–Control Study of Young to Middle–Aged Women in the United States." *The American Journal of Clinical Nutrition* 84, no. 3 (Sept. 2006): 587 – 93. doi:10.1093/ajcn/84.3.587.

33 Nagata, Chisato, Kozue Nakamura, Shino Oba, Makoto Hayashi, Noriyuki Takeda, and Keigo Yasuda. "Association of Intakes of Fat, Dietary Fibre, Soya Isoflavones and Alcohol With Uterine Fibroids in Japanese Women." *The British Journal of Nutrition* 101, no. 10 (May 2009): 1427 – 31.

34 Nagata, C., N. Takatsuka, N. Kawakami, and H. Shimizu. "Soy Product Intake and Hot Flashes in Japanese Women: Results From a Community–Based Prospective Study." *American Journal of Epidemiology* 153, no. 8 (Apr. 15, 2001): 790 – 93.

35 Wu, A. H., M. C. Yu, C. –C Tseng, and M. C. Pike. "Epidemiology of Soy Exposures and Breast Cancer Risk." *British Journal of Cancer* 98, no. 1 (Jan. 15, 2008): 9 – 14. doi:10.1038/sj.bjc.6604145.4

36 Herber–Gast, Gerrie–Cor M., and Gita D. Mishra. "Fruit, Mediterranean–Style, and High–Fat and –Sugar Diets Are Associated With the Risk of Night Sweats and Hot Flushes in Midlife: Results From a Prospective Cohort Study." *The American Journal of Clinical Nutrition* 97, no. 5 (May 2013): 1092 – 99. doi:10.3945/ajcn.112.049965.

37 Faubion, Stephanie S., Richa Sood, Jacqueline M. Thielen, and Lynne T. Shuster. "Caffeine and Menopausal Symptoms: What Is the Association?" *Menopause* 22, no. 2 (Feb. 2015): 155 – 58. doi:10.1097/GME.0000000000000301.

1   Kelly, D. M. and T. H. Jones. "Testosterone and Obesity." *Obesity Reviews: An Official Journal of the International Association for the Study of Obesity* 16, no. 7 (Jul, 2015): 581–606.

2   Cui, Xiangrong, Xuan Jing, Xueqing Wu, and Meiqin Yan. "Protective Effect of Resveratrol on Spermatozoa Function in Male Infertility Induced by Excess Weight and Obesity." *Molecular Medicine Reports* 14, no. 5 (Nov. 2016): 4659–65. doi:10.3892/mmr.2016.5840.

3   Forest, C. P., H. Padma–Nathan, and H. R. Liker. "Efficacy and Safety of Pomegranate Juice on Improvement of Erectile Dysfunction in Male Patients With Mild to Moderate Erectile Dysfunction: A Randomized, Placebo–Controlled, Double–Blind, Crossover Study." *International Journal of Impotence Research* 19, no. 6 (Nov.–Dec. 2007): 564–67. doi:10.1038/sj.ijir.3901570.

4   Figueroa, Arturo, Alexei Wong, Salvador J. Jaime, and Joaquin U. Gonzales. "Influence of L–Citrulline and Watermelon Supplementation on Vascular Function and Exercise Performance." *Current Opinion in Clinical Nutrition and Metabolic Care* 20, no. 1 (Jan. 2017): 92–98. doi:10.1097/MCO.0000000000000340.1

5   Souli, Einat, Marcelle Machluf, Abigail Morgenstern, Edmond Sabo, and Shmuel Yannai. "Indole–3–Carbinol (I3C) Exhibits Inhibitory and Preventive Effects on Prostate Tumors in Mice." *Food and Chemical Toxicology* 46, no. 3 (Mar. 2008): 863–70. doi:10.1016/j.fct.2007.10.026.

6   Om, A. S., and K. W. Chung. "Dietary Zinc Deficiency Alters 5 Alpha–Reduction and Aromatization of Testosterone and Androgen and Estrogen Receptors in Rat Liver." *The Journal of Nutrition* 126, no. 4 (Apr. 1996): 842–48. doi:10.1093/jn/126.4.842.

7   Oi, Y., M. Imafuku, C. Shishido, Y. Kominato, S. Nishimura, and K. Iwai. "Garlic Supplementation Increases Testicular Testosterone and Decreases Plasma Corticosterone in Rats Fed a High Protein Diet." *The Journal of Nutrition* 131, no. 8 (Aug. 2001): 2150–56. doi:10.1093/jn/131.8.2150.

8   Pilz, S., S. Frisch, H. Koertke, J. Kuhn, J. Dreier, B. Obermayer–Pietsch, E. Wehr, and A. Zittermann. "Effect of Vitamin D Supplementation on Testosterone Levels in Men." *Hormone and Metabolic Research* 43, no. 3 (Mar. 2011): 223–25. doi:10.1055/s–0030–1269854.

9   Levine, Hagai, Niels Jørgensen, Anderson Martino–Andrade, Jaime Mendiola, Dan Weksler–Derri, Irina Mindlis, Rachel Pinotti, and Shanna H. Swan. "Temporal Trends in

Sperm Count: A Systematic Review and Meta–Regression Analysis." *Human Reproduction Update* 23, no. 6 (Nov. 1, 2017): 646 – 59. doi:10.1093/humupd/dmx022.

10 Salas–Huetos, Albert, Mònica Bulló, and Jordi Salas–Salvadó. "Dietary Patterns, Foods and Nutrients in Male Fertility Parameters and Fecundability: A Systematic Review of Observational Studies." *Human Reproduction Update* 23, no. 4 (July 1, 2017): 371 – 89. doi:10.1093/humupd/dmx006.

11 Torres, Marta, Ricardo Laguna–Barraza, Mireia Dalmases, Alexandra Calle, Eva Pericuesta, Josep M. Montserrat, Daniel Navajas, Alfonso Gutierrez–Adan, and Ramon Farré. "Male Fertility Is Reduced by Chronic Intermittent Hypoxia Mimicking Sleep Apnea in Mice." *Sleep* 37, no. 11 (Nov. 1, 2014): 1757 – 65. doi:10.5665/sleep.4166.

12 Sermondade, N., C. Faure, L. Fezeu, A. G. Shayeb, J. P. Bonde, T. K. Jensen, M. Van Wely, et al. "BMI in Relation to Sperm Count: An Updated Systematic Review and Collaborative Meta–Analysis." *Human Reproduction Update* 19, no. 3 (May – June 2013): 221 – 31. doi:10.1093/humupd/dms050.

13 Esmaeili, V., A. H. Shahverdi, M. H. Moghadasian, and A. R. Alizadeh. "Dietary Fatty Acids Affect Semen Quality: A Review." *Andrology* 3, no. 3 (May 2015): 450 – 61. doi:10.1111/andr.12024.

14 Roqueta–Rivera, Manuel, Timothy L. Abbott, Mayandi Sivaguru, Rex A. Hess, and Manabu T. Nakamura. "Deficiency in the Omega–3 Fatty Acid Pathway Results in Failure of Acrosome Biogenesis in Mice." *Biology of Reproduction* 85, no. 4 (Oct. 2011): 721 – 32. doi:10.1095/biolreprod.110.089524.

15 Safarinejad, M. R. "Effect of Omega–3 Polyunsaturated Fatty Acid Supplementation on Semen Profile and Enzymatic Anti–Oxidant Capacity of Seminal Plasma in Infertile Men With Idiopathic Oligoasthenoteratospermia: A Double–Blind, Placebo–Controlled, Randomised Study." *Andrologia* 43, no. 1 (Feb. 2011): 38 – 47. doi:10.1111/j.1439–0272.2009.01013.x.

16 Coffua, Lauren S., and Patricia A. Martin–DeLeon. "Effectiveness of a Walnut–Enriched Diet on Murine Sperm: Involvement of Reduced Peroxidative Damage." *Heliyon* 3, no. 2 (Feb. 2017): e00250. doi:10.1016/j.heliyon.2017.e00250.

17 Robbins, Wendie A., Lin Xun, Leah Z. FitzGerald, Samantha Esguerra, Susanne M. Henning, and Catherine L. Carpenter. "Walnuts Improve Semen Quality in Men Consuming a Western–Style Diet: Randomized Control Dietary Intervention Trial." *Biology of Reproduction* 87, no. 4 (Oct. 1, 2012). doi:10.1095/biolreprod.112.101634.

18 Durairajanayagam, Damayanthi, Ashok Agarwal, Chloe Ong, and Pallavi Prashast. "Lycopene and Male Infertility." *Asian Journal of Andrology* 16, no. 3 (2014): 420 – 25.

doi:10.4103/1008−682X.126384.

19 Jensen, Tina K., Berit L. Heitmann, Martin Blomberg Jensen, Thorhallur I. Halldorsson, Anna−Maria Andersson, Niels E. Skakkebæk, Ulla N. Joensen, et al. "High Dietary Intake of Saturated Fat Is Associated With Reduced Semen Quality Among 701 Young Danish Men From the General Population." *The American Journal of Clinical Nutrition* 97, no. 2 (Feb. 1, 2013): 411 − 18. doi:10.3945/ajcn.112.042432.

20 Dadkhah, Hajar, Ashraf Kazemi, Mohammad−Hossien Nasr−Isfahani, and Soheila Ehsanpour. "The Relationship Between the Amount of Saturated Fat Intake and Semen Quality in Men." *Iranian Journal of Nursing and Midwifery Research* 22, no. 1 (Jan. − Feb., 2017): 46 − 50. doi:10.4103/1735−9066.202067.

21 Young, S. S., B. Eskenazi, F. M. Marchetti, G. Block, and A. J. Wyrobek. "The Association of Folate, Zinc and Antioxidant Intake With Sperm Aneuploidy in Healthy Non−Smoking Men." *Human Reproduction* 23, no. 5 (May 2008): 1014 − 22. doi:10.1093/humrep/den036.

22 Khaki, Arash, Fatemeh Fathiazad, Mohammad Nouri, Amirafshin Khaki, Navid A. Maleki, Hossein Jabbari Khamnei, and Porya Ahmadi. "Beneficial Effects of Quercetin on Sperm Parameters in Streptozotocin−Induced Diabetic Male Rats." *Phytotherapy Research* 24, no. 9 (Sept. 2010): 1285 − 91. doi:10.1002/ptr.3100.

23 Al−Dujaili, Emad, and Nacer Smail. "Pomegranate Juice Intake Enhances Salivary Testosterone Levels and Improves Mood and Well Being in Healthy Men and Women." *Endocrine Abstracts* 28, no. P313 (Mar. 1, 2012).

24 Roehrborn, Claus G. "Benign Prostatic Hyperplasia: An Overview." *Reviews in Urology* 7 Suppl 9 (2005): S14.

25 Epstein, Mara M., Julie L. Kasperzyk, Ove Andrén, Edward L. Giovannucci, Alicja Wolk, Niclas Hakansson, Swen−Olof Andersson, et al. "Dietary Zinc and Prostate Cancer Survival in a Swedish Cohort." *The American Journal of Clinical Nutrition* 93, no. 3 (Mar. 2011): 586 − 93. doi:10.3945/ajcn.110.004804.

26 Kratochvilova, Monika, Martina Raudenska, Zbynek Heger, Lukas Richtera, Natalia Cernei, Vojtech Adam, Petr Babula, et al. "Amino Acid Profiling of Zinc Resistant Prostate Cancer Cell Lines: Associations With Cancer Progression." *The Prostate* 77, no. 6 (May 2017): 604 − 16. doi:10.1002/pros.23304.

27 Li, Jie, and Qi−Qi Mao. "Legume Intake and Risk of Prostate Cancer: A Meta−Analysis of Prospective Cohort Studies." *Oncotarget* 8, no. 27 (July 4, 2017): 44776. doi:10.18632/oncotarget.16794.

28 Weike Wang, Meng Yang, Stacey A. Kenfield, Frank B. Hu, Meir J. Stampfer, Walter C.

Willett, Charles S. Fuchs, et al. "Nut Consumption and Prostate Cancer Risk and Mortality." *The British Journal of Cancer* 115, no. 3 (July 26, 2016): 371–74. doi:10.1038/bjc.2016.181.

29 Patel, Hitendra R. H., Walid Elbakbak, Amina Bouhelal, and Stig Muller. "Does Oral Lycopene Reduce Benign Prostate Enlargement/Hyperplasia (BPE/BPH)?" *Oncology & Cancer Case Reports* 2, no. 1 (2016): 108. doi:10.4172/occrs.1000108.

30 Allott, E. H., L. Arab, L. J. Su, L. Farnan, E. T. H. Fontham, J. L. Mohler, J. T. Bensen, and S. E. Steck. "Saturated Fat Intake and Prostate Cancer Aggressiveness: Results From the Population–Based North Carolina–Louisiana Prostate Cancer Project." *Prostate Cancer and Prostatic Diseases* 20, no. 1 (Mar. 2017): 48–54. doi:10.1038/pcan.2016.39.

31 Katz, Aaron, Mitchell Efros, Jed Kaminetsky, Kelli Herrlinger, Diana Chirouzes, and Michael Ceddia. "A Green and Black Tea Extract Benefits Urological Health in Men With Lower Urinary Tract Symptoms." *Therapeutic Advances in Urology* 6, no. 3 (June 2014): 89–96. doi:10.1177/1756287214526924.

32 Beaver, Laura M., Christiane V. Lohr, John D. Clarke, Sarah T. Glasser, Greg W. Watson, Carmen P. Wong, Zhenzhen Zhang, et al. "Broccoli Sprouts Delay Prostate Cancer Formation and Decrease Prostate Cancer Severity With a Concurrent Decrease in HDAC3 Protein Expression in Transgenic Adenocarcinoma of the Mouse Prostate (TRAMP) Mice." *Current Developments in Nutrition* 2, no. 3 (Mar. 1, 2018). doi:10.1093/cdn/nzy002.

33 Paller, C. J., A. Pantuck, and M. A. Carducci. "A Review of Pomegranate in Prostate Cancer." *Prostate Cancer and Prostatic Diseases* 20, no. 3 (Sept. 2017): 265–70. doi:10.1038/pcan.2017.19.

섹션 7: 질병

CHAPTER 33 ~ 41

1 "Can Cancer Be Prevented?" Accessed Aug. 1, 2018. www.cancerresearchuk.org/about–cancer/causes–of–cancer/can–cancer–be–prevented.

2 Islami, Farhad, Ann Goding Sauer, Kimberly D. Miller, Rebecca L. Siegel, Stacey A. Fedewa, Eric J. Jacobs, Marjorie L. McCullough, et al. "Proportion and Number of Cancer Cases and Deaths Attributable to Potentially Modifiable Risk Factors in the United States." *CA: A Cancer Journal for Clinicians* 68, no. 1 (Jan. 2018): 31–54. doi:10.3322/caac.21440.

3   John P. Pierce, Marcia L. Stefanick, Shirley W. Flatt, Loki Natarajan, Barbara Stern-
    feld, Lisa Madlensky, Wael K. Al–Delaimy, et al. "Greater Survival After Breast Cancer
    in Physically Active Women With High Vegetable–Fruit Intake Regardless of Obesi-
    ty." *Journal of Clinical Oncology* 25, no. 17 (June 10, 2007): 2345–51. doi:10.1200/
    JCO.2006.08.6819.

4   Aranow, Cynthia. "Vitamin D and the Immune System." *Journal of Investigative Medicine*
    59, no. 6 (Aug. 2011): 881–86. doi:10.2310/JIM.0b013e31821b8755.

5   Wolfe, Kelly L., Xinmei Kang, Xiangjiu He, Mei Dong, Qingyuan Zhang, and Rui Hai Liu.
    "Cellular Antioxidant Activity of Common Fruits." *Journal of Agricultural and Food Chem-
    istry* 56, no. 18 (Sept. 24, 2008): 8418–26. doi:10.1021/jf801381y.

6   World Cancer Research Fund/American Institute for Cancer Research. *Non–Alcoholic
    Drinks and the Risk of Cancer.* Continuous Update Project Report, 2018.

7   Sinha, Rashmi, Amanda J. Cross, Carrie R. Daniel, Barry I. Graubard, Jennifer W. Wu,
    Albert R. Hollenbeck, Marc J. Gunter, et al. "Caffeinated and Decaffeinated Coffee and
    Tea Intakes and Risk of Colorectal Cancer in a Large Prospective Study." *The American
    Journal of Clinical Nutrition* 96, no. 2 (Aug. 2012): 374–81. doi:10.3945/ajcn.111.031328.

8   Cassidy, Aedin, Tianyi Huang, Megan S. Rice, Eric B. Rimm, and Shelley S. Tworoger.
    "Intake of Dietary Flavonoids and Risk of Epithelial Ovarian Cancer." *The American Jour-
    nal of Clinical Nutrition* 100, no. 5 (Nov. 2014): 1344–51. doi:10.3945/ajcn.114.088708.

9   Sugimura, Takashi, Keiji Wakabayashi, Hitoshi Nakagama, and Minako Nagao. "Het-
    erocyclic Amines: Mutagens/Carcinogens Produced During Cooking of Meat and Fish."
    Cancer Science 95, no. 4 (Apr. 2004): 290–99.

10 Persson, E., G. Graziani, R. Ferracane, V. Fogliano, and K. Skog. "Influence of Antioxi-
    dants in Virgin Olive Oil on the Formation of Heterocyclic Amines in Fried Beefburgers."
    Food and Chemical Toxicology 41, no. 11 (Nov. 2003): 1587–97.

11 Salmon, C. P., M. G. Knize, and J. S. Felton. "Effects of Marinating on Heterocyclic
    Amine Carcinogen Formation in Grilled Chicken." *Food and Chemical Toxicology* 35, no. 5
    (May 1997): 433–41.

12 Viegas, Olga, L. Filipe Amaro, Isabel M. P. L. V. O. Ferreira, and Olivia Pinho. "Inhibitory
    Effect of Antioxidant–Rich Marinades on the Formation of Heterocyclic Aromatic Amines
    in Pan–Fried Beef." *Journal of Agricultural and Food Chemistry* 60, no. 24 (June 20, 2012):
    6235–40. doi:10.1021/jf302227b.

13 World Health Organization. "Q&A on the Carcinogenicity of the Consumption of Red
    Meat and Processed Meat." Accessed Aug. 1, 2018. www.who.int/features/qa/cancer-
    red–meat/en/.

14 Richman, Erin L., Stacey A. Kenfield, Meir J. Stampfer, Edward L. Giovannucci, and June M. Chan. "Egg, Red Meat, and Poultry Intake and Risk of Lethal Prostate Cancer in the Prostate—Specific Antigen—Era: Incidence and Survival." *Cancer Prevention Research* 4, no. 12 (Dec. 2011): 2110-21. doi:10.1158/1940-6207.CAPR-11-0354.

15 Richman, Erin L., Stacey A. Kenfield, Meir J. Stampfer, Edward L. Giovannucci, Steven H. Zeisel, Walter C. Willett, and June M. Chan. "Choline Intake and Risk of Lethal Prostate Cancer: Incidence and Survival." *The American Journal of Clinical Nutrition* 96, no. 4 (Oct. 2012): 855-63. doi:10.3945/ajcn.112.039784.

16 Leoncini, Emanuele, Valeria Edefonti, Mia Hashibe, Maria Parpinel, Gabriella Cadoni, Monica Ferraroni, Diego Serraino, et al. "Carotenoid Intake and Head and Neck Cancer: A Pooled Analysis in the International Head and Neck Cancer Epidemiology Consortium." *European Journal of Epidemiology* 31, no. 4 (Apr. 2016): 369-83. doi:10.1007/s10654-015-0036-3.

17 Rhode, Jennifer, Sarah Fogoros, Suzanna Zick, Heather Wahl, Kent A. Griffith, Jennifer Huang, and J. Rebecca Liu. "Ginger Inhibits Cell Growth and Modulates Angiogenic Factors in Ovarian Cancer Cells." *BMC Complementary and Alternative Medicine* 7, (Dec. 20, 2007): 44. doi:10.1186/1472-6882-7-44.

18 Ishiguro, Kazuhiro, Takafumi Ando, Osamu Maeda, Naoki Ohmiya, Yasumasa Niwa, Kenji Kadomatsu, and Hidemi Goto. "Ginger Ingredients Reduce Viability of Gastric Cancer Cells Via Distinct Mechanisms." *Biochemical and Biophysical Research Communications* 362, no. 1 (Oct. 12, 2007): 218-23. doi:10.1016/j.bbrc.2007.08.012.3.

19 Kunzmann, Andrew T., Helen G. Coleman, Wen—Yi Huang, Cari M. Kitahara, Marie M. Cantwell, and Sonja I. Berndt. "Dietary Fiber Intake and Risk of Colorectal Cancer and Incident and Recurrent Adenoma in the Prostate, Lung, Colorectal, and Ovarian Cancer Screening Trial." *The American Journal of Clinical Nutrition* 102, no. 4 (Oct. 2015): 881-90. doi:10.3945/ajcn.115.113282.

20 Toledo, Estefanía, Jordi Salas—Salvadó, Carolina Donat—Vargas, Pilar Buil—Cosiales, Ramón Estruch, Emilio Ros, Dolores Corella, et al. "Mediterranean Diet and Invasive Breast Cancer Risk Among Women at High Cardiovascular Risk in the PREDIMED Trial: A Randomized Clinical Trial." *JAMA Internal Medicine* 175, no. 11 (Nov. 2015): 1752-60. doi:10.1001/jamainternmed.2015.4838.

21 Hyson, Dianne A. "A Comprehensive Review of Apples and Apple Components and their Relationship to Human Health." *Advances in Nutrition* 2, no. 5 (Sept. 2011): 408-20. doi:10.3945/an.111.000513.

22 Chuang, Shu—Chun, Mazda Jenab, Julia E. Heck, Cristina Bosetti, Renato Talamini, Keitaro Matsuo, Xavier Castellsague, et al. "Diet and the Risk of Head and Neck Cancer: A

Pooled Analysis in the INHANCE Consortium." *Cancer Causes & Control* 23, no. 1 (Jan. 1, 2012): 69 – 88. doi:10.1007/s10552–011–9857–x.

23　Steinmetz, K. A., L. H. Kushi, R. M. Bostick, A. R. Folsom, and J. D. Potter. "Vegetables, Fruit, and Colon Cancer in the Iowa Women's Health Study." *American Journal of Epidemiology* 139, no. 1 (Jan. 1, 1994): 1 – 15.

24　Hsing, Ann W., Anand P. Chokkalingam, Yu–Tang Gao, M. Patricia Madigan, Jie Deng, Gloria Gridley, and Joseph F. Fraumeni. "Allium Vegetables and Risk of Prostate Cancer: A Population–Based Study." *Journal of the National Cancer Institute* 94, no. 21 (Nov. 6, 2002): 1648 – 51.

25　Chan, June M., Furong Wang, and Elizabeth A. Holly. "Vegetable and Fruit Intake and Pancreatic Cancer in a Population–Based Case–Control Study in the San Francisco Bay Area." *Cancer Epidemiology, Biomarkers & Prevention* 14, no. 9 (Sept. 2005): 2093 – 97. doi:10.1158/1055–9965. EPI–05–0226.

26　Zhang, Cai–Xia, Suzanne C. Ho, Yu–Ming Chen, Jian–Hua Fu, Shou–Zhen Cheng, and Fang–Yu Lin. "Greater Vegetable and Fruit Intake Is Associated With a Lower Risk of Breast Cancer Among Chinese Women." *International Journal of Cancer* 125, no. 1 (July 1, 2009): 181 – 88. doi:10.1002/ijc.24358.

27　Vallejo, F., F. A. Tomás–Barberán, and C. García–Viguera. "Phenolic Compound Contents in Edible Parts of Broccoli Inflorescences After Domestic Cooking." *Journal of the Science of Food and Agriculture* 83, no. 14 (Nov. 1, 2003): 1511 – 16. doi:10.1002/jsfa.1585.

28　World Health Organization. "The Top 10 Causes of Death." Accessed Aug 2, 2018. www.who.int/news–room/fact–sheets/detail/the–top–10–causes–of–death.

29　Koeth, Robert A., Zeneng Wang, Bruce S. Levison, Jennifer A. Buffa, Elin Org, Brendan T. Sheehy, Earl B. Britt, et al. "Intestinal Microbiota Metabolism of L–Carnitine, a Nutrient in Red Meat, Promotes Atherosclerosis." *Nature Medicine* 19, no. 5 (May 2013): 576 – 85. doi:10.1038/nm.3145.

30　Tang, W. H. Wilson, Zeneng Wang, Bruce S. Levison, Robert A. Koeth, Earl B. Britt, Xiaoming Fu, Yuping Wu, and Stanley L. Hazen. "Intestinal Microbial Metabolism of Phosphatidylcholine and Cardiovascular Risk." *The New England Journal of Medicine* 368, no. 17 (Apr. 25, 2013): 1575 – 84. doi:10.1056/NEJMoa1109400.

31　Wang, Zeneng, Elizabeth Klipfell, Brian J. Bennett, Robert Koeth, Bruce S. Levison, Brandon Dugar, Ariel E. Feldstein, et al. "Gut Flora Metabolism of Phosphatidylcholine Promotes Cardiovascular Disease." *Nature* 472, no. 7341 (Apr. 7, 2011): 57 – 63. doi:10.1038/nature09922.

32 Estruch, Ramon, Miguel Angel Martinez–Gonzalez, Dolores Corella, Jordi Salas–Salvado, Valentina Ruiz–Gutierrez, Maria Isabel Covas, Miguel Fiol, et al. "Effects of a Mediterranean–Style Diet on Cardiovascular Risk Factors: A Randomized Trial." *Annals of Internal Medicine* 145, no. 1 (July 4, 2006): 1 – 11.

33 Salas–Salvadó, Jordi, Monica Bulló, Nancy Babio, Miguel Ángel Martinez–González, Núria Ibarrola–Jurado, Josep Basora, Ramon Estruch, et al. "Reduction in the Incidence of Type 2 Diabetes With the Mediterranean Diet: Results of the PREDIMED–Reus Nutrition Intervention Randomized Trial." *Diabetes Care* 34, no. 1 (Jan. 2011): 14 – 19. doi:10.2337/dc10–1288.8

34 Estruch, Ramón, Emilio Ros, Jordi Salas–Salvadó, Maria–Isabel Covas, Dolores Corella, Fernando Arós, Enrique Gómez–Gracia, et al. "Primary Prevention of Cardiovascular Disease With a Mediterranean Diet Supplemented With Extra–Virgin Olive Oil or Nuts." *The New England Journal of Medicine* 378, no. 25 (June 21, 2018): e34. doi:10.1056/NEJMoa1800389.

35 Fung, Teresa T., Kathryn M. Rexrode, Christos S. Mantzoros, JoAnn E. Manson, Walter C. Willett, and Frank B. Hu. "Mediterranean Diet and Incidence of and Mortality from Coronary Heart Disease and Stroke in Women." *Circulation* 119, no. 8 (Mar. 3, 2009): 1093 – 100. doi:10.1161/CIRCULATIONAHA.108.816736.

36 Esselstyn, Caldwell B., Gina Gendy, Jonathan Doyle, Mladen Golubic, and Michael F. Roizen. "A Way to Reverse CAD?" *The Journal of Family Practice* 63, no. 7 (July 2014): 364b.

37 Ornish, D., L. W. Scherwitz, J. H. Billings, S. E. Brown, K. L. Gould, T. A. Merritt, S. Sparler, et al. "Intensive Lifestyle Changes for Reversal of Coronary Heart Disease." *JAMA* 280, no. 23 (Dec. 16, 1998): 2001 – 07.

38 Nilsson, A. G., D. Sundh, F. Backhed, and M. Lorentzon. "Lactobacillus Reuteri Reduces Bone Loss in Older Women with Low Bone Mineral Density: A Randomized, Placebo–Controlled, Double–Blind, Clinical Trial." *Journal of Internal Medicine* (Jun 21, 2018).

39 Chin, Kok–Yong, and Soelaiman Ima–Nirwana. "Olives and Bone: A Green Osteoporosis Prevention Option." *International Journal of Environmental Research and Public Health* 13, no. 8 (July 26, 2016): 755. doi:10.3390/ijerph13080755.

40 Aghajanian, Patrick, Susan Hall, Montri D. Wongworawat, and Subburaman Mohan. "The Roles and Mechanisms of Actions of Vitamin C in Bone: New Developments." *Journal of Bone and Mineral Research* 30, no. 11 (Nov. 2015): 1945 – 55. doi:10.1002/jbmr.2709.

41 Christiansen, Blaine A., Simrit Bhatti, Ramin Goudarzi, and Shahin Emami. "Management of Osteoarthritis With Avocado/Soybean Unsaponifiables." *Cartilage* 7, no. 1 (Jan. 2016): 114.

42 Hebert, Liesi, Jennifer Weuve, Paul Scherr, and Denis Evans. "Alzheimer Disease in the United States (2010 – 2050) Estimated Using the 2010 Census." *Neurology* 80, no. 19 (May 7, 2013): 1778 – 83. doi:10.1212/WNL.0b013e31828726f5.

43 West Health Institute/NORC at the University of Chicago. *Perceptions of Aging During Each Decade of Life After 30.* Chicago, IL: NORC at the University of Chicago and West Health Institute, 2017.

44 Cederholm, Tommy, Norman Salem, and Jan Palmblad. "Ω–3 Fatty Acids in the Prevention of Cognitive Decline in Humans." *Advances in Nutrition* 4, no. 6 (Nov. 2013): 672 – 76. doi:10.3945/an.113.004556.

45 Morris, Martha Clare, Yamin Wang, Lisa L. Barnes, David A. Bennett, Bess Dawson—Hughes, and Sarah L. Booth. "Nutrients and Bioactives in Green Leafy Vegetables and Cognitive Decline: Prospective Study." *Neurology* 90, no. 3 (Jan. 16, 2018): e222. doi:10.1212/WNL.0000000000004815.

46 Lukaschek, Karoline, Clemens von Schacky, Johannes Kruse, and Karl—Heinz Ladwig. "Cognitive Impairment Is Associated With a Low Omega—3 Index in the Elderly: Results From the KORA—Age Study." *Dementia and Geriatric Cognitive Disorders* 42, no. 3 – 4 (2016): 236 – 45. doi:10.1159/000448805.

47 Muthaiyah, Balu, Musthafa Essa, Ved Chauhan, and Abha Chauhan. "Protective Effects of Walnut Extract Against Amyloid Beta Peptide—Induced Cell Death and Oxidative Stress in PC12 Cells." *Neurochemical Research* 36, no. 11 (Nov. 2011): 2096 – 103. doi:10.1007/s11064—011—0533—z.

48 Mattson, Mark P., Valter D. Longo, and Michelle Harvie. "Impact of Intermittent Fasting on Health and Disease Processes." *Ageing Research Reviews* 39 (Oct. 2017): 46 – 58. doi:10.1016/j.arr.2016.10.005.

49 Liu, Qing—Ping, Yan—Feng Wu, Hong—Yu Cheng, Tao Xia, Hong Ding, Hui Wang, Ze—Mu Wang, and Yun Xu. "Habitual Coffee Consumption and Risk of Cognitive Decline/Dementia: A Systematic Review and Meta—Analysis of Prospective Cohort Studies." *Nutrition* 32, no. 6 (June 2016): 628 – 36. doi:10.1016/j.nut.2015.11.015.

50 Wu, Lei, Dali Sun, and Yao He. "Coffee Intake and the Incident Risk of Cognitive Disorders: A Dose—Response Meta—Analysis of Nine Prospective Cohort Studies." *Clinical Nutrition* 36, no. 3 (June 2017): 730 – 36. doi:10.1016/j.clnu.2016.05.015.

51 Feng, L., M. —S. Chong, W. —S. Lim, Q. Gao, M. S. Nyunt, T. —S. Lee, S. L. Collinson, T. Tsoi, E. —H. Kua, and T. —P. Ng. "Tea Consumption Reduces the Incidence of Neurocognitive Disorders: Findings From the Singapore Longitudinal Aging Study." *The Journal of Nutrition, Health & Aging* 20, no. 10 (2016): 1002 – 09. doi:10.1007/s12603—016—0687—0.

52 Bowtell, Joanna L., Zainie Aboo–Bakkar, Myra E. Conway, Anna–Lynne R. Adlam, and Jonathan Fulford. "Enhanced Task–Related Brain Activation and Resting Perfusion in Healthy Older Adults After Chronic Blueberry Supplementation." *Applied Physiology, Nutrition, and Metabolism* 42, no. 7 (July 2017): 773–79. doi:10.1139/apnm–2016–0550.

53 CDC/National Center for Health Statistics. "Overweight and Obesity." FastStats, accessed Aug. 2, 2018. www.cdc.gov/nchs/fastats/obesity–overweight.htm.

54 Centers for Disease Control and Prevention. *National Diabetes Statistics Report, 2017.* Atlanta, GA: Centers for Disease Control and Prevention, US Department of Health and Human Services, 2017. Accessed Aug. 2, 2018. www.cdc.gov/diabetes/data/statistics/statistics–report.html.

55 CDC/National Center for Health Statistics. "Deaths and Mortality." FastStats, accessed Aug. 2, 2018 www.cdc.gov/nchs/fastats/deaths.htm.

56 "Long–Term Effects of Lifestyle Intervention or Metformin on Diabetes Development and Microvascular Complications Over 15–Year Follow–Up: The Diabetes Prevention Program Outcomes Study." *The Lancet. Diabetes & Endocrinology* 3, no. 11 (Nov. 2015): 866–75. doi:10.1016/S2213–8587(15)00291–0.

57 Dwyer, T., A. –L. Ponsonby, O. C. Ukoumunne, A. Pezic, A. Venn, D. Dunstan, E. Barr, et al. "Association of Change in Daily Step Count Over Five Years With Insulin Sensitivity and Adiposity: Population Based Cohort Study." *BMJ (Clinical Research Ed.)* 342, (Jan. 13, 2011): c7249.

58 Strasser, Barbara, and Dominik Pesta. "Resistance Training for Diabetes Prevention and Therapy: Experimental Findings and Molecular Mechanisms." *BioMed Research International* 2013 (2013). doi:10.1155/2013/805217.

59 Ding, Ming, Shilpa N. Bhupathiraju, Mu Chen, Rob M. van Dam, and Frank B. Hu. "Caffeinated and Decaffeinated Coffee Consumption and Risk of Type 2 Diabetes: A Systematic Review and a Dose–Response Meta–Analysis." *Diabetes Care* 37, no. 2 (Feb. 2014): 569–86. doi:10.2337/dc13–1203.

60 Costello, Rebecca B., Johanna T. Dwyer, Leila Saldanha, Regan L. Bailey, Joyce Merkel, and Edwina Wambogo. "Do Cinnamon Supplements Have a Role in Glycemic Control in Type 2 Diabetes? A Narrative Review." *Journal of the Academy of Nutrition and Dietetics* 116, no. 11 (Nov. 2016): 1794–802. doi:10.1016/j.jand.2016.07.015.

61 Risérus, Ulf, Walter C. Willett, and Frank B. Hu. "Dietary Fats and Prevention of Type 2 Diabetes." *Progress in Lipid Research* 48, no. 1 (2009): 44–51. doi:10.1016/j.plipres.2008.10.002.

62 de Munter, J. S. L, F. B. Hu, D. Spiegelman, M. Franz, and R. M. van Dam. "Whole

Grain, Bran, and Germ Intake and Risk of Type 2 Diabetes: A Prospective Cohort Study and Systematic Review." *PLoS Medicine* 4, no. 8 (2007): e261. doi:10.1371/journal. pmed.0040261.

63 Zhao, Liping, Feng Zhang, Xiaoying Ding, Guojun Wu, Yan Y. Lam, Xuejiao Wang, Huaqing Fu, et al. "Gut Bacteria Selectively Promoted by Dietary Fibers Alleviate Type 2 Diabetes." *Science* 359, no. 6380 (March 9, 2018): 1151–1156.

64 Pan, An, Qi Sun, Adam M. Bernstein, Matthias B. Schulze, JoAnn E. Manson, Walter C. Willett, and Frank B. Hu. "Red Meat Consumption and Risk of Type 2 Diabetes: 3 Cohorts of US Adults and an Updated Meta-Analysis." *The American Journal of Clinical Nutrition* 94, no. 4 (Oct. 2011): 1088–96. doi:10.3945/ajcn.111.018978.

65 Kim, Hyun Min, and Jaetaek Kim. "The Effects of Green Tea on Obesity and Type 2 Diabetes." *Diabetes & Metabolism Journal* 37, no. 3 (June 2013): 173–175.

66 Bhupathiraju, Shilpa N., An Pan, JoAnn E. Manson, Walter C. Willett, Rob M. van Dam, and Frank B. Hu. "Changes in Coffee Intake and Subsequent Risk of Type 2 Diabetes: Three Large Cohorts of US Men and Women." *Diabetologia* 57, no. 7 (July 2014): 1346–1354.

67 Wilson, Emily A., and Barbara Demmig-Adams. "Antioxidant, Anti-inflammatory, and Antimicrobial Properties of Garlic and Onions." *Nutrition & Food Science* 37, no. 3 (May 29, 2007): 178–83. doi:10.1108/00346650710749071.

68 Fadus, Matthew C., Cecilia Lau, Jai Bikhchandani, and Henry T. Lynch. "Curcumin: An Age-Old Anti-Inflammatory and Anti-Neoplastic Agent." *Journal of Traditional and Complementary Medicine* 7, no. 3 (July 1, 2017): 339–46. doi:10.1016/j.jtcme.2016.08.002.

69 Elizabeth A. Townsend, Matthew E. Siviski, Yi Zhang, Carrie Xu, Bhupinder Hoonjan, and Charles W. Emala. "Effects of Ginger and Its Constituents on Airway Smooth Muscle Relaxation and Calcium Regulation." *American Journal of Respiratory Cell and Molecular Biology* 48, no. 2 (Feb. 1, 2013): 157–63. doi:10.1165/rcmb.2012-0231OC.

70 Garcia-Larsen, Vanessa, James F. Potts, Ernst Omenaas, Joachim Heinrich, Cecilie Svanes, Judith Garcia-Aymerich, Peter G. Burney, and Deborah L. Jarvis. "Dietary Antioxidants and 10-Year Lung Function Decline in Adults From the ECRHS Survey." *The European Respiratory Journal* 50, no. 6 (Dec. 2017). doi:10.1183/13993003.02286-2016.

71 Zhang, Ying, Ying Li, Can Cao, Jie Cao, Wei Chen, Yu Zhang, Cheng Wang, Jia Wang, Xin Zhang, and Xiujuan Zhao. "Dietary Flavonol and Flavone Intakes and Their Major Food Sources in Chinese Adults." *Nutrition and Cancer* 62, no. 8 (2010): 1120–27. doi:1 0.1080/01635581.2010.513800.

72 Mori, Nagisa, Taichi Shimazu, Shizuka Sasazuki, Miho Nozue, Michihiro Mutoh, Norie

Sawada, Motoki Iwasaki, et al. "Cruciferous Vegetable Intake Is Inversely Associated With Lung Cancer Risk Among Current Nonsmoking Men in the Japan Public Health Center (JPHC) Study." *The Journal of Nutrition* 147, no. 5 (May 2017): 841 – 49. doi:10.3945/jn.117.247494.

73 Garcia–Larsen et al. "Dietary Antioxidants and 10–Year Lung Function Decline in Adults From the ECRHS Survey."

74 Hanson, Corrine, Elizabeth Lyden, Jeremy Furtado, Hannia Campos, David Sparrow, Pantel Vokonas, and Augusto A. Litonjua. "Serum Tocopherol Levels and Vitamin E Intake Are Associated With Lung Function in the Normative Aging Study." *Clinical Nutrition* 35, no. 1 (Feb. 2016): 169 – 74. doi:10.1016/j.clnu.2015.01.020.

75 Hu, G., and P. A. Cassano. "Antioxidant Nutrients and Pulmonary Function: The Third National Health and Nutrition Examination Survey (NHANES III)." *American Journal of Epidemiology* 151, no. 10 (May 15, 2000): 975 – 81.

76 McMillan, M., E. A. Spinks, and G. R. Fenwick. "Preliminary Observations on the Effect of Dietary Brussels Sprouts on Thyroid Function." *Human Toxicology* 5, no. 1 (Jan. 1986): 15 – 19.

77 Ward, Mary H., Briseis A. Kilfoy, Peter J. Weyer, Kristin E. Anderson, Aaron R. Folsom, and James R. Cerhan. "Nitrate Intake and the Risk of Thyroid Cancer and Thyroid Disease." *Epidemiology* 21, no. 3 (May 2010): 389 – 95. doi:10.1097/EDE.0b013e3181d6201d.

78 Messina, Mark, and Geoffrey Redmond. "Effects of Soy Protein and Soybean Isoflavones on Thyroid Function in Healthy Adults and Hypothyroid Patients: A Review of the Relevant Literature." *Thyroid* 16, no. 3 (Mar. 2006): 249 – 58. doi:10.1089/thy.2006.16.249.

79 Spencer, Sarah J., and Alan Tilbrook. "The Glucocorticoid Contribution to Obesity." *Stress* 14, no. 3 (May 2011): 233 – 46. doi:10.3109/10253890.2010.534831.

80 Tryon, Matthew S., Kimber L. Stanhope, Elissa S. Epel, Ashley E. Mason, Rashida Brown, Valentina Medici, Peter J. Havel, and Kevin D. Laugero. "Excessive Sugar Consumption May Be a Difficult Habit to Break: A View From the Brain and Body." *The Journal of Clinical Endocrinology and Metabolism* 100, no. 6 (June 2015): 2239 – 47. doi:10.1210/jc.2014–4353.

81 National Institutes of Health. "Vitamin D Fact Sheet for Health Professionals." Office of Dietary Supplements, accessed Aug. 2, 2018. https://ods.od.nih.gov/factsheets/VitaminD–HealthProfessional/.

82 American Academy of Dermatology. "Position Statement on VITAMIN D." Accessed Aug. 2, 2018. www.aad.org/Forms/Policies/Uploads/PS/PS–Vitamin%20D.pdf.

83 Toledo et al., "Mediterranean Diet and Invasive Breast Cancer Risk Among Women at High Cardiovascular Risk in the PREDIMED Trial," 1752–60.

84 Yonova–Doing, Ekaterina, Zoe A. Forkin, Pirro G. Hysi, Katie M. Williams, Tim D. Spector, Clare E. Gilbert, and Christopher J. Hammond. "Genetic and Dietary Factors Influencing the Progression of Nuclear Cataract." *Ophthalmology* 123, no. 6 (June 2016): 1237–44. doi:10.1016/j.ophtha.2016.01.036.

85 Lu, Minyi, Eunyoung Cho, Allen Taylor, Susan E. Hankinson, Walter C. Willett, and Paul F. Jacques. "Prospective Study of Dietary Fat and Risk of Cataract Extraction Among US Women." *American Journal of Epidemiology* 161, no. 10 (May 15, 2005): 948–59. doi:10.1093/aje/kwi118.

86 Wang, Aimin, Jing Han, Yunxia Jiang, and Dongfeng Zhang. "Association of Vitamin A and β–Carotene With Risk for Age–Related Cataract: A Meta–Analysis." *Nutrition* 30, no. 10 (Oct. 2014): 1113–21. doi:10.1016/j.nut.2014.02.025.

87 Zhang, Yufei, Wenjie Jiang, Zhutian Xie, Wenlong Wu, and Dongfeng Zhang. "Vitamin E and Risk of Age–Related Cataract: A Meta–Analysis." *Public Health Nutrition* 18, no. 15 (Oct. 2015): 2804–14. doi:10.1017/S1368980014003115.

88 Cumming, R. G., P. Mitchell, and W. Smith. "Diet and Cataract: The Blue Mountains Eye Study." *Ophthalmology* 107, no. 3 (Mar. 2000): 450–56.

89 Weikel, Karen A., Caren Garber, Alyssa Baburins, and Allen Taylor. "Nutritional Modulation of Cataract." *Nutrition Reviews* 72, no. 1 (Jan. 2014): 30–47. doi:10.1111/nure.12077.

90 Cumming, R. G., P. Mitchell, and W. Smith. "Dietary Sodium Intake and Cataract: The Blue Mountains Eye Study." *American Journal of Epidemiology* 151, no. 6 (Mar. 15, 2000): 624–26.

91 Zhang, Y. –P., W. –Q. Li, Y. –L. Sun, R. –T. Zhu, and W. –J. Wang. "Systematic Review With Meta–Analysis: Coffee Consumption and the Risk of Gallstone Disease." *Alimentary Pharmacology & Therapeutics* 42, no. 6 (Sept. 2015): 637–48. doi:10.1111/apt.13328.

92 Wang, Jiantao, Xiaolin Duan, Bingrong Li, and Xiubo Jiang. "Alcohol Consumption and Risk of Gallstone Disease: A Meta–Analysis." *European Journal of Gastroenterology & Hepatology* 29, no. 4 (Apr. 2017): e28. doi:10.1097/MEG.0000000000000803.

93 Tsai, Chung–Jyi, Michael F. Leitzmann, Frank B. Hu, Walter C. Willett, and Edward L. Giovannucci. "A Prospective Cohort Study of Nut Consumption and the Risk of Gallstone Disease in Men." *American Journal of Epidemiology* 160, no. 10 (Nov. 15, 2004): 961–68. doi:10.1093/aje/kwh302.

94 Tsai, Chung–Jyi, Michael F. Leitzmann, Frank B. Hu, Walter C. Willett, and Edward L. Giovannucci. "Frequent Nut Consumption and Decreased Risk of Cholecystectomy in Women." *The American Journal of Clinical Nutrition* 80, no. 1 (July 2004): 76–81. doi:10.1093/ajcn/80.1.76.

95 Juraschek, Stephen P., Allan C. Gelber, Hyon K. Choi, Lawrence J. Appel, and Edgar R. Miller. "Effects of the Dietary Approaches to Stop Hypertension (DASH) Diet and Sodium Intake on Serum Uric Acid." *Arthritis & Rheumatology* 68, no. 12 (Dec. 2016): 3002–09. doi:10.1002/art.39813.

96 Rai, Sharan K., Teresa T. Fung, Na Lu, Sarah F. Keller, Gary C. Curhan, and Hyon K. Choi. "The Dietary Approaches to Stop Hypertension (DASH) Diet, Western Diet, and Risk of Gout in Men: Prospective Cohort Study." *BMJ* 357 (May 9, 2017): j1794.

97 Neogi, T., C. Chen, C. Chaisson, D. J. Hunter, and Y. Zhang. "Drinking Water Can Reduce the Risk of Recurrent Gout Attacks." Abstract. 2009 ACR/ARHP Scientific Meeting, Oct. 21, 2009.

98 Choi, Hyon K., and Gary Curhan. "Coffee, Tea, and Caffeine Consumption and Serum Uric Acid Level: The Third National Health and Nutrition Examination Survey." *Arthritis and Rheumatism* 57, no. 5 (June 15, 2007): 816–21. doi:10.1002/art.22762.

99 Zhang, Yuqing, Tuhina Neogi, Clara Chen, Christine Chaisson, David J. Hunter, and Hyon K. Choi. "Cherry Consumption and Decreased Risk of Recurrent Gout Attacks." *Arthritis and Rheumatism* 64, no. 12 (Dec. 2012): 4004–11. doi:10.1002/art.34677.

100 Choi, Hyon K., Karen Atkinson, Elizabeth W. Karlson, Walter Willett, and Gary Curhan. "Purine–Rich Foods, Dairy and Protein Intake, and the Risk of Gout in Men." *The New England Journal of Medicine* 350, no. 11 (Mar. 11, 2004): 1093–103. doi:10.1056/NEJMoa035700.

101 Kang, David, George E. Haleblian, Roger L. Sur, Nicholas J. Fitzsimons, Kristy M. Borawski, and Glenn M. Preminger. "Lemonade–Based Dietary Manipulation in Patients With Hypocitraturic Nephrolithiasis." *The Journal of Urology* 175, no. 4 (Apr. 1, 2006): 334.

102 Penniston, Kristina L., Thomas H. Steele, and Stephen Y. Nakada. "Medical Management of Calcium Oxalate Stone Formers With Lemonade Results in Therapeutic Urinary Citrate and Higher Urine Volumes Than Those on Potassium Citrate Therapy." *The Journal of Urology* 175, no. 4 (Apr. 1, 2006): 496–97. doi:10.1016/S0022–5347(18)33741–8. www.jurology.com/article/S0022–5347(18)33741–8/fulltext.

103 Seltzer, M. A., R. K. Low, M. McDonald, G. S. Shami, and M. L. Stoller. "Dietary Manipulation With Lemonade to Treat Hypocitraturic Calcium Nephrolithiasis." *The Journal of Urology* 156, no. 3 (Sept. 1996): 907–09.

104 U.S. Food and Drug Administration. "Questions and Answers About FDA's Enforcement Action Against Unapproved Quinine Products." Accessed Aug. 2, 2018. www.fda.gov/downloads/drugs/guidancecomplianceregulatoryinformation/enforcementactivitiesbyfda/selectedenforcementactionsonunapproveddrugs/ucm119653.pdf.

105 Patrick, Lyn R. "Restless Legs Syndrome: Pathophysiology and the Role of Iron and Folate." *Alternative Medicine Review* 12, no. 2 (June 2007): 101 – 12.

106 Hornyak, M., U. Voderholzer, F. Hohagen, M. Berger, and D. Riemann. "Magnesium Therapy for Periodic Leg Movements–Related Insomnia and Restless Legs Syndrome: An Open Pilot Study." *Sleep* 21, no. 5 (Aug. 1, 1998): 501 – 05.

107 McCusker, Meagen M., Khayyam Durrani, Michael J. Payette, and Jeanine Suchecki. "An Eye on Nutrition: The Role of Vitamins, Essential Fatty Acids, and Antioxidants in Age–Related Macular Degeneration, Dry Eye Syndrome, and Cataract." *Clinics in Dermatology* 34, no. 2 (Mar – Apr. 2016): 276 – 85. doi:10.1016/j.clindermatol.2015.11.009.

108 Tong, Haiyan, Ana G. Rappold, Melissa Caughey, Alan L. Hinderliter, Maryann Bassett, Tracey Montilla, Martin W. Case, et al. "Dietary Supplementation With Olive Oil Or Fish Oil and Vascular Effects of Concentrated Ambient Particulate Matter Exposure in Human Volunteers." *Environmental Health Perspectives* 123, no. 11 (Nov. 2015): 1173 – 79. doi:10.1289/ehp.1408988.

109 Tong, Haiyan, Ana G. Rappold, David Diaz–Sanchez, Susan E. Steck, Jon Berntsen, Wayne E. Cascio, Robert B. Devlin, and James M. Samet. "Omega–3 Fatty Acid Supplementation Appears to Attenuate Particulate Air Pollution–Induced Cardiac Effects and Lipid Changes in Healthy Middle–Aged Adults." *Environmental Health Perspectives* 120, no. 7 (July 2012): 952 – 57. doi:10.1289/ehp.1104472.

110 Whorf, R. C., and S. A. Tobet. "Expression of the Raf–1 Protein in Rat Brain during Development and its Hormonal Regulation in Hypothalamus." *Journal of Neurobiology* 23, no. 2 (Mar. 1992): 103 – 19. doi:10.1002/neu.480230202.

111 Shirai, Oshikazu, Takao Tsuda, Shinya Kitagawa, Ken Naitoh, Taisuke Seki, Kiyoshi Kamimura, and Masaaki Morohashi. "Alcohol Ingestion Stimulates Mosquito Attraction." *Journal of the American Mosquito Control Association* 18, no. 2 (June 2002): 91 – 96.

옮긴이 공지민

연세대학교에서 불어불문학과 서양사를 전공했으며, 이화여대 통번역대학원에서 통역학 석사
학위를 받았다. 현재 번역에이전시 엔터스코리아에서 번역가로 활동하고 있다. 옮긴 책으로는
『카를 융 영혼의 치유자: 눈으로 보는 융 심리학』, 『내 인생의 차이를 결정짓는 자기대면: 하버
드대 마리오 교수의 숨겨진 내면 여행법』, 『이슬람 이야기』, 『대학의 미래: 어디서나 닿을 수 있
는 열린 교육의 탄생』, 『컬처 커넥션: 위대한 기업을 만드는 힘』 등이 있다.

내 몸은 언제 먹는가로 결정된다

초판 1쇄 발행 2021년 9월 30일
초판 2쇄 발행 2021년 11월 10일

지은이 마이클 로이젠, 마이클 크러페인, 테드 스파이커 | 옮긴이 공지민
펴낸이 오세인 | 펴낸곳 세종서적(주)

주간 정소연 | 편집 장여진
표지 디자인 부가트 | 본문 디자인 김미령
마케팅 임종호 | 경영지원 홍성우
인쇄 천광인쇄

출판등록	1992년 3월 4일 제4-172호
주소	서울시 광진구 천호대로132길 15, 세종 SMS 빌딩 3층
전화	마케팅 (02)778-4179, 편집 (02)775-7011
팩스	(02)776-4013
홈페이지	www.sejongbooks.co.kr
네이버 포스트	post.naver.com/sejongbook
페이스북	www.facebook.com/sejongbooks
원고모집	sejong.edit@gmail.com

ISBN 978-89-8407-812-3 (03510)

- 잘못 만들어진 책은 바꾸어드립니다.
- 값은 뒤표지에 있습니다.